INDEX BIBLIOGRAPHIQUE

AVIS

Cet *Index bibliographique* ne comprend que les travaux parus depuis 1878 pour les auteurs qui étaient médecins ou chirurgiens des hôpitaux à cette époque.

Il donne la liste complète des travaux des médecins, chirurgiens et accoucheurs nommés depuis 1878.

Le signe * indique les ouvrages envoyés à l'Exposition. Un catalogue spécial permet de les consulter dans la vitrine qui les renferme (Exposition du Champ de Mars; pavillon de la Ville de Paris).

ADMINISTRATION GÉNÉRALE DE L'ASSISTANCE PUBLIQUE A PARIS

EXPOSITION UNIVERSELLE DE 1889

INDEX BIBLIOGRAPHIQUE

DES

OUVRAGES, MÉMOIRES ET PUBLICATIONS DIVERSES

DE

MM. LES MÉDECINS, CHIRURGIENS ET ACCOUCHEURS

des Hôpitaux et Hospices

PARIS

GRANDREMY et HENON, Imprimeurs de l'Administration de l'Assistance publique

28, Quai de la Rapée, 28

1889

INDEX BIBLIOGRAPHIQUE

DES

OUVRAGES, MÉMOIRES ET PUBLICATIONS DIVERSES

DE

MM. les Médecins, Chirurgiens et Accoucheurs des Hôpitaux et Hospices

---

MÉDECINS

AUDHOUI (V.), Médecin de l'Hôpital de la Pitié. (Voir l'*Index* de 1878). — *Traite des maladies de l'estomac*, 1 vol. in-8°. Paris 1883, chez Lecrosnier et Babé.

La Thérapeutique contemporaine médicale et chirurgicale, journal hebdomadaire. Paris, in-8°, 1881-1888. — Chez Lecrosnier et Bahé. (On trouvera dans ce recueil les travaux de M. le docteur Audhoui sur les différentes branches des sciences médicales).

BALL. — Médecin de l'Hôpital Laënnec. — *Leçons sur les maladies mentales. Asselin et Houzeau, 1883, 900 pages, in-8°, 1 vol.

*La morphinomanie. Lefrançois, 1 vol., 2ᵉ édit., 1888.

*La folie érotique. J.-B. Baillière, 1 vol., 1887.

*La Claustrophobie (*Annales médico-psychologiques*, 1879).

*La médecine mentale à travers les siècles, 1879.

Ischémie cérébrale fonctionnelle (*Encéphale*, 25 mars 1881).

Impulsions intellectuelles (*Ibid.*, 25 mars 1881).

Phtisie et folie (*Ibid.*, 25 juin 1881).

Torpeur cérébrale (*Ibid.*, 25 septembre 1881).

*La stigmatisée de S... (*Ibid.*, 25 septembre 1881).

L'insanité dans la paralysie agitante (*Congrès de Londres*, 1881 (en anglais), et *Ibid...*, 1882)

Le crétin des Batignolles (*Ibid.*, 1883).

La folie du doute (*Ibid.*, 1882).

La dipsomanie (*Ibid.*, 1882).

Hallucinations de l'ouïe consécutives à une inflammation de l'oreille moyenne (*Ibid.*, 1882).

*L'aliéné devant la société (*Ibid.*, 1881).

*Les frontières de la folie (*Ibid.*, 1883).

Les familles des aliénés (*Ibid.*, 1883).

La folie gémellaire (*Ibid.*, 1884).

La folie à deux (*Ibid.*, 1884).

Épilepsie avec conscience (*Ibid.*, 1884).

*La folie consécutive au choléra (*Ibid.*, 1885).

*La responsabilité partielle des aliénés (*Bulletin de l'Académie de médecine*, 1886, et *Encéphale*).

Folie de la puberté ou hébéphrénie (*Encéphale*, 1884).

Hérédité dans la paralysie générale (*Congrès de Copenhague*, 1884).

*De la responsabilité partielle des aliénés, 1886.

ARTICLES publiés dans le *Dictionnaire encyclopédique des sciences médicales* :

    * Délire. En collaboration avec M. Ritti.
    * Délire aigu. En collaboration avec M. Chambard.
    *Démence.   Id.   Id.
    *Delirium tremens. Id.   Id.
    *Melanémie   Id.   Id.
    *Somnambulisme.   Id.   Id.
    Délire des persécutions.   Id.

Leçons professées à la Clinique des maladies mentales, en cours de publication (*Encéphale*, 1889).

Erythème symptomatique des tumeurs cérébrales (*Ibid.*, décembre 1881).

Mal perforant du pied dans l'ataxie locomotrice progressive (*Congrès de Londres*, 1881, en anglais)

Tumeurs et abcès du cerveau, avec le M. le docteur Krishaber (*Dictionnaire encyclopédique des siences médicales*).

*Argent, emploi médical, avec M. le professeur Charcot (*Ibid.*).

Maladie bronzée (*Ibid.*).

Maladies de l'aorte (*Ibid.*).

*Sclérodermie (*Ibid.*).

Angor pectoris (*Bulletin de la Société médicale des Hôpitaux*, 1887).

*Considérations sur le traitement de la morphinomanie par Benjamin Ball et O. Jennings (*Bulletin de l'Académie de Médecine*, 1887).

*L'*Encéphale*, journal des maladies mentales et nerveuses, fondé en 1881 par MM. Ball et Luys, et continué depuis cette époque sous leur direction, 8 vol. in-4° de 800 pages.

BALLET (Gilbert), **Médecin du Bureau Central.** — Des abcès du cerveau consécutifs à certaines malformations cardiaques (*Archives de médecine*, avril et mai 1880).

De l'action des aimants sur quelques troubles nerveux, et spécialement sur les anesthésies. En collaboration avec M. Proust (*Communication au Congrès médical international d'Amsterdam* et in *Journal de thérapeutique*, 1879).

Note sur un cas d'atrophie musculaire dans le cours du mal vertébral de Pott. En collaboration avec M. Proust. (*Revue mensuelle de médecine et de chirurgie*, 1880).

Nouveau fait à l'appui de la localisation de Broca — Démonstration expérimentale de la localisation de la faculté du langage dans l'hémisphère gauche du cerveau (*Progrès médical*, septembre 1880).

De la cachexie pachydermique (Myxœdème des auteurs anglais) (*Progrès médical*, juillet 1880). — Dans ce travail, inspiré par M. le professeur Charcot, est relatée la première observation de myxœdème qui ait été observée en France.

*Recherches anatomiques et cliniques sur le faisceau sensitif et les troubles de la sensibilité dans les lésions du cerveau (*Thèse de doctorat*, Paris, 1881).

De l'état de la réflectivité spinale dans le cours de la fièvre typhoïde (*Progrès médical*, 1881).

Du Rein sénile. Contribution à l'étude de la néphrite interstitielle chez les vieillards (*Revue de médecine*, mai et juillet 1881).

Pseudo-rougeole et pseudo-scarlatine (Érythèmes rubéoliforme et scarlatiniforme au cours d'états infectieux (*Archives de médecine*, septembre 1882).

Spasme musculaire au début des mouvements volontaires. — Étude d'un trouble fonctionnel jusqu'à ce jour non décrit en France (*Archives de neurologie*, janvier 1882). En collaboration avec M. Marie. — Ce travail, inspiré par M. Charcot, est le premier qui ait fait connaître en France, avec observation à l'appui, l'affection aujourd'hui plus généralement désignée sous le nom de maladie de Thomsen.

Contribution à l'étude du sommeil pathologique. — Quelques cas de narcolepsie (*Revue de médecine*, octobre 1882).

Sur le siège de la douleur dans la colique saturnine (*Note personnelle du traité d'hygiène par M. Proust*, p. 256 et suivantes — et *Thèse* de Fesnel, Paris 1880).

Des accidents épileptiformes dans l'hystérie (Travail couronné par l'Académie de médecine, Prix Bernard de Civrieux, 1882)

Contribution à l'étude des localisations motrices corticales. — De la relation entre les monoplégies du membre inférieur et les lésions du lobule paracentral (*Archives de neurologie*, mai 1883).

Contribution à l'étude de la maladie de Graves. — Des accidents nerveux dans le goitre exophtalmique. — Étude de quelques symptômes qui jusqu'à ce jour n'ont pas fixé l'attention (*Revue de médecine*, avril 1883).

Note sur un trouble trophique de la peau observé chez les tabétiques (état ichthyosique). — En collaboration avec M. Dutil (*Progrès médical*, mai 1883).

Recherches sur les causes de l'ataxie locomotrice progressive. En collaboration avec M. Landouzy (Mémoire couronné par l'Académie de médecine, Prix Bernard de Civrieux, 1883).

Contribution à l'anatomie pathologique de la paralysie générale spinale diffuse subaiguë de Duchenne et des déterminations médullaires du Béri-Béri. En collaboration avec M. Proust (*Archives de physiologie*, novembre 1883).

De quelques accidents spinaux déterminés par la présence dans la moelle d'un ancien foyer de myélite infantile. En collaboration avec M. Dutil (*Revue de médecine*, novembre 1883).

Étude d'un cas de fausse sclérose systématique combinée de la moelle. Sclérose péri-tubulaire et sclérose péri-vasculaire. En collaboration avec M. Mayor (*Archives de neurologie*, janvier 1884).

De l'hémiatrophie de la langue dans le tabes dorsal ataxique (*Ibid.*, mars 1884).

*Des attaques d'hystérie à forme d'épilepsie partielle. — Étude d'une nouvelle variété d'état du mal épileptiforme. En collaboration avec M. Crespin (*Ibid.*, 1885).

*Des déterminations cutanées de la blennorrhagie (*Revue de médecine*, 1885).

*Accidents consécutifs à la compression habituelle du cubital chez un ouvrier employé à ouvrager le verre (*Revue de médecine*, 1885).

Note sur la valeur diagnostique de l'attitude dans certains cas de sciatique fruste (*Société médicale des hôpitaux*, juillet 1887).

*Du langage intérieur et des formes cliniques de l'aphasie (*Thèse d'agrégation*, Paris, 1886).

*De l'ophtalmoplégie externe dans l'hystérie et le goître exophtalmique (*Revue de médecine*, 1888).

*Contribution à l'état mental des héréditaires dégénérés (*Archives de médecine*, 1888).

Sur la psychose systématique chronique progressive. — Leçon clinique (*Semaine médicale*, 1888).

Rapport sur les dernières épidémies de choléra, présenté au Congrès d'hygiène de Vienne. En collaboration avec M. Proust (*Comptes rendus du Congrès*).

ARTICLES : saignée et sensibilité (*Nouveau Dictionnaire de médecine et de chirurgie pratiques*).

De l'isolement des individus atteints de maladies contagieuses (*Journal de thérapeutique*, 1879).

De l'état d'opportunité de contracture (*Gazette médicale de Paris*, 1882).

Nouveau fait relatif aux localisations cérébrales. — Du centre psycho-moteur de la face (*Progrès médical*, septembre 1880).

Deux cas de vomissements hystériques traités et guéris par l'alimentation artificielle (*Ibid.*, 1882).

Contracture hystérique ancienne, guérie subitement par l'administration de pilules fulminantes. En collaboration avec M. Landouzy (*Revue de médecine*, septembre 1882).

Observations relatives à la chorée électrique (Secousses musculaires pathologiques chez les épileptiques et les alcooliques (*Thèse* de Collaneri. Paris 1884).

Divers faits de pseudo-tabes alcoolique et névropathique (*Thèse* Leval-Picquechef. Paris 1885).

Un cas d'abcès du cerveau intéressant les faisceaux émanés des deux tiers supérieurs de la frontale et de la pariétale ascendante (*Comptes rendus de la Société de biologie*, 1878).

Observations relatives aux lésions combinées de la moelle épinière (*Bulletins de la Société anatomique*, 1881 et 1883).

De l'œdème suraigu suffocant de la luette (*France médicale*, 1885).

Un cas de cancer du foie chez le cheval (*Recueil de médecine vétérinaire*, 1879).

Des spasmes musculaires liés aux lésions articulaires (*Bulletin de la Société médicale des hôpitaux*, 1888).

Des mouvements et des spasmes musculaires consécutifs aux affections gastro-intestinales (*Ibid.*, 1889).

Appareils. — Ceinture compressive de l'ovaire, destinée à pratiquer la compression des ovaires chez les hystériques en état d'attaques (figurée et décrite *in* P. Richer : *Études cliniques sur l'hystéro-épilepsie*, 2ᵉ édition. Paris, 1882).

BALZER (F.). **Médecin de l'Hôpital de Lourcine.** — Deux observations de tumeurs du corps thyroïde (*Gazette des hôpitaux*, 1874).

Nouveau procédé de cathétérisme œsophagien chez les aliénés. En collaboration avec M. le docteur A. Voisin (*Bulletin de thérapeutique*, 1875).

Néphrite interstitielle. Hémorrhagie méningée (*Société anatomique*, 1875).

Végétations globuleuses du cœur (*Ibid.*).

Rage humaine. Traitement par le jaborandi (*Ibid.*).

Abcès périprostatique (*Ibid.*).

Kyste hydatique du foie. Cirrhose hypertrophique (*Ibid.*, 1877).

Contribution à l'étude des érosions hémorrhagiques de l'estomac (*Revue mensuelle de médecine*, 1877).

Dilatation de l'estomac traitée par la méthode de Küssmaul (*France médicale*, 1877).

Observation d'abcès du cerveau (*Revue mensuelle de médecine*, 1877).

Note sur l'état fœtal dans la broncho-pneumonie des enfants (*Gazette médicale de Paris*, 1878).

Contribution à l'étude de la broncho-pneumonie (*Thèse de doctorat*, 1878).

Note sur la pénétration des poussières dans le poumon après la trachéotomie (*Société anatomique*, 1878).

Des hémorrhagies pulmonaires dans la broncho-pneumonie (*Ibid.*).

Des lésions des glandes salivaires dans la diphthérie. En collaboration avec le docteur Talamon (*Revue mensuelle de médecine*, 1878).

Observations et recherches sur les inflammations du cœcum chez l'enfant (*Gazette médicale de Paris*, 1879).

Articles *du Dictionnaire de médecine et de chirurgie pratiques* : Broncho-pneumonie; pneumonie chronique; embolie pulmonaire; apoplexie pulmonaire; pneumonokonioses; sclérose; syphilides (avec M. Barthélemy); variole (avec M. Dubreuilh).

Recherches sur les dégénérescences graisseuses dans les maladies infectieuses (*Revue mensuelle de médecine*, 1882).

Recherches techniques sur le tissu élastique et les appareils élastiques de la peau (*Archives de physiologie*, 1882).

Dermatologie. — Recherches histologiques sur le favus et la tricophytie (*Archives générales de médecine*, 1881), et sur le pityriasis versicolor (*Gazette hebdomadaire*, 1882).

De l'érythrasma (*Annales de dermatologie*, 1883).

Recherches anatomiques sur le xanthelasma (*Archives de physiologie*, 1884).

Contribution à l'étude des sueurs colorées. En collaboration avec M. Barthélemy (*Annales de dermatologie*, 1884).

Contribution à l'étude des gommes de la peau (*Revue mensuelle de médecine*, 1884).

Notes histologiques diverses en collaboration avec plusieurs auteurs : Myomes de la peau (M. Besnier); fibromes de la peau; dégénérescence colloïde de la peau (M. Besnier); lèpre; scrofulose; pelade (M. Besnier); purpura, acné varioliforme (M. Barthélemy); lichen plan (*Thèse de Héguy.* — *in Annales de dermatologie; in traduction* de Kaposi et Duhring).

Notes sur les dermatophytes (*Archives de physiologie*, 1883).

Contribution à l'étude de l'érythème tricophytique (*Ibid*).

Étude sur un cas d'adénomes sébacés de la face et du cuir chevelu. En collaboration avec M. Ménétrier (*Ibid.*, 1885). — Deuxième cas. En collaboration avec M. Grandhomme (*Ibid.*, 1886).

Contribution à l'étude des parasites de la peau humaine à l'état normal (*Annales de dermatologie*, 1884). En collaboration avec M. Dubreuilh.

Contribution à l'étude de quelques injections sous-cutanées. En collaboration avec Mlle Klumpke (*Société de médecine pratique*, 1887).

Syphiligraphie. — Anévrysmes miliaires du péricarde chez un syphilitique (*Archives de physiologie*, 1884).

Contribution à l'étude de la broncho-pneumonie du nouveau-né et du fœtus syphilitique (*Revue des maladies de l'enfance*, 1886).

Contribution à l'étude du traitement de la syphilis par la méthode de Scarenzio; emploi de l'huile de Vaseline (*Société de biologie*, 1886). — Même sujet (*Société des hôpitaux*, 1887).

Inconvénients locaux des injections de calomel et d'oxyde jaune (*Ibid.*). — Même sujet : Recherches expérimentales. En collaboration avec Mlle Klumpke (*Société de biologie*, 1887).

Traitement de la syphilis par les injections sous-cutanées d'huile grise (*Bulletin médical*, 1888). Même sujet : Recherches expérimentales. En collaboration avec M. Reblaub (*Société de biologie*, 1888).

Élimination du mercure par les urines pendant et après le traitement mercuriel. En collaboration avec Mlle Klumpke (*Revue mensuelle de médecine*, 1888).

Vergetures consécutives aux éruptions papuleuses syphilitiques (*Société des hôpitaux*, 1888). Même sujet : Deuxième fait (*France médicale*, 1888).

BARIE (E.), **Médecin du Bureau Central.** — Syphilis du foie chez un enfant d'un mois et demi (*Bulletin de la Société anatomique de Paris*, 1873).

Hepatocèle congénitale (*Ibid.*).

Enfoncement du frontal gauche chez un enfant d'un mois, dû à la pression de l'angle sacro-vertébral dans un rétrécissement sacro-pubien du bassin (*Ibid.*).

Mal de Pott cervical, avec fistule œsophagienne (*Ibid.*).

Kyste du ligament large (*Ibid.*, 1874).

Sarcome de l'hémisphère cérébral gauche (*Ibid.*)

Carie syphilitique du rocher ; lésions syphilitiques de la voûte du crâne (*Ibid.*).

Phtisie aiguë et dothiénenterie (*Ibid.*).

Nécrose des cartilages du larynx chez un cardiaque cachectique (*Ibid.*, 1875).

Pneumonie lobaire tuberculeuse chez un vieillard atteint d'hémiplégie ancienne (*Ibid.*).

Lymphadénie sans leucémie ; hypertrophie énorme des ganglions lymphatiques ; tumeurs lymphoïdes du foie, de la rate, des reins, du cœur, de la peau, etc. (*Ibid.*).

Cysto-sarcome de l'ovaire (*Ibid.*).

Oblitération de l'aorte abdominale et des artères iliaques primitives ; paraplégie subite (*Ibid.*, 1876)

Hémorrhagie cérébrale de la capsule externe, du noyau lenticulaire, avec prolongement dans le segment antérieur de la capsule interne. — Hémiplégie indélébile du côté opposé, avec raccourcissement et atrophie des membres paralysés et contracture des fléchisseurs des doigts et des orteils. — Nouvel ictus apoplectique survenant six mois après ; convulsions épileptiformes, déviation conjuguée des yeux; abaissement unilatéral de la température ; coma. — Action nuisible de la faradisation (*Bulletin de la Société anatomique*, 1876).

Néphrite interstitielle ; respiration de Cheyne-Stokes; urémie. (*Ibid.*).

Endocardite infectieuse puerpérale; oblitération de l'aorte et des artères iliaques par un caillot embolique; paraplégie consécutive (*Ibid.*, 1879).

Epithélioma cylindrique de l'S iliaque. — Étude sur le diagnostic différentiel entre le cancer de l'intestin et le volvulus. En collaboration avec M. Du Castel (*Ibid.*).

Note sur la pathogénie du bruit de galop (*Ibid.*).

Monoplégie brachiale gauche, puis hémiplégie du même côté, survenue dans le cours de la tuberculose pulmonaire. — Plaque de méningite tuberculeuse recouvrant les circonvolutions frontale et pariétale ascendantes du côté droit, avec prolongement sur toute l'étendue du lobule paracentral. En collaboration avec M. Du Castel (*Ibid.*, 1881).

Recherches sur la multiplicité du chancre simple (*Annales de dermatologie*, 1874).

Sur la contemporanéité de quelques fièvres éruptives (*Bulletin de la Société clinique de Paris*, 1879).

Note sur un cas d'atrophie du membre inférieur droit consécutive au traumatisme. En collaboration avec M. Desnos (*Progrès médical*, 1875).

Pleurésie purulente; six thoracentèses; guérison (*Ibid.*, 1874).

Des difficultés de diagnostic que peuvent soulever certaines tumeurs de l'abdomen à apparition intermittente en rapport avec la menstruation; rein mobile. En collaboration avec M. Desnos (*Annales de gynécologie*, 1876).

Sur un cas de lymphadénie avec tumeurs lymphoïdes des reins, du foie, du cœur, etc. En collaboration avec M. Desnos (*Gazette médicale de Paris*, 1875).

Note sur deux cas de folie lypémaniaque, avec guérison survenue pendant la période d'état de la fièvre typhoïde (*Union médicale*, 1877).

Considérations cliniques et thérapeutiques sur un cas grave d'occlusion intestinale par obstruction, guéri par l'emploi des antiphlogistiques (*Gazette hebdomadaire de médecine et de chirurgie*, 1877).

Étude sur la ménopause (*Thèse inaugurale*, Paris, 1877).

Des synergies morbides. D'après les leçons du professeur Potain (*Gazette médicale de Paris*, 1881).

Contribution à l'histoire des paralysies d'origine intestinale (*Archives générales de médecine*, 1881).

De la rachialgie et de l'irritation spinale. D'après les leçons du professeur Potain (*Gazette médicale de Paris*, 1881).

Étude clinique sur les embolies de l'aorte et recherches expérimentales sur la production des souffles cardiaques. En collaboration avec M. Du Castel (*Archives générales de médecine*, 1881).

Recherches cliniques et expérimentales sur les ruptures valvulaires du cœur (*Revue de médecine*, 1881).

Recherches cliniques sur les accidents cardio-pulmonaires consécutifs aux troubles gastro-hépatiques (*Ibid.*, 1883).

Contribution à l'histoire de l'artérite aiguë consécutive à la fièvre typhoïde (*Ibid.*, 1884).

Note sur la valeur comparative de l'antipyrine et du sulfate de quinine dans le traitement de la fièvre typhoïde (*France médicale*, 1885).

Du rétrécissement congénital de l'aorte descendante (*Revue de médecine*, 1886).

De la folie brightique (*Bulletin de la Société médicale des hôpitaux de Paris*, 1886).

Sur un cas de fièvre hystérique (*Ibid.*)

Sur un cas d'endocardite végétante infectieuse des valvules mitrale et tricuspide chez un tuberculeux mort de pneumonie: présence des microbes de la pneumonie dans les végétations endocardiques; nombreux infarctus dans la rate et les reins; méningite suppurée de la convexité cérébrale (*Ibid.*).

Du zona périnéo-génital chez les tuberculeux (*Ibid.*, 1887).

De la périostite varioleuse (*Ibid.*, 1888).

Tabes dorsal et goître exophthalmique (*Ibid.*).

Articles : Endocardite (*Dictionnaire encyclopédique des sciences médicales*).
— Congestion pulmonaire (*Ibid.*).
— Cancer du poumon (*Ibid.*).
— Gangrène du poumon (*Ibid.*).

Des pseudo-chloroses (*Revue de clinique et de thérapeutique*, 1887).

Diagnostic de l'endocardite aiguë (*Ibid.*, 1888).

Du charbon chez l'homme (*Ibid.*).

Des troubles gastriques chez les phtisiques (*Ibid.*, 1889).

BARTH (H.), Médecin de l'Hôpital Broussais :

A) Travaux originaux

Sur l'utricule prostatique et le canal de Müller chez l'homme. En collaboration avec le docteur Rémy (*Journal de l'anatomie*, 1879).

Contribution à l'étude de la méningite compliquant la pneumonie. En collaboration avec M. A. Poulin (*Gazette hebdomadaire*, 1879).

Pleurésie sèche bilatérale; compression et atrophie des poumons; dilatation du cœur droit (*Bulletin de la Société clinique de Paris*, 1879).

Cancer de l'estomac et du péritoine; noyaux secondaires dans les uretères; anurie consécutive (*Ibid.*)

Hémorrhagie cérébrale ayant simulé cliniquement une méningite bulbaire (*Ibid*).

Sur un cas de lymphadénie intestinale, avec infection secondaire des ganglions mésentériques et du foie (*Bulletin de la Société anatomique*, 1879).

De la tuberculose du pharynx et de l'angine tuberculeuse (in-8° de 160 p., avec 2 pl. en chromolith. Paris, chez Asselin, 1880).

Endo-péricardite rhumatismale; aortite intéressant les rameaux du plexus cardiaque (*Société clinique*, 1880).

Endocardite fœtale, reconnue avant la naissance par la constatation d'un bruit de souffle cardiaque et vérifiée à l'autopsie (*Ibid*).

Eczéma généralisé alternant avec de la diarrhée (*Ibid*).

Phlegmon gangréneux sous-pleural, avec emphysème spontané (*Ibid*).

Un cas de fièvre pernicieuse contractée à Paris (*Ibid*).

Sur un cas de méningite bulbaire dans le cours d'une paralysie diphtéritique. En collaboration avec le docteur Déjerine (*Archives de physiologie*, 1880).

* De la filaire du sang et de ses rapports avec l'éléphantiasis des Arabes et quelques autres maladies des pays chauds (*Annales de dermatologie*, 1881).

. Bronchite chronique datant de trois ans, guérie rapidement par la cautérisation ponctuée des parois thoraciques (*Société clinique*. 1881).

Sur une modification du procédé usuel de traitement des abcès du foie par la ponction et la sonde à demeure (*Ibid.*).

Note sur un cas de « coup de chaleur » (*Ibid.*).

* Sur un cas de dilatation des voies biliaires (*Revue de médecine*, 1881).

* De l'utilité des injections sous-cutanées d'éther dans la pneumonie adynamique (*Gazette hebdomadaire*, 1882)

* Un cas de méningite et d'endocardite dans le cours d'une pneumonie (*Revue de médecine*, 1882).

* Pathogénie et physiologie pathologique de l'herpès zoster (*Annales de dermatologie*, 1882).

Un cas de scorbut avec hémorrhagies interstitielles dans tous les organes (*Société Clinique*, 1882).

Sur un cas de gomme du foie, paraissant due à une syphilis héréditaire tardive (*Ibid.*).

Phlegmon de la cavité prépéritonéale de Retzius (*Ibid.*).

Hématocèle rétro-utérine consécutive à des excès vénériens commis au moment des règles (*Ibid.*, 1883).

La pneumonie est-elle une maladie infectieuse? (*Revue des sciences médicales*. 1884).

De la méningite pneumonique (*Union médicale*, 1884).

Endocardite infectieuse, avec éruption cutanée simulant un érythème papuleux (*Société Clinique*, 1884).

Un cas de thyroïdite caséeuse affectant la forme du goître suffocant (*Ibid*).

Myélopathie aiguë à marche ascendante, rappelant la paralysie ascendante aiguë (*Ibid.*).

* Du sommeil non naturel; ses diverses formes (in-8° de 170 p., chez Asselin et Houzeau, Paris, 1886).

* La bactériologie médicale; ses méthodes et ses progrès (*Revue des sciences médicales*, 1887).

Gommes tuberculeuses de la langue (*Société médicale des hôpitaux*, 1887).

* Du lymphome malin et de son traitement par les injections interstitielles d'arsenic (*Gazette hebdomadaire*, 1888).

Un cas de cirrhose hypertrophique dans le diabète sucré (*Société anatomique*. 1888).

Sur une nouvelle méthode de traitement applicable aux kystes synoviaux, aux loupes sébacées et à d'autres espèces de tumeurs kystiques bénignes de la peau et des régions superficielles (*Union médicale*, 1889).

B) Travaux didactiques.

Articles : * Egophonie du (*Dictionnaire encyclopédique des sciences médicales*).
—   * Palpation (*Ibid.*).
—   ** Pneumonie (*Ibid.*)
—   Poumon (cirrhose du) (*Ibid.*).
—   Sibilance (*Ibid.*).
—   * Souffle (bruit de) (*Ibid.*).
—   Stridulation (*Ibid*).
—   Succussion (*Ibid.*).

˙ Traité d'auscultation de Barth et Roger, 2ᵉ édition, remaniée et augmentée d'un précis des autres méthodes d'exploration physique (inspection, mensuration, palpation). En collaboration avec le docteur Henri Roger (in-18 de 900 p., chez Asselin et Houzeau, Paris, 1887).

BESNIER (ERNEST), **Médecin de l'Hôpital Saint-Louis**. (Voir l'*Index* de 1878). — Sur un cas de bothriocéphale (*Bulletins et Mémoires de la Société médicale des hôpitaux*, 1879).

ARTICLE : Cyrtomètre (*Dictionnaire encyclopédique des sciences médicales*, 1879).

Études nouvelles de dermatologie. Les tumeurs de la peau : 1° Sur un cas de dégénérescence colloïde du derme, affection non décrite, non dénommée ou improprement dénommée *Colloïd-Milium* (*Gazette hebdomadaire de médecine et de chirurgie*, octobre 1879). — 2° Les dermatomyomes fibromyomes, liomyomes, ou myomes cutanés (*Annales de dermatologie*, 2ᵉ série, t. Iᵉʳ Paris 1880). — 3° Les dermatofibromes, fibromes ou innomes cutanés, *Ibid.*).

Observations pour servir à l'histoire des dermatoscléroses (*Ibid.*).

De la recherche des lois qui régissent les épidémies en général. Détermination de la loi saisonnière de la fièvre typhoïde en particulier (*Mémoire lu à l'Académie de médecine*, 1880).

Les nouvelles méthodes de traitement du lupus (*Annales de dermatologie*, 2ᵉ série, t. Iᵉʳ, 1880).

˙ Traduction française, avec notes et additions des leçons du professeur Kaposi sur les maladies de la peau. En collaboration avec A. Doyon (2 vol. in-8°, 1881).

Le pityriasis versicolore. En collaboration avec F. Balzer (*Gazette hebdomadaire*. 1882, et brochure in-8° avec planche).

Un cas d'éruption bulleuse due à l'iodure de potassium. — Un cas d'éruption anthracoïde due au même agent (*Annales de dermatologie et de syphiligraphie*, 2 série, t. III, p. 168, 1882).

Sur l'empoisonnement par l'acide pyrogallique employé en frictions dans le traitement du psoriasis (*Ibid.*, p. 694).

Notice nécrologique sur J.-B. Hillairet (*Ibid.*, p. 517).

Des gommes scrofuleuses (*Ibid.*, t. IV, p. 257, 1883).

ARTICLE : Gommes (*Dictionnaire encyclopédique des sciences médicales*, 1883).

Le lupus et son traitement (*Annales de dermatologie*, 2ᵉ série, t. IV, p. 377, 1883).

Considérations sur les affections parasitaires en général et sur leur traitement (*Bulletin de l'Académie de médecine*, 1884).

Syphilis des verriers. — Falsifications des matières alimentaires. — De l'emploi des viandes insalubres dans l'alimentation publique (*Ibid.*).

Le lupus et son traitement, 2ᵉ article (*Ibid.*, t. IV, p. 1, 1885).

Contribution à l'étude des myomes cutanés (*Ibid.*, p. 321, 1885).

˙ Sur la lèpre : nature, origines, transmissibilité, modes de propagation et de transmission (*Bulletin de l'Académie de médecine*, 1886).

Sur la pelade : nature, transmissibilité, origines, modes de propagation et de transmission, prophylaxie publique et privée (*Ibid.*, 1888).

Observations pour servir à l'histoire clinique du pityriasis intra-pilaire (*Annales de dermatologie et de syphiligraphie*, 2ᵉ série, t. X, 1880).

DE BEURMANN, Médecin de l'Hôpital de Lourcine. — Hémiplégie gauche ancienne guérie : foyer dans la capsule externe à droite. — Hémiplégie droite récente, paralysies passagères multiples. En collaboration avec M. Proust (*Archives de médecine*, octobre 1876).

Du pityriasis, par le docteur Vidal, médecin de l'hôpital Saint-Louis. — Leçon recueillie et publiée par de Beurmann, interne des hôpitaux *Progrès medical*, 1877).

Recherches sur la mortalité des femmes en couches dans les hôpitaux *Thèse de doctorat*, mention honorable de la Faculté, 1879).

ARTICLE PUPILLE : Anatomie, physiologie et pathologie. En collaboration avec le docteur Abadie (*Dictionnaire de médecine et de chirurgie pratiques*.

Pneumonies massives. En collaboration avec M. le docteur Brissaud *Archives de médecine*, février 1881).

Des symptômes oculo-pupillaires dans l'ataxie locomotrice *Ibid.*, mars 1881.

Deux observations d'érythème rhumatismal *Ibid.*, juin 1881).

Un cas de maladie d'Addison *Ibid.*, août 1881.

Une observation d'ulcère simple de l'estomac *Ibid.*, janvier 1882).

Le signe du tendon rotulien (*Ibid.*, mars 1882.

Tuberculose pulmonaire : coliques néphrétiques suivies de l'expulsion de vésicules hydatiques par l'urèthre (*Ibid.*, avril 1882).

Indications pratiques sur les usages thérapeutiques de l'eau chloroformée (*Bulletin de thérapeutique*, 1882).

Trois cas de scorbut secondaire *Gazette hebdomadaire de médecine et de chirurgie*, 1883).

Étude sur les causes et les symptômes du scorbut des prisonniers *Archives générales de médecine*, janvier, février, mars 1884).

Note sur un signe peu connu de la sciatique. — Recherches expérimentales *Archives de physiologie*, avril 1884).

Note sur l'action thérapeutique de la codéine (*Bulletin général de thérapeutique*, juin 1884.

Note sur un cas de rage humaine (*Revue de médecine*, 1884.

De la cirrhose hépatique d'origine cardiaque. En collaboration avec le docteur Ch. Sabourin (*Ibid.*, janvier 1886).

De la médication abortive *Thèse* présentée au concours pour l'agrégation. 1886.

Des injections hypodermiques de quinine. En collaboration avec le docteur Villejean (*Bulletin général de thérapeutique*, 15 et 30 mars 1888.

La thérapeutique jugée par les chiffres. En collaboration avec le docteur Bourgoin (*Ibid.*, août et septembre 1888.

BOUCHARD (Ch.), **Médecin de l'Hôpital Lariboisière.** — Nouvelle étude expérimentale sur le coup de soleil, et plus particulièrement sur l'érythème pellagreux (*Addition à l'exposé des titres scientifiques*, 1879.

Des vergetures au niveau des articulations survenant au déclin de la fièvre typhoïde chez les adolescents (*Société de clinique*, 1879.

De l'ostéite de croissance consécutive à la fièvre typhoïde (*Ibid.*.

Abaissement de la température pendant le frisson initial de la pneumonie lobaire (*Ibid.*).

Ouverture de la vésicule biliaire pour un cas de cholécystite calculeuse avec oblitération du canal cystique (*Ibid.*).

Gangrène de l'oreille et hémorrhagies intestinales sans ulcération au déclin d'une fièvre typhoïde compliquée de myocardite (*Ibid.*, 13 mai 1880).

Note sur les albuminuries à albumine rétractile et à albumine non rétractile (*Ibid.*, 25 juin 1880).

Des coagulums rétractiles et non rétractiles des urines albumineuses (*Société de biologie*, 6 novembre 1880).

Note sur l'existence d'une pleurésie primitive aiguë infectieuse (*Société clinique*, 3 décembre 1880).

De la méthode en thérapeutique (Préface de la traduction française du *Traité de matière médicale et thérapeutique* de MM. Nothnagel et Rossbach, 1880).

Étiologie et pathogénie générale. — Leçons sur les maladies infectieuses (novembre 1880). Résumé par L. Landouzy (*Revue de médecine*, 1881, n° 1).

Des néphrites infectieuses. — Communication faite au Congrès de Londres (*Ibid.*, 10 août 1881).

Maladies par ralentissement de la nutrition (*Cours de pathologie générale*, professé à la Faculté de médecine de Paris pendant l'année 1879-1880, recueilli et publié par le docteur H. Frémy), 1 vol. in-8°.

Alcaloïdes dans les urines de certaines maladies infectieuses (*Société de biologie*, 5 août 1882).

De l'origine intestinale de certains alcaloïdes normaux ou pathologiques (*Revue de médecine*, octobre 1882).

Note sur la culture du microbe de la morve et sur la transmissibilité de la maladie à l'aide des liquides de culture. En collaboration avec MM. Capitan et Charrin (*Bulletin de l'Académie de médecine*, séance du 27 décembre 1882).

Des indications en thérapeutique (Préface du *Manuel de thérapeutique* de M. Berlioz, 1883).

Note sur l'agent infectieux de la blennorrhagie, son siège principal, son mode d'action, sa valeur diagnostique (*Deuxième addition à l'exposé*, 1884, et *Annales de dermatologie*, 1884).

Description symptomatique du lathyrisme (*Progrès médical*, 27 octobre 1883).

Expérience d'où il résulte que les tissus sont capables de consommer plus de sucre qu'ils n'en consomment réellement. Octobre 1881 (*Deuxième addition à l'exposé*, 1884).

Expérience qui permet d'établir la quantité de sucre que les tissus seraient capables de consommer en sus de ce qu'ils consomment réellement. Décembre 1881 (*Ibid.*).

Expérience pour déterminer le mode d'action des lésions nerveuses dans la production de la glycosurie. Août 1881 (*Ibid.*).

Sur un symptôme nouveau du diabète sucré et sur sa valeur pronostique (*Deuxième addition à l'exposé* et *Association française pour l'avancement des sciences*, 1884).

Études expérimentales sur les albuminuries par excitation nerveuse (*Deuxième addition à l'exposé*, 1884).

Études expérimentales sur la mort par injection sous-cutanée de chloroforme et sur l'albuminurie chloroformique. 1876-1880 (*Gazette hebdomadaire de médecine et de chirurgie*, 1884).

Recherches cliniques de l'acide phosphorique dans le diabète sucré. — Ostéomalacie et fragilité du tissu osseux en rapport avec le diabète sucré (*Medicina contemporanea*, mai 1884).

Traitement antiseptique des maladies infectieuses aiguës (*Congrès de Copenhague*, 1884).

Du rôle pathogénique de la dilatation de l'estomac et des relations cliniques de cette maladie avec divers accidents morbides (*Société médicale des hôpitaux*, 1884).

Recherches expérimentales sur la toxicité des urines normales (*Société de biologie*, 6 décembre 1884).

Sur la méthode des injections intraveineuses et sur l'application de cette méthode à l'étude de quelques effets de l'eau, de l'alcool, de la glycérine, de la créosote, de la résorcine, de l'antipyrine (*Ibid.*).

Les grands processus pathogéniques, leçon d'ouverture du cours de pathologie générale (*Semaine médicale*, 1885).

Observations cliniques et expérimentales sur le choléra (*Association française pour l'avancement des sciences*, 1885, et *Semaine médicale*, 19 août 1885),

La thérapeutique pathogénique de l'urémie (*Semaine médicale*, 25 novembre 1885).

Sur les poisons qui existent normalement dans l'organisme et en particulier sur la toxicité urinaire (*Académie des sciences*, 22 mars 1886, et *Gazette hebdomadaire de médecine et de chirurgie*, 1886).

Sur les variations de la toxicité urinaire pendant la veille et pendant le sommeil (*Académie des sciences*, 1886.

Influence de l'abstinence, du travail musculaire et de l'air comprimé sur les variations de la toxicité urinaire (*Académie des sciences*, 1886).

Les auto-intoxications (*Cours de pathologie générale* professé à la Faculté de médecine de Paris pendant l'année 1885, recueilli et publié par le docteur P. Le Gendre, 1886. 1 vol. in-8°).

La cataracte produite par la naphtaline. En collaboration avec M. Charrin (*Académie de médecine, Société de biologie*, 1887).

Sur le naphtol comme médicament antiseptique (*Académie des sciences*, 24 octobre 1887.

Thérapeutique des maladies infectieuses chroniques. — Leçon d'ouverture du cours de pathologie générale (*Semaine médicale*, 28 mars 1888).

Sur l'élimination par les urines, dans les maladies infectieuses, de matières solubles morbifiques et vaccinantes (*Académie des sciences*, 4 juin 1888).

Dégénérescence amyloïde expérimentale. En collaboration avec M. Charrin (*Société de biologie*, octobre 1888.

La virulence. — Extrait des leçons de M. le professeur Bouchard (1888, recueillies par le docteur P. Le Gendre (*Revue de médecine*, 10 juillet 1888).

Thérapeutique générale des maladies infectieuses (antisepsie). — *Cours de pathologie générale* professé à l'École de médecine (1888), recueilli et publié par M. le docteur P. Le Gendre. 1 vol. in-8°, 1889).

Action de certaines matières urinaires sur la calorification (*Archives de physiologie*, janvier 1889.

BROCQ, Médecin du Bureau central :

A. PUBLICATIONS DERMATOLOGIQUES.

Étude critique et clinique sur la dermatite exfoliatrice généralisée, ou mieux, maladie d'Erasmus Wilson (*Thèse de Paris*, in-8° de 230 pages, avec planches, 1882).

Les nodosités sous-cutanées éphémères et le rhumatisme. En collaboration avec le docteur Troisier (*Revue de médecine*, 1881, in-8° de 10 pages).

Des nodosités non érythémateuses chez les arthritiques (*Journal de médecine de Paris*, 10 mars 1884, in-8° de 11 pages).

Étude critique et clinique sur le pityriasis rubra, in 8° de 76 pages, comprenant la description des affections suivantes : — *a*) Herpétides malignes exfoliatrices ; — *b*) Pityriasis rubra pilaris ; — *c*) Erythème desquamatif scarlatiniforme ; — *d*) Dermatite exfoliatrice généralisée ; — *e*) Pityriasis rubra subaigu ; — *f*) Pityriasis rubra chronique (*Archives générales de médecine*, mai, juin et juillet 1884).

Étude sur le mycosis fongoïde. En collaboration avec M. le docteur E. Vidal (*France médicale*, n°⁸ 79 à 85, t. II, 1885, in-8° de 20 pages avec planches).

Note sur le traitement du phagédénisme du chancre simple par l'acide pyrogallique (*Annales de dermatologie et de syphiligraphie*, 1883, in-8° de 6 pages).

La lèpre est-elle contagieuse ? (*Ibid.*, novembre et décembre 1885, in-8° de 27 pages).

Traitement du lupus érythémateux par les mélanges de jaune d'œuf et de vinaigre (*Société médico-pratique*, 1886).

De la méthode à suivre dans le traitement du lupus érythémateux et de certaines autres dermatoses (*Ibid.*, 1886, in-8° de 7 pages).

Traitement des kéloïdes par l'électrolyse (*Ibid.*, 1887, in-8° de 14 pages).

De la destruction des poils par l'électrolyse (*Société médicale des hôpitaux*, 1886, in-8° de 8 pages).

Nouvelle communication sur la destruction des poils par l'électrolyse (*Ibid.*, 1888, in-8° de 21 pages).

Sur le lichen ruber (*Annales de dermatologie et de syphiligraphie*, 1886, in-8° de 25 pages).

De la plaque primitive du pityriasis rosé de Gibert (*Ibid.*, 1887, in-8° de 10 pages).

De la dermatite herpétiforme de Duhring. — Étude de 148 pages in-8°, comprenant : 1° L'exposé critique de la question avec la discussion des opinions des divers dermatologistes ; — 2° La description des entités morbides suivantes : *a*) Dermatites polymorphes prurigineuses à poussées successives chroniques et subaiguës ; — *b*) Dermatites polymorphes prurigineuses aiguës ; — *c*) Dermatite polymorphe prurigineuse récidivante de la grossesse (herpès gestationis) (*Annales de dermatologie et de syphiligraphie*, janvier - juin 1888).

Traitement des eczémateux (*Revue générale de clinique et de thérapeutique*, in-12 de 51 pages, 1888.)
Des folliculites et périfolliculites décalvantes (*Société médicale des hôpitaux*, in-8° de 10 pages, octobre 1888).

B) Publications diverses

Du muguet développé chez l'adulte en dehors de tout état cachectique (in-8° de 12 pages, 1881).

Étude sur les communications de l'aorte et de l'artère pulmonaire autres que celles qui résultent de la persistance du canal artériel (*Revue de médecine* 1886, in-8° de 42 pages).

Publications dont les tirages a part n'existent pas

A. *Dermatologie.* — Note sur les altérations des nerfs périphériques dans un cas de pemphigus diutinus. En collaboration avec M. le professeur Leloir (*Société de biologie*, 12 mars 1884).

Histologie de la dermatite exfoliatrice généralisée avec planches (*Annales de dermatologie et de syphiligraphie*, 1882).

Observation d'érythème desquamatif scarlatiniforme (*Ibid.*, 1883)

Observation de bouton de Biskra (*Ibid.*).

Observation de nœvus verrucosus unius lateris. En collaboration avec M. Rivet (*Ibid.*).

Notes sur le traitement du lupus (*Journal de médecine de Paris*, t. I, 1883, et t. II, 1884).

Du zona (*Ibid.*, t. I, 1883).

Note sur le traitement de la pelade (*Ibid.*, t. II, 1883).

Revue critique sur le purpura (*Ibid.*, t. II, 1883).

Des rapports du lupus et de la tuberculose (*Ibid.*, t. II, 1883).

De la maladie de Paget du mamelon (*Ibid.*, t. I, 1884).

De la rubéole ou rotheln des Allemands (*Ibid.*, t. I, 1884).)

Traitement du psoriasis (*Ibid.*, t. I, 1884).

Traitement de l'acné (*Ibid.*, t. II, 1884).

Du mycosis fongoïde (*Gazette hebdomadaire* du 2 avril 1886).

De la sarcomatose cutanée généralisée primitive (*Ibid.*, 1er octobre 1886).

Du lichen et du prurigo (*Ibid.*, 17-24 septembre et 1er octobre 1886).

La pelade est-elle contagieuse? (*Ibid.*, 1887).

Traitement du psoriasis (*Revue générale de clinique et de thérapeutique*, 1887).

Traitement de l'acné (*Ibid.*, 1887).

La lèpre est-elle contagieuse ? (*Gazette hebdomadaire*, juin 1888, et *Annales de dermatologie* (autre article), 1888),

B) *Syphiligraphie*. — Un cas de syphilis hépatique avec développement d'adénomes. En collaboration avec M. le docteur A. Siredey (*Société anatomique*, 1881).

Histologie du syphilome lingual (*Thèse du docteur Meunier*, 1882).

Observation de syphilis héréditaire tardive (Sarcocèle syphilitique et gomme de la langue) (*Annales de dermatologie et de syphiligraphie*, 1883)

Traitement de la syphilis par les injections sous-cutanées de composés mercuriels insolubles (*Gazette hebdomadaire*, 1887).

Correspondance trimestrielle du journal américain de dermatologie (années 1883-84-85–86-87-88), renfermant l'exposé complet de la dermatologie et de la syphiligraphie francaises pendant cette période.

C) *Publications diverses*. — Cas de péricardite purulente à grand épanchement (*Société anatomique*, 1880).

Cas d'aortite aiguë à forme végétante et ulcéreuse (*Ibid.*, 1882).

Note sur les calculs rameux du foie (*Journal de médecine de Paris*, t. I, 1883.)

BROUARDEL (P.), **Médecin de l'Hôpital de la Pitié** (Voir l'*Index* de 1878).

I. — Médecine légale

Installation d'appareils frigorifiques à la Morgue (*Rapport au Préfet de la Seine — Annales d'hygiène et de médecine légale*, 1879).

Installation d'appareils frigorifiques à la Morgue. Réponse aux objections de M. Tellier (J.-B. Baillière, 1880).

Projet de déplacement de la Morgue (*Rapport à M. le Préfet de Police*, 22 août 1882).

Réformes de la médecine légale (*Société de médecine légale*, 8 janvier 1883).

De la réforme des expertises médico-légales. A propos du projet de réforme du code d'instruction criminelle adressé au nom de la Société de médecine légale (J.-B. Baillière, 1884).

Commentaires au Traité de médecine légale d'Hoffmann. Traduction par Lévy (In-8 de 800 pages, J.-B. Baillière, 1881).

Déontologie médicale. — Rapports des médecins des Compagnies d'assurances et des médecins traitants (*Annales d'hygiène et de médecine légale*, avril 1885).

Le secret médical (In-12 de 250 pages, J.-B. Baillière, 1887).

Le moment de la mort au point de vue médico-légal (*Revue scientifique*, 1888).

Du diabète traumatique au point de vue des expertises médico-légales. En collaboration avec Richardière (*Annales d'hygiène et de médecine légale*, 1888).

Affaire Pranzini. — Triple assassinat. — Relation médico-légale (J.-B. Baillière, 1887).

Submersion. — Étude sur la submersion, par Brouardel et Ch. Vibert (*Annales d'hygiène et de médecine légale*. 1880).

Submersion.— Affaire Fornaraki d'Alexandrie.— Consultation médico-légale (J.-B. Baillière, 1880).

Momification d'un cadavre. — Applications médico-légales (*Rapport à l'Académie de médecine*, 15 juin 1886).

Avortement. — Inculpation d'avortement.— Affaire du docteur C... En collaboration avec M. Tarnier (*Annales d'hygiène et de médecine légale*, 1881).

Rupture spontanée de l'utérus pendant le travail, Inculpation d'un médecin. Non-lieu. P. Brouardel et M. Laugier (*Ibid.*, 1888).

Attentats à la pudeur.— Des causes d'erreurs dans les expertises relatives aux attentats à la pudeur (*Ibid.*, 1883).

Pédérastie. — Valeur des signes attribués à la pédérastie (*Ibid.*, 1879).

Un chien peut-il avoir, avec un homme, des rapports de l'ordre de ceux qui constituent, dans l'espèce humaine, l'acte de pédérastie ? En collaboration avec M. Bouley (*Ibid.*, 1885).

Alcaloïdes cadavériques. — Ptomaïnes. Brouardel et Boutmy (*Ibid.*, 1880).

Alcaloïdes cadavériques. — Réactif propre à les distinguer des alcaloïdes végétaux. Brouardel et Boutmy (*Ibid.*, 1881).

Intoxication par le chlorate de potasse. — Mort de quatre enfants (Affaire de Saint-Saturnin-du-Port-d'Envaux). Brouardel et L'Hôte (*Ibid.*).

De l'antagonisme de la morphine et de l'atropine. En collaboration avec Boutmy (*Ibid.*).

Affaire Pel. — Intoxication par l'arsenic. — Destruction d'un cadavre par le feu. Brouardel et L'Hôte (J.-B. Baillière, 1886).

Intoxication par la colchicine.— Affaire B...— Acquittement. Avec la collaboration de MM. Vulpian, Schutzenberger, Ogier et Pouchet (*Annales d'hygiène publique*, 1886).

II. — HYGIÈNE

Maladies épidémiques à Paris, de 1869 à 1881. — Leur doublement dans cette période (*Annales d'hygiène*, décembre 1882).

Paris. — Commission de l'assainissement de Paris (*Rapport sur l'infection produite dans l'intérieur même de Paris*, 1884)

Évacuation des vidanges (*Société de médecine publique.*— Discussion. — Séance du 23 mars 1882).

Décès. — Déclaration des causes de décès. — Déclaration obligatoire des maladies épidémiques (*Comité consultatif d'hygiène de France.* 24 septembre 1888).

Fièvre typhoïde.— Enquête sur une épidémie qui a régné à Pierrefonds en août et septembre 1886 (*Annales d'hygiène et de médecine légale,* février 1887).

Fièvre typhoïde. — Enquête sur l'origine des épidémies de fièvre typhoïde observées dans les casernes de la marine de Lorient. En collaboration avec le docteur Chantemesse (J.-B. Baillière, 1887).

Fièvre typhoïde. — Enquête sur les causes de l'épidémie de fièvre typhoïde qui a régné à Clermont-Ferrand en septembre, octobre, novembre et décembre 1886. En collaboration avec M. Chantemesse (*Annales d'hygiène et de médecine légale,* mai 1887).

Fièvre typhoïde.— Des modes de propagation de la fièvre typhoïde. (*Conférence au Congrès d'hygiène de Vienne,* 26 octobre 1887. — J.-B. Baillière, 1887).

Fièvre typhoïde. — Répartition de la fièvre typhoïde en France, d'après la statistique médicale de l'armée (1872-1874) (*Rapport au Comité consultatif d'hygiène,* 1888).

L'eau potable (*Conférence de la Sorbonne,* 12 mars 1887).

Toulon et Marseille. — Épidémie de choléra (*Académie de médecine,* séance du 1er juillet 1884).

Marseille. — Nouvelle épidémie de choléra (*Ibid.,* séance du 11 août 1885).

Choléra. — Rapport de la Commission du choléra, prise dans le sein du Comité consultatif, sur les mesures de préservation du choléra (*Ibid.,* séance du 15 juillet 1884).

Choléra. — Rapport sur les vœux relatifs aux mesures à prendre contre les épidémies de choléra (*Ibid.,* séance du 26 août 1884. — Discussion : séance du 26 septembre 1884).

Vaccination cholérique. — Rapport sur des essais de vaccination cholérique, entrepris en Espagne par M. le docteur Ferran. En collaboration avec MM. les docteurs Charrin et Albarran (*Ibid.,* séance du 7 juillet 1885).

Sur les moyens de protection de l'Europe contre les maladies épidémiques (*Conférence à la Sorbonne* 8 mars 1885).

Toulon. — Dispositions à adopter pour l'assainissement de la ville de Toulon. Brouardel et Brunsquel (J.-B. Baillière, 1885).

Épidémie de suette miliaire (juin-juillet 1887 dans les départements de la Vienne, Haute-Vienne, Indre, Deux-Sèvres et Charente. Par Brouardel et Thoinot (*Comité consultatif d'hygiène,* 1887).

Épidémie de suette du Poitou en 1887. Par Brouardel et Thoinot (*Académie de médecine.* 13 septembre 1887 .

Trichinose. — Épidémie d'Emersleben (1883) En collaboration avec M. Grancher (*Annales d'hygiène.* 1884 .

Discussion sur l'inspection des viandes porcines. Avec Paul Bert (*Société de médecine publique.* 23 janvier 1884).

Vaccine. — Rapport sur les accidents survenus à la suite d'une série de vaccinations faites à Asprières (Aveyron) au mois de mars 1885 (*Recueil des travaux du Comité consultatif d'hygiène publique de France,* tome XVI, 1886).

Rage. — Sur le traitement préventif de la rage après morsure (*Académie de médecine,* séance du 12 juillet 1887).

Crémation dans les cimetières de Paris en temps d'épidémie (*Rapport au Conseil d'hygiène publique et de salubrité de la Seine,* séance du 17 août 1883).

Crémation des corps ayant servi à des études anatomiques (*Ibid.*, mars 1884).

Cimetière. — Projet de création d'un nouveau cimetière à Boulogne-sur-Seine (*Annales d'hygiène et de médecine légale*, 1886).

Conserves alimentaires. — Verdissage des conserves alimentaires au moyen des sels de cuivre (*Rapport au Préfet de Police*, au nom de MM. Pasteur, Poggiale; Brouardel, rapporteur. — J.-B. Baillière, 1880).

Salicylage des substances alimentaires (*Recueil des travaux du Comité consultatif d'hygiène publique*, 1881).

Saccharine. — Son usage dans l'alimentation publique, son influence sur la santé. Par Brouardel, Pouchet et Ogier (*Comité consultatif d'hygiène*, 13 août 1888).

Vinage. — Discussion sur l'alcoolisation des vins (*Académie de médecine*, 27 juillet 1886).

De la consommation de l'alcool dans ses rapports avec l'hygiène. Par Brouardel et G. Pouchet (*Annales d'hygiène et de médecine légale*, 1888).

Fabriques d'allumettes chimiques. — Hygiène des ouvriers (*Conseil d'hygiène et de salubrité de la Seine*, 12 octobre 1888).

Surmenage intellectuel et sédentarité dans les écoles (*Académie de médecine*, 21 juin 1887).

BUCQUOY, Médecin de l'Hôtel-Dieu. (Voir l'*Index* de 1878). — Anévrysme de l'aorte ascendante, traité avec succès par l'électrolyse (*Académie de médecine*, 21 janvier 1879).

Du pneumothorax, sans communication de la plèvre avec l'air extérieur, consécutif à la thoracentèse par aspiration (*Ibid.* 25 novembre 1879).

Communication entre les deux oreillettes par destruction partielle de la cloison destinée à obturer le trou de Botal (*Bulletin de la Société médicale des hôpitaux*, 1880).

Du lavage de l'estomac dans quelques maladies de l'estomac, et principalement dans la dilatation de l'estomac (*Extrait des conférences cliniques faites à l'hôpital Cochin. — Gazette hebdomadaire*, 1880, p. 691, 705, 726).

Kyste hydatique du poumon droit, pleurésie purulente, pneumothorax, vomique pulmonaire, opération de l'empyème après ponctions ; guérison (*Bulletin de la Société médicale des hôpitaux*, 1882).

Kyste hydatique de la base du crâne ouvert dans le pharynx et dans les fosses nasales (*Ibid.*, 1883).

* Rapport général à M. le ministre de l'agriculture et du commerce sur les épidémies pendant l'année 1882, fait au nom de la commission permanente des épidémies de l'Académie de médecine (1884).

Farcin aigu chez l'homme (*Bulletin de l'Académie de médecine*, 1884).

* Étude clinique sur l'ulcère simple du duodénum (*Extrait des Archives générales de médecine*, 1887).

Observation de farcin chronique chez l'homme (*Bulletin de la Société médicale des hôpitaux*, décembre 1887).

Anévrysme de l'artère crurale consécutif à une endocardite végétante, traité par la méthode de Baccelli (Introduction d'un ressort de montre dans le sac anévrysmal) (*Bulletin de la Société médicale des hôpitaux et Académie de médecine*, 1888).

Étude sémeiologique sur le second bruit du cœur, avec la collaboration du docteur Marfan (*Revue de médecine*, novembre 1888).

CADET DE GASSICOURT, Médecin de l'Hôpital Trousseau. (Voir l'*Index* de 1878). — *Broncho-pneumonie simulant la pneumonie franche, avec convulsions cloniques et contractures. — En collaboration avec le docteur Balzer (*Gazette médicale*, 1879).

Affection congénitale du cœur. — Rétrécissement de l'artère pulmonaire. — Communication entre les deux cœurs par le septum interventriculaire. — Insuffisance de l'orifice tricuspide. — Cyanose. — Tuberculose généralisée. — Examen histologique du cœur. — Pathogénie (*Mémoire lu à la Société médicale des hôpitaux*, 1882).

Maladies à symptômes obscurs ou trompeurs. — Tuberculose généralisée sans étisie ; tuberculose pulmonaire et ganglionnaire sans signes persistants ; péricardite tuberculeuse sans signes locaux ; tuberculose péritonéale sans fausses membranes, sans adhérences intestinales ; anasarque ; ascite ; mort par méningite tuberculeuse très caractérisée (*Revue mensuelle des maladies de l'enfance*, mai 1883).

*Affection congénitale du cœur, compliquée de lésions développées après la naissance (*Ibid.*, août 1883).

Contribution à l'étude de l'albuminurie diphthérique (*Ibid.*, novembre 1884).

Contribution à l'étude des localisations cérébrales. En collaboration avec le docteur Ch. Abadie (*Ibid.*, mars 1883). — Cet ouvrage a été couronné par l'Académie des sciences (Prix Montyon, séance du 23 février 1885).

Maladies à symptômes obscurs et trompeurs. — Broncho-pneumonie pseudo-lobaire suraiguë, avec symptômes méningitiques, simulant au début une méningite, et plus tard une pneumonie lobaire à forme cérébrale. — Pleurésie purulente méconnue (*Ibid.*, janvier 1885).

De la chorée paralytique (*Bulletin de la Société médico-pratique*).

*Traité clinique des maladies de l'enfance, en 3 vol.

Quatre cas de diagnostic difficile (*Bulletin de la Société médico-pratique*, 28 mars 1887).

Tuberculose d'adulte chez un enfant de seize mois. — Vaste caverne. — Perforation d'une grosse bronche et d'une branche importante de l'artère pulmonaire. — Mort par hémorrhagie pulmonaire (*Communication faite à la Société médico-pratique*, 8 février 1886).

Revue mensuelle des maladies de l'enfance. En collaboration avec le docteur de Saint-Germain (1883-1888).

Empoisonnement d'un enfant de 29 jours par l'oxyde de carbone (Poêle Choubersky). — Guérison (*Journal de médecine de Paris*, 17 juin 1888).

De l'angine pultacée initiale dans la fièvre typhoïde (*Bulletin de la Société de médecine pratique*, 9 janvier 1888).

Du traitement de la pleurésie purulente chez l'enfant (*Ibid.*, 26 mars 1888).

CHANTEMESSE, Médecin des Hôpitaux. — Note sur un cas de cécité et de surdité verbales. En collaboration avec M. le docteur d'Heilly (*Progrès médical* 1882).

*La méningite tuberculeuse de l'adulte (*Thèse de doctorat*, 1884).

Névralgies bilatérales et dilatation de l'estomac. En collaboration avec M. Le Noir (*Archives de médecine*, 1885).

*Hémiplégie et épilepsie partielle urémiques. En collaboration avec M. le docteur Tennesson (*Ibid*).

Rapport à M. le Ministre de l'Instruction publique sur l'enseignement de la bactériologie en Allemagne, 1885.

L'institut d'hygiène de Munich (*Progrès médical*, 1884).

* L'institut d'hygiène de Berlin (*Archives de médecine*, 1885).

* Le grand hôpital municipal de Berlin. En collaboration avec M. Clado (*Progrès médical*, 1885).

Le bacille typhique. En collaboration avec M. Widal (*Société des hôpitaux*, 1886).

La fièvre typhoïde et l'eau de Seine à Paris. En collaboration avec M. Widal (*Bulletin de l'Académie de médecine*, 1887).

* L'épidémie de fièvre typhoïde de Clermont-Ferrand. En collaboration avec M. le professeur Brouardel (1887).

L'épidémie de fièvre typhoïde de Lorient. En collaboration avec M. le professeur Brouardel (1887).

* Le bacille typhique et l'étiologie de la fièvre typhoïde. En collaboration avec M. Widal (*Archives de physiologie*, 1887).

* Note sur le bouton de Biskra (*Annales de l'institut Pasteur*, 1887).

* La tuberculose zoogléïque (*Ibid.*)

* Étiologie de la pneumonie contagieuse des porcs. En collaboration avec M. le professeur Corni (*Comptes rendus de l'Académie des sciences*, 1887).

La maladie des porcs de Marseille. En collaboration avec M. le professeur Cornil (*Société de biologie*, 1887).

Rapport à M. le Ministre de l'Agriculture sur la pneumo-entérite des porcs de Marseille. En collaboration avec M. le professeur Cornil, (1888)

* Vaccination contre le virus de la fièvre typhoïde avec des substances solubles. En collaboration avec M. Widal (*Annales de l'Institut Pasteur*, 1888).

* Atténuation du virus de la pneumo-entérite des porcs. En collaboration avec M. le professeur Cornil (*Comptes-rendus*, 1888),

Le microbe de la dysenterie. En collaboration avec M. Widal (*Bulletin de l'Académie de medecine*, 1888).

La contagion de la lèpre. En collaboration avec M. le docteur Moriez (*Communication de M. le professeur Cornil à l'Academie de médecine*, 1888).

* La pneumo-entérite des porcs. En collaboration avec M. le professeur Cornil (*Journal de l'anatomie et de la physiologie*, 1889),

Notes sur quelques antiseptiques employés contre la diphtérie. En collaboration avec M. Widal (*Société de médecine publique*, 1889).

Identité des microbes de la suppuration et de l'érysipèle. En collaboration avec M. Widal (*Société de biologie*, 1889).

CHARCOT, Médecin de l'Hospice de la Salpêtrière. (Voir l'*Index* de 1878). — * Œuvres complètes 6 volumes :

* Leçons sur les maladies du système nerveux, recueillies et publiées par Bourneville, (tomes I-II, 1886).

* Leçons sur les maladies du système nerveux, recueillies et publiées par Babinski, Bernard, Feré, Guinon, Marie et Gilles de la Tourette (tome III, 1887).

* Leçons sur les localisations dans les maladies du cerveau et de la moelle épinière, recueillies et publiées par Bourneville et Brissaud (tome IV, 1887).

' Maladies des poumons et du système vasculaire (tome V, 1888).

Leçons sur les maladies du foie et des reins, recueillies et publiées par Bourneville, Sevestre et Brissaud (tome VI, 1888).

' Les démoniaques dans l'art. En collaboration avec M. Paul Richer (1 vol., 1887).

' Leçons du mardi à la Salpêtrière Policlinique (1887-1888). Notes de cours de MM. Blin, Charcot. Henri Colin, élèves du service (1888).

CHAUFFARD (A), **Médecin de l'Hôpital Broussais.** — Note sur un cas de cécité et surdité cérébrales (cécité et surdité psychiques), avec blépharoptose droite incomplète, par lésion du lobule pariétal gauche inférieur et du pli courbe (*Revue de médecine*, 1881, p. 939).

Cirrhose hypertrophique pigmentaire dans le diabète sucré. En collaboration avec le docteur Hanot (*Ibid.*, 1882, p. 385).

De deux signes de convalescence franche dans la fièvre typhoïde *Bulletin de la Société clinique*, 1882 .

Étude sur les déterminations gastriques de la fièvre typhoïde *Thèse de Paris*, 1882, avec deux planches chromolith., in-8°).

Étude sur les abcès aréolaires du foie (*Archives de physiologie*, 1883, p 263 .

ARTICLE : Stomatites (*Dictionnaire de médecine et de chirurgie pratiques*, de Jaccoud .

Note sur un cas de rétrécissement tricuspidien, avec lésions valvulaires complexes du cœur *Revue de médecine*, 1884, p. 547).

Contribution à l'étude de l'ictère catarrhal *Ibid.*, 1885, p. 9).

Étude expérimentale sur la virulence tuberculeuse de certains épanchements de la plèvre et du péritoine En collaboration avec le docteur A. Gombault *Société médicale des hôpitaux*, 1884).

Étude sur un cas de pyélo-néphrite calculeuse (*Bulletin de la Société médicale des hôpitaux*, 1885).

Étude sur un cas de pied tabétique (*Ibid.*, 1885).

Des crises dans les maladies *Thèse d'agrégation*, in-8°, 1886).

Note sur un cas d'atrophie musculaire et osseuse du membre supérieur gauche, résultant d'une monoplégie hystéro-traumatique chez un adolescent (*Bulletin de la Société médicale des hôpitaux*, 1886).

De l'urémie convulsive à forme d'épilepsie jacksonnienne *Archives générales de médecine et de chirurgie*, 1887).

Nouvelles recherches sur l'ictère catarrhal (*Revue de médecine*, 1887 .

De la cécité subite par lésions combinées des deux lobes occipitaux ; anopsie corticale (*Ibid.*, 1888).

Note sur le traitement de la lithiase biliaire par l'ingestion d'huile d'olives à hautes doses. En collaboration avec M. E. Dupré (*Bulletin de la Société médicale des hôpitaux*, 1888 .

Un cas de corne du gland *Ibid.*

COMBY (J.) **Médecin du Bureau Central.** — De l'ostéomyélite chronique ou prolongée. En collaboration avec M. Lannelongue (*Archives de médecine*, 1879, in-8° de 112 pages .

Pleurésie droite, thoracentèse le neuvième jour, mort subite le quatorzième jour par thrombose dans le ventricule droit et embolie pulmonaire gauche (*Bulletins de la Société clinique* et *France médicale*, 1880).

Pleurésie suraigüe à forme typhoïde, mort le quinzième jour (*Ibid.*).

Kyste dermoïde de la région ano-coccygienne. Extirpation avec le thermocautère (*Société anatomique*, 1879).

Note sur l'œdème aigu rhumatismal (*Progrès médical*, 28 août 1880).

Péritonite aigüe à la suite de la compression de l'ovaire (*Bulletins de la Société anatomique*, 1880).

Contribution à l'étude des paralysies spinales antérieures aigües. En collaboration avec M. Proust (*Progrès médical*, novembre 1881).

Pneumonokoniose sidératique, hydrothorax, thoracentèse, expectoration albumineuse, mort (*Société anatomique*, 1881).

Hémoptysies survenues au cinquième mois de la grossesse, guérison après l'accouchement (*France médicale*, 1881).

Note sur deux cas de pseudo-érysipèle de la face provoqué par l'application sur la poitrine d'un emplâtre de thapsia (*Ibid.*).

Méningite cérébro-spinale à forme foudroyante; mort en 36 heures (*Ibid.*, 1881).

De l'empyème pulsatile (*Thèse de Paris*, 30 décembre 1881), in-8° de 52 pages.

Gliome de l'hémisphère cérebelleux droit, mort après cinq ans de céphalées très pénibles, souvent accompagnées de vomissements et de troubles statiques (*Société anatomique*, décembre 1881).

Rhumatisme articulaire aigu, aortite, pneumonie double; guérison avec persistance de souffles aortiques très remarquables (*France médicale*, mai 1882).

Péricardite aigüe à frigore, endocardite, aphasie transitoire, guérison (*Ibid.*).

Note sur une hypertrophie simple des glandes parotides observée chez plusieurs saturnins (*Ibid.*)

Asphyxie par les vapeurs de charbon, cécité et hémiplégie droite, guérison (*Ibid.*).

Coliques de plomb, encéphalopathie saturnine, mort (*Ibid.*).

Diabète azoturique, mort par complications pulmonaires (*Ibid.*).

Les pleurésies pulsatiles (*Archives de medecine*, novembre et décembre 1883, in-8° de 54 pages).

Sur un cas de febris testicularis (*Société clinique*, 1883).

Néphrite parenchymateuse, urémie, mort (*France médicale*, 1883).

Des différentes angines qui peuvent se montrer dans la fièvre typhoïde (*Progrès médical*, 1883).

Hémato-chylurie des pays chauds et chylurie nostras (*Ibid.*).

Le bothriocéphale et son origine (*Ibid.*)

De la pleurésie infectieuse (*Ibid.*).

De la pleurotomie antiseptique (*Ibid.*).

Diagnostic et curabilité de la pseudo-paralysie syphilitique (*Ibid.*)

De la dermatite exfoliatrice généralisée (*Ibid.*).

De la dilatation de l'estomac chez les enfants (*Archives de medecine*, août et septembre 1884, in-8° de 40 pages).

De la bronchite chronique chez les enfants (*Progrès médical*, 1884, n°° 50 et 51, in-8° de 20 pages).

Note sur l'énanthème de la varicelle (*Ibid.*, 1884, n° 39).

De l'hémoglobinhémie (*Ibid.*).

De l'étiologie et de la prophylaxie des maladies puerpérales (*Ibid.*).

Étiologie et prophylaxie du rachitisme (*Archives de médecine*, mars 1885, in-8° de 28 pages).

Étiologie et prophylaxie de la scrofule dans la première enfance (*Ibid.*, octobre, novembre, décembre 1885, in-8° de 64 pages).

Pneumonie du sommet, suivie de pleurésie enkystée (*Société clinique*, 1885).

Du zona chez les enfants (*Ibid.*).

Urticaire dans la première enfance (*Ibid.*).

Sur la mortalité des enfants du premier âge (*Progrès médical*, 1885, n°s 13, 15 et 16).

De l'allaitement maternel (*Ibid.*, n° 23).

De l'allaitement artificiel (*Ibid.*, n° 41).

Essai sur la bronchite chronique des enfants (*Archives de médecine*, novembre et décembre 1886, in-8° de 36 pages).

Un cas de rubéole. En collaboration avec M. Dupré (*Société clinique*, 1886).

Deux cas de variole hémorrhagique. En collaboration avec M. Dupré (*Ibid.*).

Variole cohérente, traitée par l'application d'un masque de collodion sur la face, mort due à l'emploi de ce topique (*Bulletins de la Société médicale des hôpitaux*, 28 mai 1886).

Du sevrage (*Progrès médical*, 1886, n° 1).

Rachitisme et syphilis (*Ibid.*, 1886, n° 4).

De la dilatation de l'estomac chez les enfants (*Ibid.*, n° 5).

Un cas de pneumonie typhoïde. En collaboration avec M. Coulon (*Ibid.*, n° 20).

Une nouvelle affection parasitaire de l'enfance : la perlèche (*Ibid.*, 1886, n° 29).

Question d'hygiène infantile (*Ibid.*, n° 38).

Quelques particularités de la varicelle (*Revue mensuelle des maladies de l'enfance*, avril 1887, in-8° de 16 pages).

Rachitisme et syphilis (*Ibid.*, novembre et décembre 1887, janvier 1888, in-8° de 48 pages).

Note sur quelques formes et localisations de l'impétigo chez les enfants (*Société clinique*, 1887).

Un bon traitement du goître (*Progrès médical*, 1887, n° 1).

L'auto-intoxication dans les maladies (*Progrès médical*, 1887, n° 9).

La contagion à l'hôpital des Enfants-Malades (*Ibid.*, n° 17).

Les dangers du vésicatoire chez les enfants (*Ibid.*, n° 21).

L'ulcère simple du duodénum (*Ibid.*, n° 32).

Ostéomalacie, rachitisme et dilatation de l'estomac (*Société médicale des hôpitaux*, 11 mars 1887).

La première dentition, son évolution physiologique, ses maladies (*Archives de médecine*, février 1888, in-8° de 24 pages).

De quelques stomatites de l'enfance (*Revue mensuelle des maladies de l'enfance*, septembre et octobre 1888, in-8° de 36 pages).

Traitement du rachitisme par le phosphore (*Société médicale des hôpitaux*, 9 mars 1888).

Athétose chez une enfant de 20 mois (*Ibid.*, 13 avril 1888).

Embarras gastrique hyperthermique, traitement par le naphtol (*Société clinique*, 1888).

Les relations pathogéniques de la chorée (*Progrès médical*, 1888, n° 16).

Le rôle pathogénique de la croissance (*Ibid.*, n° 36).

Les dispensaires pour enfants (*Ibid.*, n° 37).

La maladie bleue (*Ibid.*, n° 38).

Notice historique sur Alexis Boyer, Paris 1888, in-4° de 20 pages.

Cinq rapports médico-chirurgicaux sur les cinq premières années d'exercice du dispensaire pour enfants de la Société philanthropique de Paris (*Annuaires* 1884, 1885, 1886, 1887, 1888 *de cette Société*).

CORNIL, Médecin de l'Hôpital Laënnec (Voir l'*Index* de 1878).

Manuel d'histologie pathologique, par Cornil et Ranvier. — 1re édition in-12, publiée en trois parties : la première en 1869, la seconde en 1872, la troisième en 1876. — 2e édition, revue et augmentée, publiée en deux volumes grand in-8°, le premier volume contenant 756 pages et 281 figures intercalées dans le texte (1881), le second comprenant 922 pages et 126 figures (1882). Alcan, éditeur.

Méningite tuberculeuse (*Journal de Robin*, 1879).

Pustule maligne et charbon (*Leçons du semestre* 1883-1884).

Cirrhose et cancer primitif disséminé du foie : observations par MM. Dubar et Cornil (*Société anatomique*, mai 1879).

Du micrococcus de l'érysipèle, par Cornil et Babès (*Société médicale des hôpitaux*, avec une planche, 10 août 1883).

De la phtisie pulmonaire. Étude anatomo-pathologique et clinique, par Hérard et Cornil, in-8° de 748 pages, avec 27 figures et 3 planches. — Germer-Baillière, 1867 (Seconde édition 1888).

Variole hémorrhagique (*Société médicale des hôpitaux*, 11 juillet 1879).

Sur le procédé de division indirecte des noyaux et des cellules épithéliales dans les tumeurs, (épithéliome, carcinome, papillome (*Comptes rendus*, 1886, et *Archives de physiologie*, 1886, t. II, p. 310, avec 2 planches en chromo lithographie).

Les phénomènes de la karyokimèse observés dans la tuberculose (1er fascicule de *la Tuberculose*, publiée sous la direction de M. Verneuil. Masson, 1887).

Nouvelles recherches de chimie et d'histologie pathologiques sur la transformation amyloïde des tissus (*Journal de l'anatomie*, dirigé par Ch. Robin, 1886, p. 216).

Sur les lésions du foie, du rein et des poumons dans l'empoisonnement par le phosphore, par MM. Cornil et Brault (*Société de biologie*, décembre 1880, et *Journal de Robin*, 1881, avec 2 planches).

État des organes, et en particulier des muscles, dans le choléra des poules (*Communication faite à la Société médicale des hôpitaux*, 10 décembre 1881).

Observations histologiques sur l'inflammation diphthéritique des amygdales (*Communication au Congrès de l'Association scientifique d'Alger*, mai 1881, et *Archives de physiologie*, 1881, p. 372).

Note sur le siège des parasites de la lèpre, par MM. Cornil et Suchard (*Société médicale des hôpitaux*, séance du 10 juin 1881, et *Archives de dermatologie*, 1881, avec une planche chromolithographiée).

Seconde note sur les parasites de la lèpre (*Société médicale des hôpitaux*, 20 octobre 1881).

Contribution à l'étude des inflammations liées à la présence des microbes. — Pneumonie contagieuse, pneumonie rubéolique, érythème cutané du rouget des porcs, par MM. Cornil et Babès (*Archives de physiologie*, avec 2 planches, 15 août 1883).

Deux notes sur l'empoisonnement par le jéquirity. En commun avec M. Berlioz (*Académie des sciences*, 17 septembre et 8 octobre 1883).

Note sur l'empoisonnement des poules par le jéquirity. En commun avec M. Berlioz (*Académie de médecine*, février 1884).

Phlegmon de la cuisse chez une femme au neuvième mois de la grossesse, fièvre de suppuration, herpès labial, albuminurie, avortement, péritonite terminale; autopsie, micrococci et chainettes dans le pus et les fausses membranes de la péritonite, dans le sein, le foie, etc., par MM. Cornil et Chantemesse (*Société anatomique*, séance du 18 avril 1884).

Pleurésie suppurée (*Ibid.*, séance du 4 avril 1884.

Sur l'anatomie pathologique du phlegmon, et en particulier sur le siège des bactéries dans cette affection (*Académie des sciences*, 24 décembre 1883.

Note sur les microbes du phlegmon cutané et sur leur siège, par M. V. Cornil (*Archives de physiologie*, 1ᵉʳ avril 1884. Avec une planche en chromolithographie.

Note sur le siège des bactéries dans la variole, la vaccine et l'érysipèle, par MM. Cornil et Babes (*Société médicale des hôpitaux*, 10 août 1883, avec 2 planches lithographiées.

Note sur les tumeurs adénoïdes du pharynx nasal (*Journal de l'anatomie*, de Robin. décembre 1883. Avec une planche hors texte).

Fragment d'un épithéliome à cellules cylindriques expulsé par le rectum (*Société anatomique*, 1883).

Expériences sur l'empoisonnement par les bacilles du jéquirity, par MM. Cornil et Berlioz (*Archives de physiologie*, avec 2 planches, octobre 1883).

Note sur l'anatomie pathologique de l'éléphantiasis des Arabes, à propos d'une observation et de pièces envoyées par M. le docteur Girard, de Grenoble (*Ibid.*, 1883, p. 155).

Scrofule et tuberculose (*Communication à la Société médicale des hôpitaux* dans la discussion qui a eu lieu en 1881 sur la question des rapports entre la scrofule et la tuberculose).

Note sur les bacilles de la tuberculose et sur leur topographie dans les divers organes atteints par cette maladie, par MM. Cornil et Babes (*Académie de médecine*. 24 avril 1883. — *Journal des connaissances médicales*, 26 avril et 1ᵉʳ mai 1883. — *Journal de l'anatomie et de la Physiologie*, de Robin, n° 4. Juillet et août 1883, avec 4 planches hors texte)

Pneumonie caséeuse (*Société anatomique*, 1883, p. 227).

Foie amyloïde (*Ibid.*, 1883, p. 229).

Tuberculose des organes génito-urinaires (*Ibid.*, p. 344).

De l'inflammation des glomérules dans les néphrites albumineuses, par Cornil et Brault (*Journal de l'anatomie et de la physiologie*, de Robin, 1889, avec 3 planches hors texte).

Note sur l'anatomie pathologique du rhinosclérome (*Société anatomique*, 1883, p. 310).

Mémoire pour servir à l'histoire du rhinosclérome, par Cornil et Alvarez (*Archives de physiologie*, 30 juin 1885).

Tuberculose et diphthérie des gallinacés, par Cornil et Mégnin (*Société de biologie*, novembre 1884. *Journal de l'anatomie*, t. XXI. p. 268, 1885).

Laryngite pseudo-membraneuse de la fièvre typhoïde, par MM. Cornil et Brault (*Société anatomique*. novembre 1880).

Microbes de la pneumonie dans la laryngite aiguë (*Ibid.*, 1885, p. 251).

Fièvre typhoïde compliquée de vomissements. — Autopsie. — Plaques de Payer et gastrite profonde (*Société médicale des hôpitaux*. 1880).

Empoisonnement par l'arsenic (*Ibid.*).

Note sur un cas d'inclusion scrotale, par MM. Cornil et Berger (*Académie de médecine* et *Archives de physiologie*. 1885, t. I).

Recherches histologiques sur l'action toxique de la cantharidine et de la poudre de cantharides, avec deux planches lithographiées (*Journal de l'anatomie et de la physiologie*, 1880).

Examen de reins kystiques provenant du service de M. Beaumetz (*Société anatomique*, mai 1879).

Altérations des cellules épithéliales du rein au début de la maladie de Bright (*Société de biologie*, 19 avril 1879, et *Académie des sciences*, 14 avril 1879).

Nouvelles observations histologiques sur l'état des cellules du rein dans l'albuminurie due à la néphrite parenchymateuse et à la néphrite interstitielle, avec 5 planches lithographiées (*Journal de l'anatomie*, 1879).

Sur le mode de préparation des cylindres hyalins, à l'aide de l'acide osmique (*Société de biologie*, 1880).

Recherches histologiques et expérimentales sur le lupus, par MM. Cornil et Leloir (*Société de biologie*, 1er août 1882, et *Archives de physiologie*, avec une planche).

Publication de l'introduction et du premier chapitre du traité inédit d'anatomie pathologique de Laënnec, avec deux portraits de Laënnec et une préface par M. Cornil, chez Alcan, 1884.

Anatomie pathologique de l'acné (*Journal de l'anatomie et de la physiologie*, 1879, avec 2 planches).

Anatomie des papules cutanées syphilitiques (*Société de biologie*, 1878, p. 212).

Note sur l'histologie des pustules de la variole hémorrhagique (*Société médicale des hôpitaux*, 11 juillet 1879, avec une planche lithographiée).

Note sur un cas de purpura hémorrhagica aigu survenu chez un malade atteint d'une affection ancienne du cœur et terminée par la mort.

Histologie des ecchymoses, des bulles de pemphigus et des plaques gangréneuses, par MM. Rigal et Cornil (*Société des hôpitaux*, 28 février 1879).

Dictionnaire encyclopédique des sciences médicales. — ARTICLES : Adhérences, amyloïde, anidiens, athérome, lipome, cancer, carcinome, cirrhose, ramollissement, anatomie pathologique générale de la syphilis, etc.

Direction et rédaction du *Journal des connaissances médicales et de pharmacologie*, depuis 1873 jusqu'à ce jour.

'Les bactéries et leur rôle dans l'anatomie et l'histologie pathologique des maladies infectieuses, par Cornil et Babes. — Ouvrage contenant les méthodes spéciales de la bactériologie. 156 figures en noir ou en couleurs intercalées dans le texte, et accompagné d'un atlas de 27 planches en chromolithographie. — 1re édition. Paris, Alcan, 1885. — 2e édition, revue et augmentée, in-8° de 839 pages, contenant 348 figures en noir et en couleurs intercalées dans le texte et 4 planches en chromolithographie. Paris, Alcan, 1886.

'Leçons sur la syphilis, faites à l'hôpital du Lourcine, accompagnées de 9 planches lithographiées d'après les dessins de l'auteur et de figures intercalées dans le texte, in-8° carré de 483 pages. Paris, J.-B. Baillière, 1879.

Études sur la pathologie du rein, par Cornil et Brault, grand in-8° de 308 pages avec 16 planches hors texte. Paris, Alcan, 1884.

Leçons sur les cirrhoses, *Journal des connaissances médicales* (cours de 1882-1883).

* Leçons professées à la Faculté de médecine pendant le premier semestre de l'année 1883-84, et recueillies par MM. Berlioz, Babinski, Gibier et Chantemesse, in-8° de 152 pages. Avec 25 figures intercalées dans le texte, Alcan, 1884.

* Mélanges, 5 volumes.

* Rapport au Sénat sur l'utilisation des eaux d'égout de Paris. 1888.

* La pneumo-entérite des porcs, par Cornil et Chantemesse (*Journal de l'Anatomie*, 1888.

* Leçons sur l'anatomie pathologique des métrites, 1 vol. 1889.

CUFFER, Médecin de l'Hôpital Tenon. — Recherches sur les altérations du sang dans quelques maladies des enfants du premier âge (*Revue mensuelle de médecine et de chirurgie*, 1876).

Des causes qui peuvent modifier les bruits de souffle intra et extra-cardiaques. Valeur séméiologique de ces modifications (1877).

Recherches cliniques et expérimentales sur les altérations du sang dans l'urémie et sur la pathogénie des accidents urémiques (1878).

De la respiration de Cheyne-Stockes dans l'urémie (1878).

Recherches sur la néphrite interstitielle cardiaque ou rein cardiaque (1878).

Leçons sur quelques affections cutanées faites à l'hôpital Saint-Louis, en 1877, par le docteur Lailler, recueillies et rédigées par Cuffer (1878).

ARTICLE : Polyurie (*Dictionnaire de médecine et chirurgie pratiques*).
— : Peau. — Pathologie générale (*Ibid*).

De quelques modalités du bruit de galop dans l'hypertrophie du cœur d'origine rénale (1886).

Nouvelles recherches sur le bruit de galop cardiaque (1887).

DAMASCHINO, Médecin de l'Hôpital Laënnec (Voir l'*Index* de 1878).

Des ecchymoses sous-pleurales dans les affections broncho-pulmonaires chez les nouveau-nés (*Thèse* du docteur Chassaing, 1879).

* Lymphangite pulmonaire suppurée chez un goutteux (*Société médicale des hôpitaux*, 1879).

* Muguet de l'œsophage chez l'adulte. Etude histologique et clinique (*Ibid*).

Des lésions histologiques des reins chez les tuberculeux (*Thèse* du docteur Gauché, 1879).

* Deux cas d'hémoptysie foudroyante chez des phtisiques; anévrysmes rompus d'une branche de l'artère pulmonaire. Avec une planche lithographiée (*Société médicale des hôpitaux*, 1879).

* Recherches sur le contenu du sac dans les anévrysmes des branches de l'artère pulmonaire chez les phtisiques. Avec une planche en chromo-lithographie (*Ibid*).

Bothriocéphale trouvé dans l'intestin grêle (*Ibid.*, 1880).

Lésions anatomiques de la phlegmatia alba dolens. Avec planches lithographiées (*Ibid*).

De la température des membres dans la phlegmatia alba dolens. Nouvelles observations (*Thèse d'agrégation* du docteur Troisier, 1880).

De la phlébite variqueuse des nouvelles accouchées (*Thèse* du docteur Girardot 1875).

De l'hydarthrose du genou dans la plegmatia alba dolens (*Ibid*).

Leçons sur les maladies des voies digestives (suppléance du cours de pathologie interne à la Faculté de médecine), in-8°. 1880.

Des abcès consécutifs aux injections hypodermiques (*Société médicale des hôpitaux*, 1880).

Muguet primitif du pharynx (*Ibid*).

Dix observations de muguet de l'œsophage chez l'adulte, 1880.

Muguet à répétition d'une durée totale de sept mois (*Ibid*).

Note sur l'emploi des injections d'alcool pratiquées dans l'estomac une heure après la mort : leur utilité pour les études histologiques (*Bulletins de la Société de biologie*, 1880).

Ataxie locomotrice fruste, kyste dermoïde de l'ovaire, péritonite suppurée, mort. — Pièces présentées par M. Variot (*Société anatomique*, 1880).

Des revaccinations successives pratiquées à intervalles rapprochés (*Société médicale des hôpitaux*, 1880).

Des éruptions vaccinales secondaires (*Ibid*).

Réceptivité vaccinale chez un enfant né d'une mère varioleuse (*Ibid*).

Rapports de la tuberculose et de la scrofule (*Ibid*).

Trois faits de broncho-pneumonie érysipélateuse (*Thèse* du docteur Stackler, 1881).

Phlegmatia alba dolens dans la fièvre typhoïde (*Thèse* du docteur Veillard, 1881).

Traitement du muguet par l'eau oxygénée (*Gazette des hôpitaux*, 1880, *France médicale* 1881, et Doreau, *thèse* 1881).

Ramollissement cérébral, hémiplégie droite, contracture secondaire, foyer profond de ramollissement au niveau de la circonvolution de Broca. Présentation faite par M. Lavin (*Société anatomique*, 1881).

Tumeur cérébrale occupant le ventricule moyen et ayant présenté le tableau clinique d'une méningite tuberculeuse. Pièces présentées par M. Variot (*Ibid*).

'Des altérations comparées de la moelle épinière dans la paralysie spinale de l'enfance et dans l'atrophie musculaire progressive. En collaboration avec M. H. Roger (*Congrès international d'Amsterdam*, 1879, *et Revue mensuelle*, 1881).

Anévrysme artérioso-veineux de la crosse de l'aorte et de la veine cave supérieure. En commun avec M. Lavin (*Bulletins de la Société clinique*, 1881).

Note sur l'emploi de l'acide osmique dans l'étude des altérations pathologiques de la moelle épinière (*Bulletins de la Société de biologie*, 1881).

Leçons sur la paralysie pseudo-hypertrophique (*Gazette médicale*, 1881).

Paraplégie syphilitique (*Gazette des hôpitaux*, 1881).

Volumineuse tumeur anévrysmale développée sur une artère pulmonaire chez un phtisique (*Société médicale des hôpitaux*, 1881).

Etudes microscopiques sur les larves de la filaire du sang humain dans un cas d'hémato-chylurie des pays chauds (*Société des hôpitaux*, 1882).

Des altérations anatomiques produites par le distoma haematobium (*Rapport à la Société médicale des hôpitaux*, 1882. Avec trois planches litho-photographiques).

Des hémoptysies chez les phtisiques (*Gazette médicale de Paris*, sept. 1882).

Traitement de la fièvre typhoïde par les lavements phéniqués (*Société médicale des hôpitaux* et *Semaine médicale*, juin 1882).

Des complications broncho-pulmonaires chez les typhiques (*Société médicale des hôpitaux,* juin 1882).

Traitement de la sciatique ancienne par les injections sous-cutanées de nitrate d'argent au 1/4 (*Gazette des hôpitaux.* 1880 et 1882).

Leçons sur la paralysie diphthérique (*Journal de médecine et de chirurgie pratiques,* juillet 1882, et *Bulletin de la Société clinique,* 1882).

Névralgie et troubles trophiques de la peau consécutifs à un zona du membre supérieur gauche (*Thèse* du docteur Stopin, 1882).

Paralysie spinale antérieure subaigüe (*Gazette des hôpitaux,* 1882).

Chute des dents et atrophie du rebord alvéolaire dans l'ataxie locomotrice (*Ibid.,* juin 1882).

Des affections associées du cerveau et de la moelle ; des lésions combinées des cordons postérieurs et latéraux (sclérose spinale postéro-latérale *Société medicale des hôpitaux,* 1882).

Muguet du pharynx chez les typhiques (*Ibid*).

Sur une forme non décrite de paralysie pseudo-hypertrophique (*Gazette des hôpitaux.* 1882. — Hamon, *thèse de doctorat,* 1883).

Trois nouveaux faits de muguet primitif du pharynx chez les typhiques (*Société médicale des hôpitaux,* 1883).

Pseudo-paralysie syphilitique du bras chez un enfant nouveau-né (*Ibid*).

* Etudes cliniques et anatomo-pathologiques sur un cas de paralysie spinale de l'enfance, avec autopsie au vingt-sixième jour; avec une planche en photoglyptie. En commun avec M. le docteur Archambault (*Revue mensuelle des maladies de l'enfance.* 1883).

De la présence des spores d'oïdium albicans dans l'air des salles d'hôpital (*Thèse* du docteur Lebrun, 1883).

* Des lésions de la moelle et du bulbe dans l'ataxie locomotrice progressive (*Encephale,* 1884).

* Maladies des voies digestives, 1888.

DANLOS, Médecin de l'Hôpital Tenon. — ARTICLES du *Dictionnaire de médecine et de chirurgie pratiques :* Péritonite. (En collaboration avec M. Siredey). — Sang. — Stérilité. — Urine. — Utérus.

DEBOVE, Médecin de l'Hôpital Andral (Voir l'*Index* de 1878).

Latéropulsion oculaire dans la paralysie agitante (*Société médicale des hôpitaux,* séance du 25 janvier 1878).

Note sur la méningite spinale tuberculeuse (*Ibid.,* séance du 27 décembre 1878).

Contribution à l'étude de la sclérose latérale amyotrophique. En collaboration avec M. Gombault (*Archives de physiologie normale et pathologique,* 1879).

De l'emploi des aimants dans les hémianesthésies liées à une affection cérébrale ou à l'hystérie (*Progrès médical,* 1879).

Note sur l'hémiplégie saturnine (*Société medicale des hôpitaux,* séance du 24 janvier 1879).

Note sur un cas d'hémianesthésie d'origine alcoolique (*Ibid.,* séance du 14 février 1879).

Note sur l'ataxie fruste (*Ibid.,* séance du 27 juin 1879).

Note sur la pleurésie fétide (*Ibid.*, séance du 25 juillet 1879).

Du cancer des lymphatiques pulmonaires (*Ibid.*, 10 octobre 1879).

Recherches sur les hémianesthésies accompagnées d'hémiplégie motrice, d'hémichorée, de contractures, et sur leur curabilité par les agents esthésiogènes (*Ibid.*, séances des 24 octobre et 14 novembre 1879).

Contribution à l'étude de l'anurie et de l'urémie. En collaboration avec le docteur Dreyfous (*Ibid.*, séances des 28 novembre et 26 décembre 1879).

Des diverses variétés de transfert (*Ibid.*, séance du 9 janvier 1880).

De la gangrène symétrique des extrémités dans le cours d'une néphrite (*Ibid.*, 27 février 1880).

Des accès d'asystolie survenant dans le cours du goitre exophthlamique (*Ibid.*, séance du 26 mars 1880).

Rapports des affections cardiaques et rénales (*Ibid.*, séance du 11 juin 1880).

De la mort subite dans la néphrite interstitielle. En collaboration avec le docteur Capitan (*Ibid.* séance du 23 juillet 1880).

De l'*élongation* des nerfs dans l'ataxie locomotrice (*Ibid.*, séance du 10 décembre 1880).

Note sur la technique des préparations de la moelle (*Archives de neurologie*, 1880).

Recherches sur la pathogénie des tremblements. En collaboration avec le docteur Boudet de Paris (*Ibid.*).

Note sur l'entre-croisement sensitif du bulbe. En collaboration avec le docteur Gombault (*Ibid.*).

Note sur deux nouveaux faits d'hémiplégie de la motilité et de la sensibilité Guérison par une application d'aimants (*Ibid.*).

Recherches anatomiques et cliniques sur l'hypertrophie cardiaque et la néphrite interstitielle. En collaboration avec le docteur Letulle (*Archives générales de médecine*, 1880).

Note sur un appareil destiné au lavage de l'estomac (*Société médicale des hôpitaux*, séance du 11 mars 1881.)

Des fractures spontanées syphilitiques (*Ibid.*, séance du 25 avril 1881).

Recherches sur les épanchements chyliformes des cavités séreuses (*Ibid.*, 27 mai 1881).

Des altérations du tissu osseux chez les hémiplégiques (*Ibid.*, séance du 24 octobre 1881).

Contribution à l'étude des arthropathies tabétiques (*Archives de neurologie*, 1881).

De la transformation des épanchements pleuraux à la suite de la thoracentèse (*Société médicale des hôpitaux*, séance du 10 mars 1882).

R marques sur le traitement de l'ulcère simple de l'estomac (*Ibid.*, séance du 11 avril 1882).

Recherches sur l'alimentation artificielle, la suralimentation et l'emploi des poudres de viande (*Ibid.*, séance du 14 avril 1882).

Note sur un modèle de siphon stomacal (*Ibid.*, séance du 11 août 1882).

Recherches sur l'hystérie fruste et sur la congestion pulmonaire hystérique (*Ibid.*, séance du 10 novembre 1882).

Note sur un cas de pleurésie purulente guérie en trois semaines (*Ibid.*, séance du 27 juillet 1883).

Contribution à l'étude du cancer de l'estomac et de la laparatomie (*Ibid.*, séance du 13 juillet 1883).

Du rétrécissement primitif de l'œsophage et de son traitement (*Ibid.*, séance du 13 avril 1883).

Recherches sur l'urémie d'origine hépatique (*Ibid.*, séance du 9 février 1883).

De la pneumonie chronique ulcéreuse (*Ibid.*, séance du 25 janvier 1884).

Du traitement de la névralgie par la congélation (*Ibid.*, séance du 8 avril 1884).

Contribution à l'histoire de l'hystérie chez l'homme (*Ibid.*, séance du 11 avril 1884).

Du traitement de l'ulcère simple de l'estomac (*Ibid.*, séance du 25 avril 1884).

Leçons cliniques et thérapeutiques sur la tuberculose parasitaire. Leçons recueillies par le docteur Faisans. Paris (1884).

Recherches expérimentales sur l'hystérie (anorexie, inanition, boulimie, anurie). En collaboration avec A. Flamant (*Société des hôpitaux*, séance du 14 août 1885).

Du rétrécissement primitif de l'œsophage (*Ibid.*, séance du 9 octobre 1885).

Remarques sur l'hystérie de l'homme (*Ibid.*, séances des 27 novembre 1885 et 11 février 1886).

De la contagion de la fièvre typhoïde (*Ibid.*, séance du 12 mars 1886).

Influence de la quantité d'eau ingérée sur la nutrition. En collaboration avec A. Flamant *Ibid.*, séances des 11 décembre 1885 et 26 mars 1886).

De la fièvre hystérique (*Ibid.*, séances des 13 février 1885 et 23 avril 1886).

Recherches sur l'influence de la graisse sur la nutrition. En collaboration avec A. Flamant (*Ibid.*, séance du 28 mai 1886).

De l'apoplexie hystérique (*Ibid.*, séance du 13 août 1886).

Des inconvénients du régime lacté dans le traitement des maladies de l'estomac (*Ibid.*, séance du 12 novembre 1886).

DEJERINE (T.), **Médecin de l'Hospice de Bicêtre.** — Note sur l'état de la moelle épinière dans un cas de pied-bot équin (*Archives de physiologie normale et pathologique*, 1875).

Note sur un cas d'atrophie d'un lobe cérébral observé chez un chien, avec atrophie secondaire du pédoncule et de la pyramide correspondante (*Comptes rendus de la Société de biologie*, 1875. p. 385).

Recherches expérimentales sur l'action des courants induits dans l'atrophie musculaire observée chez des animaux après la section du nerf sciatique (*Société de biologie*, 1875).

Recherches sur la dégénerescence des nerfs séparés de leurs centres trophiques. En collaboration avec M. Cossy (*Archives de physiologie normale et pathologique*, 1875. avec une planche).

Fracture double du bassin (*Société anatomique*, 1875, p. 445).

Syphilis du foie chez un enfant de deux mois. En collaboration avec M. Ory (*Ibid.*, 1875, p. 447).

Ictère grave chez une jeune fille syphilitique. En collaboration avec M. Ory (*Ibid.*, p. 449).

Cancer de la onzième côte. — Cancer secondaire du foie. En collaboration avec M. Hugonneau (*Ibid.*, p. 782).

Cysto-sarcome du périnée chez un nouveau-né. En collaboration avec M. Hugonneau (*Ibid.*, 1876, p. 290).

Sur l'existence d'altérations des nerfs cutanés dans un cas de pemphigus, observé chez une femme atteinte de paralysie générale (*Comptes rendus de l'Académie des sciences*, 1876. — *Archives de physiologie normale et pathologique*, 1876, et *Comptes rendus de la Société de biologie*, 1876, p. 471).

Atrophie musculaire dans un cas de syphilis maligne précoce (*Archives de physiologie normale et pathologique*, 1876, avec une planche).

Sur un cas de paralysie ascendante aigüe. En collaboration avec M. Goetz (*Ibid* , 1876).

Note sur l'existence de lésions des racines antérieures dans la paralysie diphthéritique (*Comptes rendus de la Société de biologie*, 1877, p. 312).

Recherches sur les lésions du système nerveux dans la paralysie diphthérique (*Archives de physiologie normale et pathologique*, 1878, avec une planche. — Travail couronné par la Société anatomique, prix Godart, 1879).

Sur l'existence d'un tremblement réfléxe du membre sain chez certains hémiplégiques (*Comptes rendus de l'Académie des sciences*, 1878, et *Comptes rendus de la Société de biologie*, 1878, p. 175).

Recherches sur l'état de la moelle épinière et des nerfs du moignon chez les amputés d'ancienne date. En collaboration avec M. Mayor (*Mémoires de la Société de biologie*, 1878 .

Cirrhose annulaire multilobulaire chez un jeune homme de 21 ans. En collaboration avec M. Cossy (*Société anatomique*, 1878, p. 68).

Note sur l'état de la moelle épinière dans deux cas de paralysie infantile (*Ibid.*, p. 130).

Hématomes du péritoine dans un cas de cirrhose cancéreuse (*Ibid.*, p. 217).

Leucémie ganglionnaire. — Insuffisance mitrale par myocardite (*Ibid.*, p. 235).

Hypertrophie concentrique du cœur sans lésions valvulaires chez un jeune homme de 18 ans (*Ibid.*, p. 261).

Étranglement interne par un épithelioma cylindrique du gros intestin. — Noyaux secondaires dans le foie (*Ibid.*, p. 288).

Note sur deux cas d'embolie graisseuse pulmonaire consécutive à des fractures (*Ibid.*, p. 453).

Recherches expérimentales et cliniques sur l'embolie graisseuse dans les altérations osseuses (*Mémoires de la Société de biologie*, 1879, p. 23 et *Progrès médical*, 1878).

Recherches sur les lésions du système nerveux dans la paralysie saturnine (*Mémoires de la Société de biologie*, 1879, p. 11).

Recherches sur les lésions du système nerveux dans la paralysie ascendante aigüe (*Thèse inaugurale* Paris, 1879. — Travail couronné par la Faculté de médecine, médaille d'argent 1879).

Aphasie et hémiplégie droite. — Disparition de l'aphasie au bout de neuf mois. — Persistance de l'hémiplégie. — Mort par phthisie pulmonaire au bout de trois ans. — Intégrité de la troisième circonvolution frontale gauche. Lésion du faisceau pédiculo-frontal inférieur gauche, du noyau lenticulaire et de la partie antérieure de la capsule interne (*Société anatomique*, 1879, p. 16).

Examen d'une tumeur du poumon et d'une tumeur du rein, provenant d'un malade syphilitique atteint d'une altération du sternum présentant les caractères cliniques de la carie (*Ibid.*, 1879, p. 43).

Du bruit de galop par dilatation du ventricule droit, à propos d'un cas observé chez un malade atteint de bronchite chronique avec emphysème (*Ibid.*).

Monoplégie brachiale droite, avec contracture et tremblement, produite par un tubercule développé dans la couche optique et comprimant la capsule interne dans sa partie postérieure (*Ibid.*, 1880, p. 78).

Note sur un cas de myocardite interstitielle primitive chez une femme chloro-anémique de 23 ans. — Embolies cérébrale, rénale et périphériques. — Rétrécissement du système artériel (*Ibid.*, p. 144).

Note sur un cas d'hémianesthésie sensitivo-sensorielle, avec hémichorée post hémiplégique, chez une femme de 49 ans, ancienne hystérique, atteinte d'affection cardiaque. — Intégrité absolue du cerveau et de la capsule interne (*Ibid.*, p. 151).

Carcinome du cerveau chez une femme atteinte de carcinome stomacal. — Hémiplégie gauche. — Épilepsie partielle. — Localisation dans la circonvulation frontale ascendante (*Ibid.*, p 357).

Sur un cas d'aphasie sensorielle. — Cécité verbale avec lésion du pli courbe (*Société de biologie*, 1880).

Sur un cas de méningite bulbaire. survenue chez un individu atteint de paralysie diphthéritique du voile du palais. En collaboration avec M. Barth (*Archives de physiologie normale et pathologique*, 1880).

Note sur les altérations des nerfs de la peau dans un cas de vitiligo (*Société anatomique*, 1881, p. 78).

Recherches anatomo-pathologiques et cliniques sur les altérations nerveuses : 1° dans certaines gangrènes; 2° dans la lèpre. En collaboration avec M. Leloir (*Archives de physiologie normale et pathologique*, 1881).

Sur l'existence d'altérations des nerfs cutanés dans l'exanthème pellagreux (*Comptes rendus de l'Académie des sciences*, 1881).

Rétrécissement mitral pur, non rhumatismal. — Asystolie. — Pouls veineux jugulaire. — Battements hépatiques. — Mort. — Autopsie. — Rétrécissement concentrique de l'anneau mitral sans insuffisance. — Dilatation du ventricule droit. — Infarctus pulmonnaire. — Sclérose de l'artère pulmonaire. -- Néphrite parenchymateuse (*Société anatomique*. 1881, p. 172).

Mélanose des ganglions bronchiques.— Cavernes ganglionnaires s'ouvrant dans la bronche gauche. — Dyspnée continue et accès de suffocation paroxystiques. — Insuffisance aortique. — Hémiplégie ancienne légère. — Gomme syphilitique du front. — Mort par hémorrhagie cérébrale avec inondation ventriculaire. — Eschare fessière. — Altération des nerfs cutanés. En collaboration avec M. Landouzy (*Ibid.*, p. 674).

Note sur les altérations des nerfs cutanés dans un cas de décubitus aigu. En collaboration avec M. Leloir (*Société de biologie*, 1881, page 144).

Sur l'existence d'altérations des nerfs cutanés dans les eschares survenant pendant le cours d'affections de la moelle épinière et du cerveau (*Société de biologie*, 1882, p. 77 et *Archives de physiologie normale et pathologique*, 1882).

Sur une forme particulière et curable de myélite centrale diffuse chronique. — Myélopathie ayant des symptômes analogues à ceux de la myélite centrale diffuse chronique, et se terminant par la guérison. *Revue de médecine*, mars-avril 1882).

Des paralysies générales spinales à marche rapide et curables. En collaboration avec M. Landouzy (*Ibid.*, avril et décembre 1882).

Sur l'existence d'altérations bulbaires chez les ataxiques à crises laryngées. En collaboration avec M. Landouzy (*Société de biologie*, 1882).

Sur l'existence d'altérations des nerfs cutanés chez les ataxiques, et sur le rôle que jouent ces altérations dans la production des troubles de la sensibilité cutanée que l'on observe chez ces malades (*Comptes rendus de la Société de biologie*, 1882, p. 114).

Note complémentaire à la communication précédente *Ibid.*, p. 215).

Des altérations des nerfs cutanés chez les ataxiques, de leur nature périphérique et du rôle joué par ces altérations dans la production des troubles de la sensibilité que l'on observe chez ces malades (*Archives de physiologie normale et pathologique*, 1883).

Étude anatomique et clinique sur la paralysie labio-glosso-laryngée (*Ibid.*, avec une planche).

Note sur une tumeur du volume d'un œuf, rendue par les selles et constituée par de l'épithélioma cylindrique (*Société anatomique*, 1883, p. 338).

Étude sur le nervo-tabes périphérique. — Ataxie locomotrice par névrites périphériques, avec intégrité de la moelle épinière, des racines postérieurs et des ganglions spinaux (*Archives de physiologie normale et pathologique*, 1884).

Étude sur la sclérose en plaques à forme de sclérose latérale amyotrophique (*Revue de médecine*, 1884, avec fig.)

De la variabilité des névrites cutanées des tabétiques d'un malade à l'autre et dans le même malade suivant les points de la peau que l'on examine (*Comptes rendus de la Société de biologie*, 1884, p. 405).

Recherche des bacilles de Koch dans la tuberculose calcifiée et caséo-calcifiée (*Revue de la Société de biologie*, 1884, p. 500, et *Revue de médecine*, 1884).

De la myélite aiguë centrale survenant chez les syphilitiques à une période rapprochée du début de l'infection (*Revue de médecine*, 1884).

Sur un cas d'atrophie musculaire progressive par myélite chronique (observation et autopsie) publié dans la thèse de M. Reverchon. Contribution à l'étude de l'atrophie musculaire progressive (type Aran-Duchenne). Paris, 1884.

Note sur un cas de pneumonie caséeuse pseudo-lobaire, avec absence de bacilles dans l'expectoration. En collaboration avec M. Babinski (*Revue de médecine*, 1884).

De l'aphasie et de ses différentes formes. Étude de semeiologie et de physiologie pathologique. Leçons cliniques faites à l'Hôtel-Dieu (*Semaine medicale*, n° 44 et 47, 1884).

Des paralysies alcooliques. Leçons cliniques faites à l'Hôtel-Dieu (*Gazette des hôpitaux*, 25 octobre 1884).

Sur l'existence d'altérations périphériques des nerfs moteurs dans les paralysies oculaires des tabétiques (*Comptes rendus de la Société de biologie*, 1884, p. 570).

Du rôle joué par la méningite spinale postérieure des tabétiques dans la pathogénie des scléroses combinées, avec une planche (*Archives de physiologie normale et pathologique*, 1884).

Étude sur l'aphasie dans les lésions de l'insula (*Revue de médecine*, 1885).

De la myopathie atrophique progressive, myopathie héréditaire sans neuropathie, débutant d'ordinaire dans l'enfance par la face. En collaboration avec M. L. Laudonzy (*Comptes rendus de l'Académie des sciences*, janvier 1884, mémoire de 152 pages avec 18 fig. en photogravure et 3 tableaux généalogiques. — Extrait de la *Revue de médecine*, février-avril 1885). Travail couronné par l'Institut de France. Prix Montyon, 1886.

Sur la désintégration granuleuse de la fibre musculaire cardiaque comme cause de mort subite dans la fièvre typhoïde (*Société de biologie*, 1885).

L'hérédité dans les maladies du système nerveux (*Thèse d'agrégation*, mémoire de 293 pages, avec 70 tableaux généalogiques, dont 5 hors texte). Paris 1886, Asselin et Houzeau, éditeurs.

Scléroses combinées de la moelle épinière. Leçon clinique faite à l'Hôtel-Dieu (*Semaine médicale*, 1886, p. 181).

Sur un cas d'abolition du réflexe patellaire avec intégrité de la moelle épinière et des racines postérieures (*Société de biologie*, 1886, p. 181).

Recherches cliniques et expérimentales sur la paralysie radiale. En collaboration avec M. le professeur Vulpian (*Comptes rendus de la Société de biologie*, 1886, p. 187).

Contribution à l'étude de la myopathie atrophique progressive (myopathie atrophique progressive à type scapulo-huméral. En collaboration avec M. Landouzy (*Ibid.*, 1886, p. 478).

Nouvelles recherches cliniques et anatomo-pathologiques sur la myopathie atrophique progressive. A propos de six observations nouvelles, dont une avec autopsie. En collaboration avec M. L. Landouzy (*Revue de médecine*, 1886, p. 977).

Sur l'existence d'altérations nucléaires dans certaines paralysies des muscles de l'œil chez les tabétiques. Contribution à l'étude du noyau de la sixième paire. En collaboration avec M. Darkchewitch (de Moscou). (*Comptes rendus de la Société de biologie*, 1887, p. 70).

Sur un cas de paraplégie par névrites périphériques chez un ataxique morphiomane. Contribution à l'étude de la névrite périphérique (*Ibid.*, p. 137).

Sur l'existence d'une hypertrophie vraie des faisceaux musculaires primitifs dans certains amyotrophies d'origine nerveuse (paralysie infantile) (*Ibid.*, p. 169).

Sur l'existence d'une névrite du pneumo-gastrique au cours de la paralysie alcoolique (*Ibid.*, p. 70).

Sur un cas d'empoisonnement par injection sous-cutanée de cocaïne chez une cocaïnomane, terminé par la guérison (*Ibid.*, p. 772).

Contribution à l'étude de la névrite alcoolique (forme paralytique, forme ataxique, tachycardie par névrite du pneumo-gastrique (*Archives de physiologie normale et pathologique*, 1887, p. 248).

Aortite subaiguë, avec oblitération complète du tronc brachio-céphalique, presque complète de la carotide primitive gauche. — Insuffisance aortique. — Crises d'angine de poitrine. — Altération très légère des coronaires, avec myocardite interstitielle. — Mort par syncope. En collaboration avec M. Huet (*Société anatomique*, 1887, p. 838).

Cirrhose atrophique sous-capsulaire. — Spléno-mégalie. — Mort par péritonite. En collaboration avec M. Huet (*Ibid.*, p. 844).

Hémianesthésie sensitivo-sensorielle, avec hémiplégie droite sans aphasie. — Foyer hémorrhagique dans la couche optique gauche, atteignant la partie postérieure de la capsule interne, avec second foyer dans la partie antérieure du noyau lenticulaire et dissociant la partie moyenne de cette capsule. En collaboration avec M. Thuilant (*Société anatomique*, 1888, p. 129).

Premier cas d'antopsie d'athétose double datant de la première enfance. — Absence de lésions des centres nerveux. — Anomalies des circonvolutions. — Asymétrie des hémisphères, du cervelet et du bulbe. En collaboration avec M. Sollier (*Ibid*, p. 601).

De l'atrophie musculaire des tabétiques et de sa nature périphérique (*C. R. de la Société de biologie*, 1888, p. 194).

Note complémentaire sur l'atrophie musculaire des tabétiques et sur sa nature périphérique (*Ibid.*, p. 251).

Contribution à l'étude de l'aortite oblitérante. En collaboration avec M. Huet (*Revue de medecine*, 1888, p. 201).

Contribution à l'étude de l'ataxie locomotrice des membres supérieurs (tabes cervical) (*Archives de physiologie normale et pathologique*, 1888, p. 331).

Contribution à l'étude de la paralysie atrophique de l'enfance à forme hémiplégique (téphromyélite unilatérale). En collaboration avec M. Huet (*Ibid.*, p. 375).

Étude clinique et anatomo-pathologique sur l'atrophie musculaire des ataxiques (névrite motrice périphérique des ataxiques). Avec figures (*Revue de médecine*, 1889).

DESCROIZILLE, Médecin de l'Hôpital des Enfants-Malades. — ·Manuel de pathologie et de clinique infantiles (1 vol. in-18, 1883).

Mémoires et observations sur les maladies de l'enfance (1 vol. in-8°).

DESNOS, Médecin de l'Hôpital de la Charité (Voir l'*Index* de 1878).

Tumeur gliomateuse du cerveau. — Communication et présentation de pièces anatomiques (*Bulletins de la Société médicale des hôpitaux*, 1879).

Spasme fonctionnel du muscle sterno-mastoïdien (*Ibid.*, 1880).

Sur le danger de changer, au cours d'un traitement, la provenance des alcaloïdes prescrits à un malade (*Bulletin général de thérapeutique* et *Bulletins de la Société médicale des hôpitaux*, 1880).

De quelques inconvénients ou accidents de l'alimentation forcée chez les phtisiques, et des moyens de les conjurer (*Ibid.*, 1881).

Sur le même sujet (*Bulletins de la Société médicale des hôpitaux*, 1882).

Sur les différents degrés d'altération des cordons médullaires postérieurs considérés, dans leur rapport avec la curabilité de l'ataxie locomotrice (*Mémoires de la Société médicale des hôpitaux*, 1883).

Sur la paraldéhyde. Note lue à l'Académie de médecine (*Bulletin général de thérapeutique*, 1885).

De la valeur des pulvérisations de chlorure de méthyle dans le traitement de la sciatique (*Bulletins de la Société médicale des hôpitaux*, 1885).

Gommes syphilitiques de l'hémisphère cérébral droit ayant donné lieu à des symptômes de paralysie générale, sans paralysies localisées. — Présentation de pièce anatomique (*Ibid.*).

Des fractures de côtes indépendantes du traumatisme (*Ibid.*).

Localisation cérébrale ; monoplégie du membre inférieur droit ; diagnostic d'une méningite de la partie supérieure de la circonvolution pariétale du lobule paracentral du côté gauche, chez un tuberculeux ; méningite démontrée par l'autopsie. — Présentation de pièce anatomique (*Ibid.*).

Sur la rubéole (*Ibid.*, 1886).

Étude sur quelques nouveaux purgatifs. Note lue à l'Académie de médecine (*Bulletin général de thérapeutique*, 1886).

Sur un cas d'atrophie musculaire des quatre membres, à évolution très rapide, survenue pendant la grossesse et consécutivement à des vomissements incoercibles. — Note lue à l'Académie de médecine, 1888. En collaboration avec MM. Pinard et Joffroy.

Éloges de Pidoux, Woillez, Hillairet (*Bulletins de la Société médicale des hôpitaux*, 1882) ; — Lasègue (*Ibid.*, 1883) ; — Rathery, Oulmont, Moreau (de Tours) (*Ibid.*, 1884) : — Gallard (*Ibid.*, 1887).

DREYFUS-BRISAC, Médecin de l'Hôpital Tenon. — De l'ictère hémaphéique, principalement au point de vue clinique. — Paris, 1878, Delahaye et Cie.

Leçons sur les modifications du sang, sous l'influence des agents médicamenteux et des pratiques thérapeutiques, par M. le professeur Hayem, recueillies et rédigées par M. L. Dreyfus-Brisac.— Paris, Masson, 1882.

De l'asphyxie non toxique. — Paris, Masson, 1883.

Rapport au Conseil supérieur de l'Assistance publique sur l'assistance médicale dans les campagnes. — Paris, 1889.

Des tuberculoses locales (*Gazette hebdomadaire de médecine et de chirurgie*, 1880, p. 849).

Des injections hypodermiques de morphine contre la dyspnée (*Ibid.*, 1881, p. 3).

De l'hémoglobinurie paroxystique (*Ibid.*, p. 246).

Du rétrecissement mitral pur (*Ibid.*, 1882, p. 101).

Note sur la médication éthérée opiacée dans la variole (*Ibid.*, p. 827 .

Des pseudo-rhumatismes infectieux (*Ibid.*, 1883, p. 558).

Des relations de la lithiase biliaire avec la grossesse et l'accouchement (*Ibid.*, p. 817 .

Des nodosités sous-cutanées rhumatismales *Ibid.*, 1884. p. 238 .

De l'érythème polymorphe (*Ibid.*, 1885, p. 170).

Contribution à l'étude des accidents tétaniformes dans la dilatation de l'estomac *Ibid.*, p. 439).

De la spléno-pneumonie (*Ibid.*. 1886, p. 741 .

Des accidents cérébraux localisés dans les maladies rénales (*Ibid.*. 1887. p. 644).

Des manifestations morbides du surmenage physique (*Ibid.*. 1888, p. 436).

Sur un fait d'hémiplégie urémique liée à un œdème cérébral diffus (*Ibid.*. p. 453).

Des pleurésies métapneumoniques *Ibid.*, 1889, p. 185 .

DU CASTEL, Médecin de l'Hôpital du Midi. — 'Recherches sur la dilatation et l'hypertrophie des ventricules du cœur in-8' de 31 pages. 1880).

'Phtisie pulmonaire. — Revue critique (in-8' de 20 pages. 1882).

'Des diverses espèces de purpura (in-8° de 96 pages, 1883 .

'Étude clinique sur la sclérose pulmonaire (in-8' de 22 pages .

'Du traitement de la variole par la médication éthéro-opiacée (in-8' de 20 pages

'Angine syphilitique précoce in-8° de 8 pages. 1888 .

Leçons sur la blennorrhagie, faites à l'hôpital du Midi en 1888 (in-8° de 53 pages).

DUGUET, Médecin de l'Hôpital Lariboisière Voir l'*Index* de 1878 .

Goîtres et médication iodée interstitielle (Paris. 1886).

Trois cas de phlegmon périnéphrique. — Guérison complète obtenue dans les trois cas *Communication faite à la Société médicale des hôpitaux* dans la séance du 13 février 1880).

Sur les taches bleues. leur production artificielle et leur valeur séméiologique *Communication faite à la Société de biologie le 17 avril 1880. — Voir Mémoires de la Société de biologie; Gazette des hôpitaux,* 20 avril 1880. et *Annales de dermatologie et de syphiligraphie.* 1880).

Expériences et recherches nouvelles sur les taches bleues *Comptes rendus des séances de la Société de biologie,* 12 août 1882. p. 617-622).

Étude sur les taches bleues. — Historique et recherches nouvelles (*Thèse de Paris.* 1882. par Ch. Mallet).

Ulcération tuberculeuse de l'estomac et de l'intestin. Péritonite circonscrite se rattachant à une typhlite tuberculeuse. Mort. Autopsie (Observation rapportée p. 172-176 dans la *thèse d'agrégation* de 1878. par P. Spillmann. intitulée : *De la tuberculisation du tube digestif*).

De l'angine ulcéreuse et du muguet de la gorge dans la fièvre typhoïde *Communications faites à la Société médicale des hôpitaux* dans les séances du 27 avril et du 11 mai 1883).

Du muguet primitif de la gorge *Ibid.*, séance du 25 novembre 1882. — Voir *France médicale.* 1882).

Rapport sur un cas de calcul salivaire et sur un cas de grenouillette infantile Présenté à la Société anatomique par M. Pâris, d'Angoulème. — *Bulletins de la Société anatomique,* décembre 1886 .

Leçon sur la tuberculose linguale (Publiée dans les *Annales médico-chirurgicales françaises et étrangères*, n° 6, août 1885, p. 185-196).

Note sur un cas de pleurésie tuberculeuse. Opération de l'empyème. Mort. Dégénérescence amyloïde des reins, du foie, de la rate, du cœur et de la dure-mère (*Gazette des hôpitaux*, 15 février 1886, n° 19, p. 73-74).

Note sur un cas de pneumothorax double (*France médicale*, 1878, n° 49).

Note sur un cas de mort subite par embolie pulmonaire dans un cas de kyste ovarique volumineux, compliqué d'ascite (Pièces et travail présentés à la *Société médicale des hôpitaux*, 24 mai 1878).

Thèse de Paris, 1878, par J.-H.-O. Guichard, intitulée : *Contribution à l'étude des embolies pulmonaires*, avec les deux planches de la deuxième note.

Thèse de Paris, 1882, par Bastard, intitulée : *De la thrombose veineuse dans les tumeurs fibreuses de l'utérus*, avec les deux planches du deuxième mémoire.

De l'embolie pulmonaire comme cause de mort rapide et imprévue dans le cours de la phtisie pulmonaire (Pièces et mémoire présentés à la *Société médicale des hôpitaux*, séance du 25 février 1881, avec une planche et deux figures).

Note sur un cas d'embolie de l'artère sylvienne droite, suivie 36 heures après d'une embolie de l'artère sylvienne gauche, chez une convalescente d'un rhumatisme articulaire aigu. Mort rapide. Autopsie (Lecture faite à la *Société médicale des hôpitaux*, séance du 28 juin 1878).

Du traitement de la sciatique par les injections de chloroforme (*Bulletin de la Société médicale des hôpitaux*, 12 juillet 1878, p. 156-157).

Rapport sur deux cas de malformation congénitale du cœur : l'un avec communication interventriculaire, arrêt de développement de l'artère pulmonaire et cyanose, présenté par M. Dugourlay, p. 431 ; l'autre avec communications interventriculaire et interauriculaire, sans arrêt de développement de l'artère pulmonaire et sans cyanose, présenté par M. Thierry, p. 447 (*Bulletins de la Société anatomique*, décembre 1886, p. 562-572).

Note sur un cas de : lésion aortique double, d'origine alcoolique, avec embolie de l'artère poplitée gauche. — Asystolie et infarctus pulmonaires par embolies. Mort (Pièces présentées à la *Société médicale des hôpitaux* dans la séance du 10 janvier 1879).

Note sur un cas de rétrécissement de l'orifice artériel pulmonaire, non suivi de phtisie, chez une rhumatisante, avec hémiplégie faciale et néphrite parenchymateuse mortelle (Accidents cérébraux) (Présentation faite à la *Société médicale des hôpitaux*, séance du 13 janvier 1882. — Voir *Union médicale*, n° 58, avril 1882).

Note sur un cas de rétrécissement acquis de l'orifice de l'artère pulmonaire, consécutif à une endocardite rhumatismale, chez un jeune homme non cyanosé et non tuberculeux (Présentation du malade à la *Société médicale des hôpitaux*, séance du 28 mars 1879).

Note sur un cas de rétrécissement acquis de l'artère pulmonaire chez un malade mort de tuberculose généralisée. En commun avec M. Landouzy (Présentation faite à la *Société médicale des hôpitaux*, séance du 22 novembre 1878).

Note sur un cas de transposition complète des viscères thoraciques et abdominaux (*Communication faite à la Société de biologie*, séance du 5 février 1881, p. 55-58. — Voir *Abeille médicale*, n° 11, 14 mars 1881).

Publications faites par divers auteurs pour développer des idées émises par le docteur Duguet, ou signaler des faits recueillis sous sa direction :

De la ladrerie chez l'homme (*Thèse de Paris*, 1880, par J. Pellot).

Des altérations musculaires se rattachant à la fièvre typhoïde (*Thèse de Paris*, par Al. Luquet).

Les pleurésies pulsatiles (Empyème pulsatile), par J. Comby (*Archives générales de médecine* novembre et décembre 1883).

Des pleurésies cloisonnées (*Thèse de Paris*, 1884, par Gouttière-Cachera).

De la pleurésie interlobaire aigüe. — Sa terminaison par vomique (*Ibid.*, 1885, par L. Martinelli).

Du traitement des kystes hydatiques du foie par la ponction capillaire aspiratrice (*Ibid.*,1880. par Jouin).

De la thrombose veineuse dans certains cas de fibromes utérins et kystes de l'ovaire (*Ibid.*, 1879, par G. Legrand).

Sur un cas de bothriocéphale observé à Paris (*Bulletins de la Société médicale des hôpitaux*, 23 mars 1883. — *Gazette des hôpitaux*, 31 mars 1883).

Étude descriptive et diagnostique de quelques éruptions dans le cours de la fièvre typhoïde (*Thèse de Paris*, 1881. par A. Kéromnès).

Étude sur le vitiligo, par J. Chabrier (*Ibid.*, 1880).

Recherches cliniques et anatomo-pathologiques sur les affections cutanées d'origine nerveuse (*Ibid.*, 1882. par H. Leloir).

Coïncidence et rapport de la tuberculose pulmonaire et du cancer (*Ibid.*, 1878. par A. Gouin).

Complications dans le cas de cancer utérin (*Ibid.*, 1880, par J. Hue).

Du diagnostic de l'ectopie sénale (*Ibid.*, 1883, par Buret).

De la typhlite et de la pérityphlite dans leurs rapports avec la fièvre typhoïde (*Ibid.*, 1881, par A. Gouronnec).

Essai sur la péritonite tuberculeuse de l'adolescent et de l'adulte (*Ibid.*, 1883, par A. Delpeuch).

Étude sur le liséré gingival dans certaines imprégnations métalliques, par J. Chaillou (*Ibid.*, 1878).

Étude sur les pleurésies hémorrhagiques néomembraneuse, tuberculeuse et cancéreuse, par R. Moutard-Martin (*Thèse de Paris*, 1878).

Cancer avec déplacement singulier du pylore (*Thèse* de E. Roger, 1878).

Du pronostic éloigné de la pleurésie (pleurésie et tuberculose) *Thèse de Paris*, 1881. par G. Joanny).

Contribution à l'étude de la pleurésie pendant la grossesse, par M. Barotgin *Ibid.*, 1880).

Contribution à l'étude de l'hémothorax d'origine traumatique, par G. Lesdos *Ibid.*, 1882.

Contribution au traitement du pneumothorax, par V. Pernet (*Ibid.*, 1878).

Influence du pneumothorax sur la marche de la tuberculose pulmonaire, par E. Toussaint *Ibid.*, 1880.

De l'influence du traumatisme sur les manifestations de la diathèse rhumatismale, par P. Fournier (Paris, 1878).

De la phlegmatia alba dolens dans la fièvre typhoïde. par A. Veillard (Paris, 1881).

Anévrysmes valvulaires du cœur, par G. Laurand (Paris, 1881).

Contribution à l'étude des causes de la paralysie agitante. par le docteur Leroux (Paris, 1880).

De la coexistence de la méningite suppurée et de la pneumonie au troisième degré *Thèse inaugurale* du docteur B. Salvy, 1881).

Sur un cas d'intoxication saturnine, occasionnée par la manipulation et l'empaquetage de la braise dite chimique (*Société médicale des hôpitaux*, 1885).

Lymphadénome de la rate, étendu au diaphragme, à la plèvre, aux poumons et aux ganglions lymphatiques, sans leucémie. Pleurésie cloisonnée. Cachexie. En commun avec M. Veil *Bulletins de la Société anatomique*, 1879).

Note sur un nouveau dilatateur œsophagien (Présenté à la *Société médicale des hôpitaux*, 1885).

Sur un cas de tentative d'empoisonnement (suicide) par le pétrole *Ibid.*).

Étude sur les hémorrhagies des centres nerveux dans le cours du purpura hemorrhagica *Mémoire de concours pour les Prix de l'Internat*. par M. J.-B. Duplaix. Voir *Archives de medecine*, avril 1883).

DUJARDIN-BEAUMETZ, Médecin de l'Hôpital Cochin (Voir l'*Index* de 1878).

Dictionnaire de thérapeutique, de matière médicale et des eaux minérales (4 gr. vol.).

Leçons de clinique thérapeutique professées à l'hôpital Saint-Antoine (5ᵉ édit., 3 vol.).

Conférences faites à l'hôpital Cochin : — Nouvelles médications (3ᵉ édit., 1 vol.); — Hygiène alimentaire (2ᵉ édit., 1 vol.); — Hygiène thérapeutique (1 vol.); — Hygiène prophylactique (1 vol.).

Formulaire de thérapeutique. En collaboration avec M. Yvon (3ᵉ édit., 1 vol.).

Les plantes médicinales. En collaboration avec M. Eguses (1 vol.).

Expériences sur l'alcoolisme chronique. En collaboration avec M. Audigé (1 vol.).

Compte rendu des travaux du laboratoire de thérapeutique de l'hôpital Cochin (1884-1889(, par les docteurs Dujardin-Beaumetz et Bardet.

DUMONTPALLIER, Médecin de l'Hôtel-Dieu (Voir l'*Index* de 1878).

Variole, vaccin et varicelle , différence de nature établie par l'inoculation (*Comptes rendus de la Société de biologie*, p. 124, 1879).

Note sur l'analgésie thérapeutique locale déterminée par l'irritation de la région similaire du côté opposé du corps. Lecture à l'Académie de médecine, novembre 1879 (*Ibid.*, p. 264, 1879).

Hémianesthésie organique par hémorrhagie cérébrale ; guérison par l'aimant (*Société médicale des hôpitaux*, 1879).

Études des températures rectales pendant 24 heures dans l'état de santé et dans l'état de maladie (*Société de biologie.*, juin 1880, p. 210),

Phénomènes réflexes d'origine pleurale se manifestant au moment du lavage de la plèvre chez des opérés d'empyème : 1º Accidents épileptiformes, puis cessation de la respiration. des battements du cœur, mort apparente (Communication à l'*Académie de médecine*, juillet 1880) ; — 2º Accidents épileptiformes, contracture du côté droit du corps, puis paralysie du côté gauche, troubles de la vue pendant plusieurs jours (*Société de biologie*, octobre 1880).

Étude expérimentale sur le refroidissement du corps humain au moyen de l'appareil réfrigérateur de MM. Dumontpallier et Galante (Communication à l'*Académie de médecine,* mars 1880. — *Société de biologie*, 6 et 27 décembre 1879 et juin 1880) .

Expériences scientifiques, applications et résultats thérapeutiques de l'appareil réfrigérateur (*Congrès de Reims*, 1880).

Expériences sur la métalloscopie, l'hypnotisme et la force neurique, par MM. Dumontpallier et Magnin (*Société de biologie*, 10 décembre 1881).

Hypnotisme provoqué, action de divers agents physiques (*Ibid.*, 24 décembre 1881).

Transfert de la sensibilité, de la motilité et de la température (*Ibid.*, 25 juin 1881).

Action thérapeutique du vent d'un soufflet ordinaire dirigé sur la peau qui recouvre les muscles ou les tendons des muscles contracturés chez les hystériques. Même résultat lorsque l'on fait agir le vent du soufflet sur les extrémités des membres contracturés (*Ibid.*, 7 janvier 1882).

De la lypémanie hystérique modifiée par la léthargie provoquée (*Ibid*).

Étude expérimentale sur la métalloscopie, l'hypnotisme et l'action de divers agents physiques dans l'hystérie (Premier mémoire de Dumontpallier et Magnin, présenté à l'*Académie des sciences*, 9 janvier 1882).

Second mémoire sur le même sujet (*Ibid.*, 23 janvier 1882).

— 45 —

Phénomènes qui se manifestent à la suite de l'action du vent d'un soufflet capillaire sur différentes régions du cuir chevelu pendant la période cataleptique de l'hypnotisme chez les hystériques (*Société de biologie*, 14 janvier 1882).

Zones réflexogènes motrices chez les hystériques dans la période cataleptique de l'hypnotisme. Action des courants électriques continus faibles (*Ibid.*, 21 janvier 1882).

Étude des zones réflexogènes motrices de la peau de la région vertébrale chez les hystériques dans la période cataleptique de l'hypnotisme (*Ibid.*, 11 février 1882).

Modifications de la sensibilité et transfert croisé alterne de la sensibilité chez les hystériques dans l'état de veille (*Ibid.*, 25 février 1882).

Sur les règles à suivre dans l'hypnotisation des hystériques (Note présentée à l'*Académie des sciences* par MM. Dumontpallier et Magnin, séance du 8 mars 1882).

Note sur les conditions qui mettent en évidence le phénomène désigné sous le nom d'hyperexcitabilité neuro-musculaire dans les différentes périodes de l'hypnotisme, par MM. Dumontpallier et Magnin (*Société de biologie*, 4 mars 1882)

De l'indépendance fonctionnelle de chaque hémisphère cérébral, par M. Dumontpallier (*Ibid.*, 3 juin 1882).

Des zones réflexogènes psychiques et motrices du cuir chevelu, motrices de la peau de la région vertébrale pendant la période cataleptique de l'hypnotisme (Expériences faites devant la *Société de biologie*, séances des 14 et 21 janvier 1882 et 11 février 1882).

De l'indépendance fonctionnelle de chaque hémisphère cérébral et de l'influence du degré des exitations périphériques sur le degré des manifestations fonctionnelles de chaque hémisphère cérébral chez l'hystérique hypnotisable, par M. Dumontpallier (Seconde note, *Société de biologie*, 8 juillet 1882).

Oscillations expérimentales des états cataleptiques et somnambuliques chez une hystérique. En collaboration avec M. Magnin (*Société de biologie*, 25 février 1882).

Action du regard ou de la lumière réfléchie des yeux de l'expérimentateur sur les yeux de l'hystérique hypnotisée (*Ibid.*, 18 mars 1882).

Léthargie incomplète avec conservation de l'ouïe et de la mémoire. De l'indépendance fonctionnelle de chaque hémisphère cérébral (*Ibid.*, 3 juin 1882).

Aphonie hystérique modifiée par l'application de plaques métalliques pendant la période somnanbulique de l'hypnotisme provoqué (*Ibid.*, 8 juillet 1882).

De la suggestion à l'état de veille (*Ibid.*, 27 octobre 1883).

Rapport sur la revaccination obligatoire dans les lycées et les collèges. Membres de la commission : MM. Debove, Rathery et Dumontpallier, rapporteur (*Société médicale des hôpitaux*, 11 janvier 1884).

Localisations cérébrales et phénomènes hypnotiques correspondants (*Société de biologie*, 19 juillet 1884).

Indépendance fonctionnelle des hémisphères cérébraux. En collaboration avec Bérillon (*Ibid.*, 21 juin 1884).

Action vaso-motrice de la suggestion chez les hystériques hypnotisables (*Société de biologie*, 4 et 20 juillet, et *Académie des sciences*, 1885).

État spécial dans lequel se trouvent les hystériques qui accomplissent après le réveil un acte dont l'idée leur a été suggérée pendant la période somnambulique (*Société de biologie*, 11 juillet 1885).

Action vaso-motrice de la suggestion chez les hystériques à l'état de veille et dans l'état somnambulique (*Ibid.*, 17 octobre 1885).

Analgésie hypnotique pendant l'accouchement (*Ibid.*, 26 février 1887).

Traitement de la sciatique par irritation cutanée du membre inférieur du côté sain (*Ibid* , 23 juillet 1887).

FERNET, Médecin de l Hôpital Beaujon (Voir l'*Index* de 1878).

ARTICLES du *Nouveau Dictionnaire de medecine et de chirurgie pratiques*. — Dysphagie. — Hémoptysie. — Métastase. — Paralysie agitante. — Pleurésie (En collaboration avec le docteur d'Heilly). — Pathologie des plèvres.

Traité de diagnostic médical de Racle (revision et additions); 5e édition, 1873; 6e édition, 1878.

Du déplacement réel et du déplacement apparent du cœur dans les épanchements pleuraux (*Bulletin de la Société clinique* et *France médicale*, 1878).

De l'herpès du larynx (*Ibid.*).

Des manifestations cérébro-spinales de la fièvre typhoïde. En collaboration avec le docteur Letulle (*Archives générales de medecine*, 1879).

Contribution à l'étude des gangrènes viscérales et des embolies gangréneuse (*Bulletin de la Société clinique* et *France médicale*, 1880).

De la pneumonie franche, de son évolution et de sa crise (*Archives générales de médecine*, 1881).

Sur une petite épidémie de fièvre typhoïde, épidémie de maison (*Bulletin de la Société clinique* et *France médicale*, 1881).

Pneumonie franche aigüe accompagnée d'herpès aigus multiples (*Ibid.*, 1882).

De la digitale dans les maladies du cœur (*Bulletin de la Société de thérapeutique*, 1882).

Des suites de la fièvre typhoïde (*Bulletin de la Société clinique* et *France médicale*, 1883).

De la tuberculose péritonéo-pleurale subaigüe (*Bulletins de la Société médicale des hôpitaux* et *Gazette hebdomadaire*, 1884).

De l'infection tuberculeuse par la voie génitale (*Bulletin de la Société médicale des hôpitaux*, 1884, et *Gazette hebdomadaire*, 1885).

Note sur un cas d'endocardite ulcéreuse (*Bulletin de la Société clinique* et *France médicale*, 1885).

De la tuberculose des organes génitaux et de sa contagiosité. En collaboration avec M. Derville (*Ibid.*, 1886).

Sur une épidémie de fièvre typhoïde qui a sévi à Pierrefonds (Oise) en 1886 (*Bulletins de la Société médicale des hôpitaux*, 1887).

Note sur une petite épidémie de fièvre typhoïde développée dans l'hôpital Beaujon (*Ibid.*).

Maladie de Bright d'origine infectieuse (*Ibid.*, 1888).

Note sur un cas de carcinose généralisée secondaire à un cancer de l'estomac; carcinose miliaire sous-cutanée (*Bulletin de la Société clinique* et *France medicale*, 1888).

FERRAND, Médecin de l'Hôpital Laënnec (Voir l'*Index* de 1878).

*Pathologie de l'ovaire. (ARTICLE du *Dictionnaire encyclopédique des sciences médicales*). — Masson et Asselin. Paris, 1879.

Cl. Bernard et la science contemporaine. — Analyse critique. — J.-B. Baillère. Paris, 1879.

*Note sur un cas d'endocardite ulcéreuse (*Mémoires de la Société médicale des hôpitaux*), Paris, 1880.

*Leçons cliniques sur les formes et le traitement de la phthisie pulmonaire. (1 vol. in-8°.) Delahaye et Cie. Paris. 1880.

La théologie morale et les sciences médicales, par Debreyne. — 6e édition, par le docteur Ferrand. 1 vol. in-16. — Poussielgue. Paris, 1884.

*Le sanatorium d'Argelès. — Traitement et prophylaxie de la phtisie pulmonaire. — (*Communication à l'Académie de médecine*). Paris, 1885.

Des suggestions dans l'hypnose. — Étude physiologique. — (Au bureau des *Annales de philosophie chrétienne*. Paris, 1885.

Névrose vaso-motrice. — Observation avec discussion physiologique. En collaboration avec le docteur Léonard (*Encéphale*, 1885, n° 5).

*Traité de thérapeutique médicale. — (1 vol. in-18 de 900 pages, 2e édition. — J.-B. Baillère. Paris, 1886).

*Formulaire des médicaments nouveaux. — (J.-B. Baillère. Paris, 1886).

*Le surmenage scolaire. Paris. 1887.

*Leçons cliniques sur les formes et le traitement des bronchites. — Pour faire suite aux leçons sur les formes de la phtisie. — Delahaye et Lecrosnier. Paris, 1888.

*L'exercice et les troubles du langage. — Étude sur l'asphyxie avec schema. Lecrosnier et Babé. Paris, 1888.

La parole et le langage. Paris, 1889.

Rapport sur la bibliographie des sciences médicales depuis 50 ans. Paris, 1889.

Formulaire de thérapeutique (1 vol. in-16 carré. Lecrosnier et Babé. Paris, 1889).

FOURNIER, Médecin de l'Hôpital Saint-Louis (Voir l'*Index* de 1878).

*Leçons sur la période prœataxique du tabes d'origine syphilitique. 1885.

*Influence de la syphilis sur la mortalité infantile (Extrait du *Bulletin de l'Académie de medecine*, 1885.

*Document statistique sur les sources de la syphilis chez la femme. — Syphilis des femmes mariées, syphilis imméritées. (*Ibid.*, 1887).

*Prophylaxie publique de la syphilis (*Ibid.*).

*La syphilis héréditaire tardive. — Leçons professées. 1886.

*De l'ataxie locomotrice d'origine syphilitique (tabes spécifique, 1882.

*Contagion syphilitique introduite dans une famille par une nourrice (*Gazette hebdomadaire de médecine et de chirurgie*, 1887).

*Leçons sur la syphilis vaccinale, par A. Fournier, recueillies par le docteur P. Portalier. 1889.

GAUCHER (E.), Médecin du Bureau Central. — *Traité théorique et pratique des maladies de la peau.* — Commencé en collaboration avec Hillairet (grand in-8°, avec figures dans le texte et planches en couleur hors texte, représentant les moulages du musée de l'hôpital Saint-Louis. — O. Doin, éditeur).

Mémoire sur l'anatomie pathologique de l'eczéma (*Annales de dermatologie*, 1881, avec planches).

Note sur le parasitisme de la lèpre. En collaboration avec Hillairet (*Bulletin de la Société de biologie*, 1880).

Deuxième note sur les bactéries de la lèpre (*Ibid.*, 1881).

De la non-contagion de la pelade (*Bulletin médical*, 6 avril 1887).

Des gommes épiphysaires (Gommes syphilitiques des épiphyses articulaires). (*Bulletin de la Société clinique*, 1879).

Syphilis bulbo-médullaire précoce (*Revue de médecine*, 1883).

Syphilis héréditaire tardive et phtisie pulmonaire syphilitique (*Ibid.*, 1884).

Mémoire sur l'anatomie pathologique des paralysies diphthéritiques (*Journal de l'anatomie*, 1881, avec planches).

Note sur la pathogénie de l'albuminurie dans la diphthérie, et sur la néphrite infectieuse diphthéritique (*Bulletin de la Société de biologie*, 1881).

Sur une méthode de traitement de l'angine diphthéritique par l'ablation des fausses membranes et la cautérisation antiseptique de la muqueuse sous-jacente (*Annales de laryngologie*, décembre 1887).

Note sur le traitement de la diphthérie par les cautérisations phéniquées (*Bulletins et mémoires de la Société médicale des hôpitaux*, janvier 1888).

Deuxième communication sur le traitement de la diphthérie (*Ibid*, octobre 1888).

Note sur le parasitisme de la méningite cérébro-spinale et sur la néphrite infectieuse qui l'accompagne (*Bulletin de la Société de biologie*, 1881).

Néphrite infectieuse et urémie dans la fièvre typhoïde. En collaboration avec le docteur Robert (*Revue de médecine*, 1881).

De la pathogénie des néphrites (O. Doin, éditeur, 1886).

Pathogénie du mal de Bright (*Bulletins et mémoires de la Société médicale des hôpitaux*, janvier 1888).

Recherches expérimentales sur la pathogénie des néphrites par auto-intoxication (*Revue de médecine*, novembre 1888).

Des troubles de la nutrition dans l'intoxication saturnine. — Physiologie pathologique de l'empoisonnement chronique par le plomb (*Ibid.*, 1881)

De l'aphasie saturnine (*Bulletin de la Société clinique*, avril 1880).

De la paralysie saturnine des muscles longs supinateurs (*Ibid.*, 1882).

De l'épithélioma primitif de la rate (forme particulière d'hypertrophie idiopathique de la rate, sans leucémie. — O. Doin, éditeur, 1882).

De la durée d'incubation de la tuberculose inoculée (*Revue de médecine*, 1887).

Note sur le pouvoir toxique de l'acide borique et sur quelques applications thérapeutiques de cet agent antiseptique (*Bulletins et mémoires de la Société médicale des hôpitaux*, janvier 1888).

Sur l'action physiologique de l'*hedwigia balsamifera*. En collaboration avec MM. Combemale et Marestang (*Comptes rendus de l'Académie des sciences*, 24 septembre 1888).

De la péritonite sarcomateuse primitive subaiguë (*Bulletin de la Société clinique*, 1882).

Arthropathie tibio-tarsienne tabétique, avec figure. En collaboration avec M. Duflocq (*Revue de médecine*, 1884).

Infection purulente d'origine puerpérale chez l'homme. En collaboration avec M. Boursier (*Ibid.*).

De la pleurésie purulente comme détermination de la grippe (*Bulletins et mémoires de la Société médicale des hôpitaux*, juillet 1887).

Goutte articulaire aiguë chez un enfant de 15 ans (*Ibid.*, juin 1888).

Épistaxis graves comme première manifestation d'une néphrite interstitielle (*Ibid.*, juin 1881).

De la transmission de la phtisie entre époux. — Leçons cliniques de M. le professeur Potain, rédigées et publiées par le docteur Gaucher (*Revue de médecine*, 1885).

Laryngo-chondrite aiguë primitive et nécrose du cartilage thyroïde (*Bulletin de la Société clinique*, 1878).

Hémianesthésie et gangrène spontanée des doigts d'origine nerveuse (*Société clinique*, 1878).

Sur deux cas d'orchite parenchymateuse blennorrhagique suppurée, suivie de l'issue des tubes séminifères et de la destruction totale de la glande (*Ibid.*).

Mélanodermie généralisée avec lésion des capsules surrénales chez une syphilitique (*Ibid.*, 1879).

Corne cutanée de la région sternale (*Ibid.*, 1883).

De la nature arthritique de la sclérodermie (*Ibid.*, 1884).

Dermatite exfoliatrice dans le cours d'une syphilis secondaire (*Ibid.*).

Péricardite rhumatismale ayant précédé de trois ans la première attaque de rhumatisme articulaire aigu (*Ibid.*, 1885).

Guérison d'un cas de cirrhose alcoolique du foie (*Ibid.*, 1889).

Fractures de côtes et pneumonie traumatique. — Fracture ancienne cicatrisée de la voûte crânienne (*Bulletins de la Société anatomique*, 1878).

Hydronéphrose par compression du uretère (Compression par un abcès ossifluent d'un mal de Pott. — Symphyse cardiaque) (*Ibid.*).

Sacro-coxalgie et mal de Pott lombaire. — Arthrite vertébrale (*Ibid.*).

Contusion de l'abdomen. — Déchirure du foie et rupture d'un kyste hydatique du rein. — Mort rapide (*Ibid.*).

Tuberculose pharyngo-laryngée. — Nécrose et fracture spontanée du cartilage thyroïde (*Ibid.*).

Méningo-encéphalite tuberculeuse localisée autour de l'émergence du nerf facial. — Hémiplégie faciale directe et complète (*Ibid.*, 1879).

Atrophie et sclérose du cerveau. — Arrêt de développement des os maxillaires. — Atrophie et contractures musculaires généralisées (*Ibid.*).

Atrophie partielle du cerveau (*Ibid.*).

Hydrocéphalie ventriculaire (*Ibid.*).

Tuberculose miliaire du cœur, du péricarde, des plèvres, des poumons, des ganglions bronchiques, du péritoine, de l'intestin, du foie, de la vésicule et des voies biliaires, de la rate et des reins (*Ibid.*).

Tuberculose des voies biliaires (*Ibid.*).

Gangrène pulmonaire chez un enfant (*Ibid.*).

Fausse membrane diphthéritique représentant le moule interne de la trachée, des bronches et des ramifications bronchiques, retirée pendant la trachéotomie (*Ibid.*).

Cirrhose syphilitique du foie. — Ascite de coloration jaune verdâtre biliaire (*Ibid.*).

Gommes du foie et cirrhose syphilitique. — Liquide ascitique vert clair, renfermant des matières colorantes de la bile, analysées chimiquement (*Ibid.*).

Arrêt de développement et imperforation de l'utérus, avec absence complète de cavité utérine et imperforation des oviductes chez une femme de 44 ans, dont les ovaires étaient normaux et couverts de cicatrices menstruelles et qui n'avait jamais été réglée (*Ibid.*, 1880).

Kystes hydatiques du foie suppurés, rupture et hémorrhagie abondante dans la cavité péritonéale (*Ibid*).

Leucocythémie aiguë (*Ibid*).

Démence, abcès ancien enkysté du cervelet (*Ibid*).

Lésion mitrale par adhérence complète des valvules réunies en forme d'entonnoir (*Ibid*).

Abcès volumineux du cerveau, phénomènes typhoïdes (*Ibid.*, 1881).

Abcès multiples métastatiques du foie, d'origine infectieuse probable, mais inconnue (*Ibid*).

Cancer du rein droit et du péritoine (*Ibid*).

Végétations endocardiques (*Ibid*).

Hypertrophie primitive de la rate (4 ^{k} 770 ^{g}) (*Ibid*).

GÉRIN-ROZE, Médecin de l'Hôpital Lariboisière (Voir l'*Index* de 1878).

Note sur le diagnostic différentiel du diabète et de la glycosurie. Glycosurie passagère arthritique (*Bulletins de la Société médicale des hôpitaux*, séance du 25 avril 1878).

Observation d'un malade guéri par une large incision d'un kyste hydatique du foie datant de six ans (*Ibid.*, séance du 21 octobre 1879).

De la variole dans la première enfance (*Ibid.*, séance du 23 janvier 1880).

Kyste hydatique de la rate ouvert par le thermo-cautère après que des applications répétées de pâte de Vienne eurent fait adhérer la tumeur à la peau (*Ibid*).

Blépharite chronique tuberculeuse, observation et autopsie (*Ibid.*, séances des 10 février et 22 décembre 1882).

Un cas d'hermaphrodisme faux (*Ibid.*, 1884, p. 369).

Note sur une cause encore peu connue d'intoxication saturnine (*Ibid.*, 1885, p. 78).

Guérison d'un kyste multiloculaire du foie par la combinaison de l'emploi alternatif du thermo-cautère et de la pâte de Vienne (*Bulletins de la Société médicale des hôpitaux*, 1886, p. 66-123-126).

Note sur la contagion de la fièvre typhoïde (*Ibid.*, p. 145).

Double pied-bot varus équin myélitique (*Ibid.*, p. 298 et 361).

GILBERT, Médecin du Bureau central. — Un cas d'hémilésion de la moelle épinière (*Archives de neurologie*, 1882).

Note sur les modifications du système nerveux chez un amputé. En collaboration avec **M. Hayem** (*Archives de physiologie*, 1884).

Contribution à l'étude de la sclérose en plaques à forme paralytique. En collaboration avec **M. Lion** (*Ibid.*, 1887).

De la symphyse cardiaque. Des insuffisances valvulaires qui peuvent en résulter. En collaboration avec **M. Hayem** (*Union médicale*, 1883).

Note sur un microbe trouvé dans un cas d'endocardite. En collaboration avec M. Lion (*Bulletins de la Société de biologie*, 1888 et 1889).

Du rétrécissement mitral pur (*Gazette médicale de Paris*, 1884).

Un cas de persistance simple du canal artériel (*Bulletins de la Société clinique*, 1886).

Thrombose artérielle marastique (*Archives générales de médecine*, 1885).

Hématologie clinique. En collaboration avec M. Lion (*Ibid.*, 1884).

Contribution à l'étude anatomo-pathologique de la dilatation des bronches. — De l'état des vaisseaux dans les parois des bronches dilatées. En collaboration avec M. Hanot (*Archives de physiologie*, 1884).

Note sur deux cas de pneumonie typhoïde. En collaboration avec M. Hayem (*Archives générales de médecine*, 1884).

Note sur les vergetures du thorax (*Ibid.*, 1887).

Calcification de la plèvre (*Bulletins de la Société anatomique*, 1883).

Cancer du sein, pleurésie purulente (*Archives générales de médecine*, 1885).

De la recherche des micro-organismes dans les épanchements pleuraux. En collaboration avec M. Lion (*Annales de l'Institut Pasteur*, 1888).

Occlusion intestinale (*Bulletins de la Société anatomique*, 1883).

Note sur deux cas de choléra nostras. En collaboration avec M. Lion (*Bulletins de la Société clinique* 1887).

Note sur les altérations histologiques du foie dans le choléra à la période algide. En collaboration avec M. Hanot (*Archives de physiologie*, 1885).

Note sur la tuberculose expérimentale du foie. En collaboration avec M. Lion (*Bulletins de la Société de biologie*, 1888).

Cancer primitif enkysté du foie. En collaboration avec M. Hayem (*Revue mensuelle de médecine*, 1883),

Cancer adénoïde du foie. En collaboration avec M. Derignac (*Gazette médicale de Paris*, 1884).

Du cancer massif du foie (*Thèse de doctorat*, 1886).

Études sur les maladies du foie (cancer, sarcome, mélanomes, kystes non parasitaires, angiomes). En collaboration avec M. Hanot, 1888.

Deltoïdite aiguë suppurée par surmenage (*Archives générales de médecine*, 1884).

Sur une forme de tuberculose cutanée. En collaboration avec M. Brissaud (*Bulletins de la Société médicale des hôpitaux*, 1887).

Tuberculose papillomato-crustacée. En collaboration avec M. Brissaud (*Ibid.*, 1889).

GINGEOT, Médecin de l'Hôpital Saint-Antoine. — Faits pour servir à l'histoire thérapeutique de l'iodure de potassium (*Recueil des travaux de la Société médicale d'observation de Paris*, 1865).

Observation d'un fait étrange. — Éruption très abondante d'herpès aigu entée sur un état général grave, terminé par la mort; autopsie. En commun avec le docteur Jules Simon (*Union médicale*, 1865).

Essai sur l'emploi thérapeutique de l'alcool chez les enfants, et en général sur le rôle de cet agent dans le traitement des maladies aiguës fébriles, 1887.

A propos de la syphilis héréditaire (*Gazette des hôpitaux*, 1873).

Considérations sur un cas de rage humaine traitée par le *hoàng nàn* (*Bulletins et Mémoires de la Société médicale des hôpitaux de Paris*, année 1882).

Note sur un cas d'hémiplégie motrice accompagnée d'hémianesthésie sensitive et sensorielle, traitée avec succès par l'emploi des aimants (*Ibid.*, année 1883).

Du traitement rationnel de l'affection furonculeuse (Travail récompensé par l'Académie de médecine, 1885).

Discussion, à la Société médicale des hôpitaux, à propos de la présentation du Mémoire ci-dessus (*Bulletins et Mémoires de la Société médicale des hôpitaux de Paris*, année 1885).

Note sur un cas d'hémichorée prœhémiplégique (*Bulletins de la Société médicale des hôpitaux de Paris*, année 1887).

Quelques mots sur l'emploi des doses médicamenteuses croissantes (*Revue générale de clinique et de thérapeutique*, 1887).

Du traitement médical de l'affection furonculeuse (*Ibid*).

Remarques sur l'emploi thérapeutique de l'alcool (*Ibid.*).

Thérapeutique des affections cérébrales et méningées (bromures, iodures, phosphures). — (*Ibid.*, 1888).

Le traitement du furoncle et de l'anthrax à l'Académie (*Ibid.*).

GOMBAULT (Albert), **Médecin de l'Hospice d'Ivry.** — *Un cas de sclérose symétrique des cordons latéraux (*Archives de physiologie*. 1re série, t. IV, p. 309).

*Note sur un cas de paralysie spinale, suivi d'autopsie (*Ibid.*, 2e série, t. V, p. 80).

Contribution à l'histoire anatomique de l'atrophie musculaire saturnine (*Ibid.*, 1re série, t. V, p. 510).

Étude sur la sclérose latérale amyotrophique (*Thèse* de Paris, 1877).

*Contribution à l'étude anatomique de la névrite parenchymateuse subaiguë et chronique. Névrite segmentaire périaxile (*Archives de neurologie*, nos 1 et 2, et *Société anatomique*, 1881 et 1886).

Sur les lésions de la névrite alcoolique. — *Comptes rendus de l'Académie des sciences* du 22 février 1886.

*Note sur un cas de lésions disséminées des centres nerveux observées chez une femme syphilitique, par M. Charcot et A. Gombault (*Archives de physiologie*, 1re série, t. V, p. 354).

Note sur un cas d'atrophie musculaire protopathique (type Duchenne-Aran), par MM. Charcot et Gombault (*Ibid.*, 2e série, t. II, p. 735).

Note sur les altérations du foie consécutives à la ligature du canal cholédoque, par MM. Charcot et Gombault (*Ibid.*, 2e série, t. III, p. 272).

Contribution à l'étude anatomique des différentes formes de la cirrhose du foie, par MM. Charcot et Gombault (*Ibid.*, p. 453).

*Note relative à l'étude anatomique de la néphrite saturnine expérimentale, par MM. Charcot et Gombault (*Ibid.*, 2e série, t. VIII, p. 126).

*Contribution à l'étude de la sclérose latérale amyotrophique, par MM. Debove et Gombault (*Archives de physiologie*, 2e série, t. VI, p. 750).

Note sur l'entre-croisement sensitif du bulbe, par MM. Debove et Gombault (*Archives de neurologie*, t. I, p. 1).

'Étude sur la gastrite chronique avec sclérose sous-muqueuse hypertrophique et rétropéritonite calleuse, par MM. Hanot et Gombault (*Archives de physiologie*, 2ᵉ série, t. IX, p. 410).

'Des localisations cérébrales, par MM. Rendu et Gombault (*Revue des sciences médicales*, 1876, t. I, p. 764).

GOUGUENHEIM, Médecin à l'Hôpital Lariboisière. — Des tumeurs anévrysmales des artères du cerveau (*Thèse inaugurale*, 1866, couronnée par la *Faculté de médecine de Paris*, médaille d'argent hors classe).

Des folliculites vulvaires. En collaboration avec le docteur Soyer (*Annales de dermatologie*, 1881).

Contribution à l'étude de l'œdème de la glotte (*Gazette hebdomadaire de médecine et de chirurgie*, 1878).

De la laryngite syphilitique secondaire. — Chez G. Masson, 1881.

De l'œdème de la glotte (*France médicale*, n° 60, 1881).

De la laryngite syphilitique tertiaire (*Ibid.*, n°ˢ 30 et 31, 1881).

De la laryngite tuberculeuse (*Union médicale*, 1881).

Névroses du larynx (*Progrès médical*, 1883).

Valeur comparative du traitement iodurique et mercurique des accidents secondaires de la syphilis. En collaboration avec le docteur Herbland-Morin (*Bulletin de thérapeutique*, 1882).

De l'adénopathie trachéo-laryngienne (*Gazette hebdomadaire de médecine et de chirurgie*, 1881).

Contribution à l'anatomie pathologique de l'œdème de la glotte chez les tuberculeux. En collaboration avec le docteur Balzer (*Archives de physiologie normale et pathologique*, 1883).

Indications de la trachéotomie dans la tuberculose laryngienne (*Annales des maladies de l'oreille et du larynx*, 1883).

Œdème des replis aryténo-épiglottiques dans les maladies chroniques du larynx (*Ibid.*, 1883).

Œdème laryngien dans la tuberculose du larynx (*Ibid.*, 1884).

Du traitement local de la tuberculose laryngienne (*Bulletin général de thérapeutique*, 1884).

Étude anatomique et pathologique des ganglions péritrachéo-laryngiens. En collaboration avec le docteur Loval (*Mémoire lu à l'Académie de médecine en 1884, et Annales des maladies de l'oreille et du larynx*, 1884).

Physiologie de la voix et du chant. En collaboration avec le docteur Lermoyez. — Chez Lerrosnier et Babé, place de l'École de médecine, 1884).

Rapport sur l'enseignement de la laryngologie à l'Université de Vienne (*Annales des maladies de l'oreille et du larynx*, 1887).

Phtisie laryngée. En collaboration avec M. P. Tessier. — Chez G. Masson, 120, boulevard Saint-Germain, 1888-1889.

Annales des maladies de l'oreille et du larynx, recueil mensuel. — Rédacteur en chef depuis 1885. Chez Masson, 120, boulevard Saint-Germain).

HALLOPEAU H., Médecin de l'Hôpital Saint-Louis (Voir *Index* de 1878).

Traité élémentaire de pathologie générale, comprenant la pathogénie et la physiologie pathologique (in-8°, de 723 pages. Paris 1884).

'Deuxième édition, considérablement augmentée, 1887).

Des paralysies des membres inférieurs d'origine corticale. En collaboration avec M. Giraudeau (*Encéphale*, 1883).

Note sur un cas de compression de la protubérance par la dilatation anévrysmale du tronc basilaire (*Ibid.*).

Note pour servir à déterminer le trajet intra-cérébral du facial supérieur (*Revue mensuelle de médecine et de chirurgie*, 1879).

Du rôle des excitations centripètes dans la pathogénie du tabes dorsalis (*Actes du congrès médical international de Londres*, 1881).

Même sujet (*Comptes rendus de la Société de biologie*, 1879).

Essai de localisation d'une cécité accompagnée d'hémichorée (*Encéphale* et *Union médicale*, 1885).

Sur une encéphalo-myélite diffuse distincte de la paralysie générale (*Comptes rendus de la Société de biologie*).

La doctrine de la fièvre pneumonique (*Revue des sciences médicales*, 1878).

Contribution à l'étude des inflammations réflexes. En collaboration avec M. Neumann (*Comptes rendus de la Société de biologie*, 1878).

Note sur un cas de gangrène secondaire (*Ibid.*, 1880).

Sur un cas d'herpès phlycténoïde avec gangrène des muqueuses buccale et pharyngée. En collaboration avec M. Tuffier (*Bulletins de la Société médicale des hôpitaux*, 1881).

Note sur un cas d'érythème scarlatiniforme survenu dans le cours d'un rhumatisme articulaire aigu. En collaboration avec M. Tuffier (*Ibid.*, 1882).

Le mycosis fongoïde (*Revue des sciences médicales* 1885).

Sur les premiers cas d'infection puerpérale observés à l'hôpital Tenon. En collaboration avec M. Stackler (*Union médicale*, 1880).

Action du mercure sur les maladies infectieuses (*Comptes rendus de la Société de biologie*, 1878).

Cautérisation d'un chancre induré par le sublimé, pratiquée dans le but d'enrayer le développement d'une syphilis (*France médicale*, 1885).

Action du mercure sur la syphilis (*Lyon médical*, 1878).

Du traitement de la fièvre typhoïde par le calomel, le salicylate de soude et le sulfate de quinine (*Mémoire communiqué à la Société médicale des hôpitaux*, 1880).

Deuxième communication sur le même sujet (*Ibid.*, 1881).

Du traitement de l'érysipèle par le salicylate de soude administré intus et extra (*Ibid.*).

Note sur la formation d'acide salicylique libre dans l'estomac des animaux auxquels on a fait ingérer du salicylate de soude en même temps que des aliments (*Comptes rendus de la Société de biologie* (1880).

Des éruptions pemphigoïdes d'origine iodique (*Bulletins de la Société médicale des hôpitaux*, 1881).

Sur un nouvel antipyrétique, le chlorhydrate de kairine (chlorhydrate d'hydrure méthylique d'oxyquinoléine) (*Ibid.*, 1883).

Sur l'action physiologique du chlorhydrate de kairine. En collaboration avec M. Girat (*Comptes rendus de la Société de biologie*, 1883).

Sur la thalline et les nouveaux antipyrétiques (*Bulletins de la Société de thérapeutique*, 1885).

Sur deux manifestations rares de l'iodisme (*Ibid.*).

Du traitement de la teigne tondante par le procédé de Foulis (*Bulletin de la Société de thérapeutique et Union médicale*, 1885).

De la propriété qu'ont les corps gras d'atténuer l'action irritante des préparations phéniquées (*Bulletins de la Société de thérapeutique*, 1885).

Note sur l'interprétation physiologique d'un érythème artificiel *Comptes rendus de la Société de biologie*, 1881).

Action de la filtration et de divers antiseptiques sur l'activité des liquides chargés de pepsine : nature du ferment peptique (*Ibid.*, 1880).

Du rôle des globules blancs dans la genèse des néoplasies inflammatoires (*Revue mensuelle de médecine et de chirurgie*, 1878).

Recherches sur la circulation du noyau lenticulaire (*Comptes rendus de la Société de biologie*, 1879).

Note sur un cas de syphilis à évolution anomale *Annales de dermatologie*, 1887 .

Sur l'angine de poitrine d'origine spécifique (*Annales de dermatologie et de syphiligraphie*, 1887).

Sur le lichen plan et particulièrement sur sa forme atrophique (*Union médicale*, 1887).

Sur la thérapeutique générale de la syphilis (*Bulletin de la Société médicale des hôpitaux*. 1887 .

Note sur une forme végétante et atrophique de pemphigus iodique *Annales de dermatologie et de syphiligraphie*, 1888).

Sur une forme suppurative du lupus tuberculeux. En collaboration avec M. L. Wickham (*Congrès pour l'étude de la tuberculose* et *Annales de dermatologie et de syphiligraphie*, 1888).

Sur les topiques d'Unna et leur emploi dans le traitement des maladies de la peau *Bulletins de la Société de thérapeutique*, et *Union médicale*, 1888 .

De l'ectropion consécutif à la syphilis mutilante de la face. En collaboration avec M. L. Wickham (*Annales de dermatologie et de syphiligraphie*, 1889).

Communications diverses à la réunion clinique hebdomadaire de l'hôpital Saint-Louis (*Ibid.*). Les plus importantes ont pour objets :

Une espèce particulière d'acné sébacée concrète avec hypertrophie ;

Les cicatrices postfaviques des membres ;

La syphilide lichénoïde miliaire ;

L'eczéma séborrhéique ;

La maladie de Paget ;

L'acné et l'eczéma séborrhéiques ;

L'herpès récidivant de la main ;

Un lupus, peut-être non tuberculeux, de la région temporale et de la paume des mains ;

La trichotillomanie ;

Le lichen plan scléreux atrophique.

ARTICLES critiques dans la *Revue des sciences médicales* et l'*Union médicale*.

HANOT, Médecin de l'Hôpital Saint-Antoine. — Étude sur une forme de cirrhose hypertrophique du foie (cirrhose hypertrophique avec ictère chronique. 1875).

De la syphilis cérébrale (1874).

Du rapport entre l'anévrysme de la crosse de l'aorte et la pneumonie caséeuse 1876).

Phtisie pulmonaire (Article du *Dictionnaire de Jaccoud*. 1877).

Phlegmatia alba dolens au cours de la chlorose 1877 .

Hypertrophie concentrique du ventricule gauche dans la néphrite interstitielle (1878).

Des différentes formes de cirrhose du foie (1877).

Phtisie pulmonaire et tuberculose pulmonaire (1879).

Du traitement de la pneumonie aiguë (1880).

Miliaire bactéridienne dans la fièvre typhoïde (1880).

De la cirrhose atrophique à marche rapide (1882).

Étude sur la gastrite chronique avec sclérose sous-muqueuse hypertrophique et rétropéritonite calleuse (1882).

Cirrhose hypertrophique pigmentaire dans le diabète sucré (1881).

Tuberculose (Article du *Dictionnaire de Jaccoud*, 1883).

Des rapports de l'inflammation avec la tuberculose (1883).

Notice sur le professeur Lasègue (1883).

Note sur les altérations histologiques du foie dans le choléra à la période algide (1884).

Contribution à l'étude anatomo-pathologique de la dilatation des bronches (1884).

Contribution à l'étude de la tuberculose cutanée (1885).

Sur la cirrhose pigmentaire dans le diabète sucré (1886).

Contribution à l'étude anatomo-pathologique de la cirrhose hypertrophique avec ictère chronique (1887).

Sur le foie gras des tuberculeux (1887).

Traité de la phtisie pulmonaire (2° édition). En collaboration avec MM. Hérard et Cornil.

Études sur les maladies du foie (1888).

HAYEM (G). Médecin de l'Hôpital Saint-Antoine (Voir l'*Index* de 1878).

Sur le stroma des globules rouges (*Comptes rendus des séances de la Société de biologie*. p. 287, 1879).

De la myélite consécutive à une lésion ancienne de la moelle (*Ibid.*, p. 263).

De la réparation du sang dans l'anémie, action de l'oxygène (*Ibid.*, p. 177).

Des altérations qualitatives de l'hémoglobine dans l'anémie (*Ibid.*, p. 25, 1880).

Sur les caractères anatomiques du sang particuliers aux anémies intenses et extrêmes (*Comptes rendus de l'Académie des sciences*, 2 février 1880).

Sur les caractères anatomiques du sang dans les phlegmasies (*Ibid.*, deux notes, 15 et 22 mars).

Note sur la réparation du sang à la suite des maladies aiguës (Lue à l'*Académie de médecine* le 2 décembre 1879, et publiée dans la *France médicale*, n° 5, 1880).

Leçons sur les modifications du sang sous l'influence des agents médicamenteux et des pratiques thérapeutiques. — Émissions sanguines. — Transfusion du sang. — Fer. — Ces leçons faites en 1881 ont été recueillies et rédigées par L. Dreyfus-Brisac (in-8° de 540 pages, Paris, Masson, 1882).

Des succédanés du fer (*Comptes rendus des séances de la Société de biologie*, 1880, p. 141).

Sur les effets physiologiques et pharmaco-thérapiques des inhalations d'oxygène (*Comptes rendus de l'Académie des sciences*, 2 mai 1881).

Contribution à l'étude de la structure des hématoblastes (*Gazette médicale*, 1881, p. 479).

De l'examen du sang au point de vue anthropologique (*Bulletin de la Société d'anthropologie*, 3 février 1881).

Du processus de coagulation du sang et de ses modifications dans les maladies (Note lue à la *Société médicale des hôpitaux*, 11 février 1881. — *Union médicale*, 1881, nᵒˢ 80, 82 et 84).

Sur l'application de l'examen anatomique du sang au diagnostic des maladies (*Comptes rendus de l'Académie des sciences*, 10 janvier 1881).

Cas de monstruosité. En commun avec M. Clado, interne des hôpitaux (*Bulletin de la Société anatomique*, 30 décembre 1881).

De la valeur des injections sous-cutanées d'éther en cas de mort imminente par hémorrhagie (Lu à l'Académie de médecine. (*Bulletin de thérapeutique*, 30 décembre 1882).

Nouvelles recherches sur la coagulation du sang. Du rôle des éléments figurés dans la coagulation (*Union médicale*, nᵒˢ 115,118, 121, 125, 129 et 132).

De la crise hématique dans les maladies aiguës à défervescence brusque (*Comptes rendus de l'Académie des sciences*, 30 janvier 1882).

Sur le mécanisme de l'arrêt des hémorrhagies (*Ibid.*, 3 juillet. — *Union médicale*, nᵒ 96. — *Revue scientifique*, nᵒ 2, 8 septembre 1882).

Note sur un cas de grossesse extra-utérine. En commun avec M. Giraudeau, interne des hôpitaux (*Archives de tocologie*, août 1882).

Expériences démontrant que les concrétions sanguines formées au niveau du point lésé des vaisseaux débutent par un dépôt d'hématoblastes (*Comptes rendus de l'Académie des sciences*, 5 mars 1883).

Contribution à l'étude des altérations morphologiques des globules rouges (*Archives de physiologie normale et pathologique*, 1883, 3ᵉ série, tome I, p. 214).

Des globules rouges à noyau dans le sang de l'adulte (*Ibid.*, p. 363).

De la crise hématique dans la fièvre intermittente (*Ibid.*, t. II, p. 247).

Nouvelle contribution à l'étude des concrétions sanguines intra-vasculaires (*Comptes rendus de l'Académie des sciences*, 16 juillet 1883).

La formation des concrétions sanguines intra-vasculaires (*Revue scientifique*, 21 juillet 1883, nᵒ 3).

Sur les plaquettes du sang de M. Bizzozero, et sur le troisième corpuscule du sang de M. Norris (*Comptes rendus de l'Académie des sciences*, 1883, t. XCVII, p, 458).

Du rôle des hématoblastes dans la coagulation du sang (*Archivio medico italiano*, novembre, et *Gazette hebdomadaire de médecine et de chirurgie*, 1883).

Sur l'histogénèse de la fibrine (*Gazetta medica italiana Lombardia*, 27 décembre 1883).

Contribution à l'étude des lésions du bulbe consécutives à la méningite chronique. En commun avec M. Giraudeau, interne des hôpitaux (*Revue de médecine*, 1883, p. 186).

Contribution à l'étude clinique et anatomo-pathologique de la cirrhose hypertrophique graisseuse. En commun avec M. Giraudeau, interne des hôpitaux (*Gazette hebdomadaire de médecine et de chirurgie* 1883).

De la symphyse cardiaque. Des insuffisances valvulaires qui peuvent en résulter. En commun avec M. Gilbert, interne des hôpitaux (*Union médicale*, 1883).

Cancer primitif enkysté du foie. Cancer secondaire des lymphatiques, des ganglions du hile et de la veine porte. En commun avec M. Gilbert (*Revue de médecine*, 1883, p. 952).

Leçon d'ouverture du cours de thérapeutique et matière médicale, par les docteurs G. Rummo et Marcus (*Revista clinica e terapeutica*, 1883, nᵒˢ 6 et 7).

Valeur hémostatique de la transfusion (*Bulletin de la Société médicale des hôpitaux* et *Gazette hebdomadaire*, 1884).

Expériences sur les sublances toxiques ou médicamenteuses qui altèrent l'hémoglobine, et particulièrement sur celles qui la transforment en méthémoglobine (*Comptes rendus de l'Académie des sciences*, 3 mars 1884).

De la transfusion péritonéale (*Ibid.*, 24 mars 1884. — *Revue scientifique*, 29 mars. n° 13).

Note sur l'action des solutions de chlorure de sodium additionnées de violet de méthyle sur les éléments du sang (*Gazette hebdomadaire de médecine et de chirurgie*, 1er août 1884).

Note sur deux cas de pneumonie typhoïde. En commun avec M. Gilbert, interne des hôpitaux (*Archives générales de médecine*, mars 1884).

Note sur les modifications du système nerveux chez un amputé. En commun avec M. Gilbert, interne des hôpitaux (*Archives de physiologie normale et pathologique*, avec une planche, 16 mai 1884, n° 4).

Diagnostic des maladies par l'examen du sang (*Association française*. — *Congrès de Blois* 1884).

Le traitement du choléra. Leçon faite à la Faculté de médecine et recueillie par M. Duflocq, interne des hôpitaux (*Revue scientifique*, 19 juillet, 1884. n° 3, et *Note rectificative*, 10 août, *Bulletin de thérapeutique*, 30 novembre).

Traitement du choléra (In-12, 168 pages, Paris, 1885, Masson).

Recherches sur l'état du sang et de la bile dans le choléra. En collaboration, pour la partie chimique, avec M. Winter (*Gazette hebdomadaire de médecine et de chirurgie*, 1885, p. 118 et 138).

Sténose du duodénum produite par une péritonite localisée hépatico-duodénale, consécutive à un ulcère du duodénum (*Société médicale des hôpitaux*, 9 octobre 1885).

Examen du sérum du sang (*Assosiation française*. — *Congrès de Grenoble* 1885).

Appareil pour le pansement antiseptique des affections du col utérin (*Ibid*).

Sur les diverses espèces de concrétions sanguines (*Société des hôpitaux*. — *Gazette hebdomadaire de médecine et de chirurgie*, 1886, p. 8).

Diagnostic du rhumatisme par l'examen du sang (*Société des hôpitaux* et *Gazette hebdomadaire*, p. 80).

Nouvelles recherches sur les sublances toxiques ou médicamenteuses qui transforment l'hémoglobine en méthémoglobine (*Comptes rendus de l'Académie des sciences*, 22 mars 1886).

La méthémoglobine (*Revue scientifique*, 5 juin 1886, n° 23).

Leçons de thérapeutique. — Les grandes médications (Grand in-8°, 430 pages, Paris, Masson 1887).

Du sang et de ses altérations pathologiques.

PRINCIPAUX TRAVAUX POUR LESQUELS M. G. HAYEM A FOURNI DES MATÉRIAUX :

Étude sur les accidents hépatiques de la syphilis chez l'adulte, par Gaillard-Lacombe (*Thèse* de Paris, 1874).

Globules du sang. Variations physiologiques dans l'état anatomique des globules du sang, par L. André Dupérié (*Ibid.* 1878).

La chlorose, par le docteur R. Moriez (*Thèse* de concours, Paris, 1880).

Effets physiologiques des inhalations d'oxygène d'après des expériences exécutées sur lui-même par l'auteur, par H. Aune (*Thèse* de Paris, 1880).

De l'action de l'arsenic sur le sang, par Delpeuch (*Ibid*).

Étude physiologique des éléments figurés du sang, et en particulier des hématoblastes, par A. Cadet (*Ibid.*, 1881).

De la crise hématique dans les maladies aiguës à défervescence brusque, par L. Reyne (*Ibid*).

Contribution à l'étude des injections hypodermiques des ferrugineux, par Ludovic Hirschfeld (*Ibid.*, 1886).

Relation de l'épidémie cholérique observée à l'hôpital Saint-Antoine en novembre et décembre 1884, par P. Duflocq (*Ibid*).

HIRTZ (EDGARD), **Médecin du Bureau Central.** — De l'emphysème sous-cutané généralisé (*Mémoire de médaille d'or*, 1878).

De l'emphysème pulmonaire chez les tuberculeux (*Thèse*. 1878).

Observation d'endocardite ulcéreuse dans l'ostéomyélite (*Société anatomique*, 1874).

Observation de méningite tardive consécutive à une fracture du crâne (*Ibid.*, 1874).

Abcès du foie idiopathique (*Ibid.*, 1875).

Étude de la pectoriloquie aphone dans la pleurésie purulente. Avec le docteur Noël Gueneau de Mussy (*Union médicale*, 1876).

Pachyméningite cervicale hypertrophique curable (*Mémoire publié dans les Archives de médecine*).

De la stomatite aphtheuse confluente bénigne (*Journal de médecine et de chirurgie pratiques*. 1887).

De l'angine de poitrine sans lésion des coronaires (*Société médicale des hôpitaux*. 1887).

De la présence des bacilles dans l'écoulement de l'otite purulente chronique (*Ibid.*).

HUCHARD (HENRI), **Médecin de l'hôpital Bichat.** — De la thrombose pulmonaire comme cause de mort subite dans les cachexies (*Société médico des hôpitaux*, octobre 1878).

De la guérison rapide des accès d'asthme par les injections hypodermiques de morphine, et de l'action eupnéique de la morphine (*Union médicale* et tirage à part, 1879).

Angine de poitrine cardiaque et pulmonaire. Paralysie consécutive du pneumogastrique. Remarques sur les synergies morbides du pneumogastrique (*Bulletins de la Société médico-pratique*, 1879, et tirage à part).

Hystérie dans ses rapports avec divers états morbides (*Union médicale*. 1881).

Emploi de la pilocarpine contre le diabète et la polyurie (*Congrès international de Londres*, 1881).

Caractère, mœurs, état mental des hystériques (*Archives de neurologie*, 1882).

De la caféine dans les affections du cœur (*Société de thérapeutique*, 1882).

Hypérostoses symétriques des membres d'origine rhumatismale. En collaboration avec le docteur Binet, de Genève (*Société clinique*. 1882).

Hystérie viscérale (*France médicale*, 1882).

Troubles vaso-moteurs et sécrétoires de l'hystérie (*Gazette hebdomadaire de médecine*, avril 1882).

Hystérie infantile (*Bulletins de la Société de thérapeutique*, mars 1882).

Neurasthénie (*Union médicale*, 1882).

Hystérie gastrique. Remarques sur l'hérédité dans les lésions et dans les organes (*Journal de médecine et de chirurgie pratiques*).

'Traité des névroses (2ᵉ édition par Axenfeld et Henri Huchard, édition augmentée de 700 pages. Un volume grand-in-8° de 1195 pages. Paris, 1883).

'Traitement et curabilité des angines de poitrine (*Bulletin de thérapeutique*, 15, 30 septembre et 15 octobre 1883 .

'Des angines de poitrine (*Revue de médecine*, 1883, et tirage à part de 110 pages).

Coliques hépatiques et coliques néphrétiques de la grossesse et de l'accouchement (*Union médicale*, 1883 .

Action toxique des nitrites, par Eloy et Huchard (*Société de thérapeutique*, 1883 .

Des injections sous-cutanées de caféine comme succédanées des injections d'éther (*Société de thérapeutique, 1883 .

Propriétés physiologiques et thérapeutiques de la trinitrine (*Ibid.*).

Hémoptysies et congestions pulmonaires arthritiques (*Congrès de Rouen pour l'avancement des sciences et Union médicale*, 1883).

Injections sous-cutanées de caféine dans le choléra, 1883.

Recherches thérapeutiques sur un nouvel antipyrétique : l'antipyrine (*Société de thérapeutique*, novembre 1884).

Nouveaux faits relatifs à l'action physiologique et thérapeutique de l'antipyrine (*Ibid.*).

'Du régime sec dans les maladies de l'estomac, et principalement dans la dyspepsie des liquides (*Ibid.*, juillet 1884 .

De l'angine de poitrine neuro-arthritique (*Journal de médecine et de chirurgie pratiques*, avril 1884).

Leçon sur les coliques hépatiques (*Semaine médicale*, 1884).

Traitement de la lithiase biliaire et des coliques hépatiques (*Ibid.*).

Emploi du bromure de potassium à haute dose dans les fièvres intermittentes rebelles (*Société médicale des hôpitaux*, 1884).

Relation entre les diathèses et les névroses (*Traité des névroses*, 1883, et *Bulletins de la Société médico-pratique*, 1884).

Observation d'orchite avec pseudo-étranglement interne (*Ibid.*, 1884-85).

L'adonis vernalis (*Ibid.*, p. 212).

Action antithermique des alcaloïdes du quebracho (aspidospermine, québrachine, hypoquébrachine, aspidospermatine). En collaboration avec M. Ch. Eloy (*Congrès de Blois pour l'avancement des sciences*, 1884, et *Union médicale*, 1884, p. 517 .

Nature et traitement curatif de l'angine de poitrine vraie (*Congrès de Grenoble pour l'avancement des sciences et Bulletin de thérapeutique*, 1885).

Mode d'emploi thérapeutique de l'antipyrine (*Société de thérapeutique*, janvier 1885).

Considérations sur l'emploi des antithermiques en général et de l'antipyrine en particulier (*Ibid.*).

Crise laryngée (œdème aryténoïdien avec spasme glottique) provoquée chez un tabétique par l'emploi de l'iodure de potassium, et ayant nécessité la trachéotomie. En collaboration avec P. Le Gendre (*Société médicale des hôpitaux*, 22 mai 1885 .

Emploi de l'antipyrine dans le goitre exophtalmique (*Société de thérapeutique*, 11 février 1885).

Sur un nouvel antipyrétique : la thalline (*Union médicale*, 1885 .

Action thérapeutique de l'hydrastis canadensis, du viburnum prunifolium et de la grindelia robusta (*Société médico-pratique* et *Journal de médecine de Paris*, 14 mars 1886).

La pneumonie cérébrale des enfants (*Revue mensuelle des maladies de l'enfance*, 1886).

Le colo et la coloïne, leur action thérapeutique contre la diarrhée (*Société de thérapeutique*, 28 juillet 1886).

' Les cardiopathies artérielles et leur curabilité (*Congrès de Nancy pour l'avancement des sciences* et *Bulletin de thérapeutique*, 1886).

' La goutte rénale (*Semaine médicale*, 1886, n° 43).

' Traitement de la goutte rénale (*Ibid.*, n° 50).

Action physiologique du quebracho et de ses alcaloïdes (*Archives de physiologie*, 1886).

Action hypnotique de l'uréthane ou carbamate d'éthyle (*Société de thérapeutique*, 27 janvier 1886).

Trois faits de laryngite striduleuse grave (*Bulletins de la Société médico-pratique*, 1886, p. 74).

Un nouveau médicament cardiaque : l'adonis vernalis et l'adonidine (*Société de thérapeutique*, 1886).

Considérations générales sur les indications thérapeutiques (*Union médicale*, 1886).

Des formes frustes de l'angor pectoris (*Journal de médecine et chirurgie pratiques*, janvier 1887).

La médication artérielle dans l'angine de poitrine organique, les cardiopathies et les néphrites artérielles (*Ibid*).

Les injections hypodermiques de caféine comme cardiosthéniques, excitantes et diurétiques (*Ibid*)

' Contribution à l'étude clinique de l'artério-sclérose du cœur (*Société médicale des hôpitaux*, 25 novembre 1887).

Quand et comment doit-on prescrire la caféine? (*Revue générale de clinique et de thérapeutique*, 1887, n° 8).

' Contribution à l'étude anatomo-pathologique de la sclérose du myocarde consécutive à la sclérose des coronaires. En collaboration avec M. Weber, interne des hôpitaux (*Société médicale des hôpitaux*, 24 juin 1887).

Action physiologique et thérapeutique du strophantus hispidus (*Société de médecine pratique*, 1887).

Différences d'action des médicaments d'après les doses (*Ibid.*).

Angine de poitrine à siège épigastrique et à forme pseudo-gastralgique (Présentation de trois cœurs d'angineux) (*Société médicale des hôpitaux*, 25 février 1887).

Nature artérielle et traitement de l'angine de poitrine vraie (*Ibid.*, 25 mars 1887).

Sur la curabilité de l'angine de poitrine vraie par la médication iodurée (*Ibid.*, 22 avril 1887).

Artério-sclérose subaiguë et ses rapports avec les spasmes vasculaires. Emploi de la nitro-glycérine (*Congrès de Toulouse pour l'avancement des sciences* et *Revue générale de clinique et de thérapeutique*, 24 novembre 1887).

Les cardiopathies valvulaires et les cardiopathies artérielles. Parallèle clinique et thérapeutique (*Revue générale de clinique et de thérapeutique*, n° 25, 1887).

Danger de l'emploi de la digitale et des médicaments excitateurs de l'artério-tension dans les cardiopathies artérielles (*Ibid.*, n° 26).

Traitement de la dyspepsie flatulente (*Ibid*).

Angine névralgique et son traitement (*Ibid*).

Salicylate de magnésie dans la fièvre typhoïde (*Bulletins de la Société de médecine pratique*, p. 425, 1887).

Les injections hypodermiques de caféine dans la fièvre typhoïde (*Bulletins de la Société de médecine pratique*, p. 426, 1887).

Sur l'hystérie pulmonaire (*Ibid*).

Bons effets de l'antipyrine administrée à titre de médicament anti-bacillaire dans la tuberculose pulmonaire (*Revue générale de clinique et de thérapeutique*, décembre 1888).

Contre-indication de l'antipyrine pendant la période menstruelle (*Ibid.*).

Bons effets de l'iodoforme dans les affections ulcéreuses de l'estomac et de l'intestin (*Société de thérapeutique*, 1888).

Emploi des pulvérisations de chlorure de méthyle dans l'irritation spinale, le goitre exophtalmique, la chorée et les névroses bulbo-médullaires (*Ibid.*).

* La tension artérielle dans les maladies, et ses indications thérapeutiques (*Semaine médicale*, 9 mai 1888).

* Aortite et tuberculose (*Revue générale de clinique et de thérapeutique*, 1888).

* De l'influence cardiaque dans les maladies. — Utilité des injections sous-cutanées de caféine (*Société de thérapeutique*, juin 1888).

* Quand et comment doit-on prescrire la digitale ? (*Revue générale de clinique et de thérapeutique*, 1887-1888, et tirage à part de 133 pages).

La congestion pulmonaire grave du début de la rougeole, et utilité des injections de caféine (*Revue mensuelle des maladies de l'enfance*, 1888).

Action tonique et excitante des injections hypodermiques de caféine (*Société de thérapeutique*, juillet 1888).

* L'antipyrine dans la polyurie (*Ibid.*, mars 1888).

L'antipyrine dans le diabète (*Ibid.*, avril 1888).

Coronarite primitive avec atrophies partielles du cœur. Contribution à l'étude de l'artério-sclérose du cœur. En collaboration avec M. Weber (*Société médicale des hôpitaux*, 10 février 1888).

Un cas d'ectocardie congénitale (*Ibid.*, 1888).

Un nouveau syndrome cardiaque ; l'embryocardie (*Semaine médicale, Revue de clinique et de thérapeutique*, 1888, et *Société médicale des hôpitaux*, 1889).

Formes anormales de l'iodisme (*Revue générale de clinique et de thérapeutique*, 1888).

Ipéca à doses réfractées dans la congestion pulmonaire (*Ibid.*).

Sur l'épistaxis précoce de la néphrite interstitielle (*Société médicale des hôpitaux*, 22 juin 1888).

Mort subite dans les affections du foie (*Revue générale de clinique et de thérapeutique* 1888).

Lettres médicales sur la Russie (*Ibid.*, 1888-1889).

Le régime lacté exclusif dans la dyspnée de l'artério-sclérose des cardiopathies et des néphrites artérielles (*Ibid.*)

Action antilithiasique de l'antipyrine (*Ibid.*, 1889).

Traitement de la diarrhée matinale arthritique (*Ibid.*).

L'acétonémie dans le diabète, et son traitement (*Ibid.*).

Action hypnotique du sulfonal (*Société de thérapeutique*, 9 janvier 1889).

Le syndrome bulbaire ; pouls lent permanent, avec attaques syncopales et épileptiformes. — Son traitement par la trinitrine (*Ibid.*, 1889).

Un nouveau cas d'aortite aiguë avec angine de poitrine et dyspnée et oblitération complète de l'artère coronaire droite (*Société médicale des hôpitaux*, 1889).

*Leçons de thérapeutique et de clinique médicales faites à l'hôpital Bichat. Maladies du cœur et des vaisseaux. (1 vol., grand in-8° de 860 pages. 1889).

Revue générale de clinique et de thérapeutique (*Journal des praticiens*) fondée et dirigée par M. le docteur Henri Huchard (années 1887 et 1888).

Causes et pathogénie de l'artério-sclérose (*Gazette hebdomadaire de médecine et de chirurgie*, mai 1889).

La mort dans l'angine de poitrine (*Gazette des hôpitaux*, 1889).

Action générale du tabac sur l'organisme (*Bulletin médical*, 1889).

Angines de poitrine tabagiques (*Ibid.*).

La forme cardiectasique ou asystolique de l'artério-sclérose du cœur (*Gazette médicale de Bordeaux*, 1889).

Les eaux minérales dans l'angine de poitrine et les affections du cœur (*France médicale*, 1889).

Les pseudo-angines de poitrine hystériques (*Progrès médical*, 1889).

L'antipyrine dans l'asthme, son action sur la nutrition (*Société de thérapeutique*, 1889).

Action de la caféine dans les états adynamiques (*Société de thérapeutique*, 1889, et *Revue générale de clinique et de thérapeutique*).

Action comparée de la digitale et de la digitaline (*Ibid.*).

Sur un cas d'ossification du péricarde. En préparation et en collaboration avec le docteur Weber (*Archives de médecine*, 1889).

PRINCIPAUX TRAVAUX POUR LESQUELS M. HUCHARD A FOURNI DES MATÉRIAUX :

La tuberculose péritonéale et ses formes cliniques, par Pétrasu (*Thèse de Paris*).

L'anémie et la congestion cérébrales dans les affections du cœur, par Cesbron (*Ibid.*).

La névralgie lombo-abdominale, par Flores-Ortéaga (*Ibid.*, 1880).

Les formes anormales de la colique hépatique, par Olive (*Thèse de Paris*, 1885).

L'hystérie gastrique, par Deniau (*Ibid.*, 1883).

Recherches sur les propriétés physiologiques et thérapeutiques de la trinitrine, par Marieux (*Ibid.*).

Étude physiologique et thérapeutique sur la caféine, par Leblond (*Ibid.*).

Contribution à l'étude thérapeutique et physiologique de l'antipyrine, par Arduin (*Ibid.*, 1885).

Contribution à l'étude des cardiopathies artérielles, par Sabatier (*Ibid.*, 1886).

Étude critique sur les causes de la mort rapide et soudaine chez les goutteux, par G. Legros (*Ibid.*, 1887).

L'angine de poitrine hystérique, par Le Clerc (*Ibid.*).

La saignée dans les affections du cœur et de l'aorte, par Thierry (*Ibid.*).

Des divers traitements de l'urémie, par Roland (*Ibid.*).

De la phtisie diabétique, par Bagou (*Ibid.*).

Sur les formes anatomo-pathologiques de l'artério-sclérose du cœur, par Weber (*Ibid.*).

De l'embryocardie ou rythme fœtal des bruits de cœur, par H. Gillet (*Ibid.*, 1888).

Contribution à l'étude thérapeutique de la digitale dans les affections organiques du cœur, par Denis Courtade (*Ibid.*).

De l'emploi de l'hydrastis canadensis, par Cabanes (*Ibid.*, 1889).

Action physiologique et thérapeutique de la caféine, par Amat (*Ibid.*).

HUTINEL, Médecin de l'Hôpital de la Pitié. — Des températures basses centrales (*Thèse* présentée au concours pour l'agrégation, section de médecine, en 1880. — Paris, A. Delahaye Lecrosnier, in-8° de 240 pages).

Étude sur quelques cas de cirrhose avec stéatose du foie (*Bulletins de la Société Clinique*. 10 mars 1881).

Étude sur la convalescence et les rechutes de la fièvre typhoïde (*Thèse* présentée au concours pour l'agrégation, section de médecine, en 1883. — Paris, A. Delahaye et Lecrosnier, in-8° de 200 pages).

Étude sur la pneumonie disséquante. En collaboration avec L. Proust (*Mémoire publié dans les Archives générales de médecine*, novembre 1882).

Phtisie. En collaboration avec J. Grancher (ARTICLE du *Dictionnaire encyclopédique des sciences médicales*, t. XXIV, 2ᵉ partie, 1887, 340 pages).

JACCOUD, Médecin de l'Hôpital de la Pitié. — Clinique médicale à l'hôpital Lariboisière. — 1 vol. in-8°, 3 éditions, 1872-1881).

Traité de pathologie interne. — 3 vol. in-8°, 7 éditions, 1871-1883).

Curabilité et traitement de la phtisie pulmonaire. — 1 vol. 1881.

Clinique médicale à l'hôpital de la Pitié. — 4 vol. in-8°, 1885-1888.

JOFFROY (A.), Médecin de l'Hospice de la Salpêtrière. — De la pachyméningite cervicale hypertrophique (d'origine spontanée) (*Thèse de Paris*, 1873).

Considérations et observations relatives à la pachyméningite cervicale hypertrophique (*Archives générales de médecine*, novembre 1876).

Deux cas d'atrophie musculaire progressive avec lésions de la substance grise et des faisceaux antéro-latéraux de la moelle. En collaboration avec M. Charcot (*Archives de physiologie*, t. II).

De l'atrophie aiguë et chronique des cellules nerveuses de la moelle et du bulbe rachidien, à propos d'une observation de paralysie labio-glosso-laryngée. En collaboration avec M. Duchenne de Boulogne (*Ibid.*, t. III).

Cas de paralysie infantile spinale, avec lésion des cornes antérieures de la substance grise de la moelle épinière. En collaboration avec M. Charcot (*Ibid.*, 1870, p. 134, pl. 5, etc.).

Note sur un cas de paralysie infantile. En collaboration avec M. Parrot (*Ibid.*, p. 309).

Contribution à l'anatomie pathologique de la paralysie spinale aiguë de l'enfance. En collaboration avec M. Achard (*Archives de médecine expérimentale*, 1889, n° 1).

Sclérose en plaques disséminées (*Comptes rendus de la Société de biologie*, 1869, p. 48).

Note sur un cas de sclérose en plaques disséminées (*Ibid.*, p. 145).

Du tremblement dans la sclérose en plaques de la moelle épinière (*Ibid.*, 1870).

De la trépidation épileptoïde du membre inférieur dans certaines maladies nerveuses (*Mémoires de la Société de biologie*. 1875, p. 61).

De la trépidation épileptoïde et de la possibilité de la produire dans certains cas par l'excitation des nerfs de la peau (*Archives de physiologie*, t. VIII, 1881, p. 470).

Note sur le réflexe tendineux dans la paralysie générale des aliénés (*Ibid.*, p. 474).

Observation de myélite aiguë; autopsie; dégénérescence hypertrophique du cylindre d'axe et des cellules nerveuses dans la moelle épinière (*Ibid.*, 1871-72, p. 95).

Altérations du cylindre d'axe à la suite de la myélite traumatique expérimentale (*Société de biologie*, 1873).

Note pour servir à l'histoire de la myélite et de l'ataxie locomotrice (*Ibid.*).

Plaie de la moelle épinière dans la région dorsale; paralysie du mouvement à gauche; anesthésie à droite; hyperesthésie à gauche; eschare unilatérale droite; arthropathie spinale du genou gauche; disparition de la motilité électrique dans les muscles du membre paralysé. En collaboration avec M. Solmon (*Ibid.*, 1871).

Trois cas de paralysie agitante suivie d'autopsie (*Archives de physiologie*, 1871).

Contribution à l'étude de la myélite aiguë; observation de myélite à début apoplectiforme paraissant succéder à une chute qui en a été le premier symptôme. En collaboration avec M. A. Proust (*Revue de médecine et de chirurgie*, 1878, p. 241).

Fibro-sarcome de la région lombaire. — Pénétration de la tumeur dans le canal vertébral. Paraplégie complète par compression de la moelle sans myélite. — Généralisation de la tumeur (*Société anatomique*, 1871).

Altérations musculaires dans la paralysie agitante (*Thèse* de M. Blocq., 1888).

Sur les accidents bulbaires à début rapide de l'ataxie locomotrice progressive. En collaboration avec M. Hanot (*Communication faite au Congrès pour l'avancement des sciences.* — Alger, 1881, p. 810. *Progrès médical* 1881).

Paraplégie syphilitique (*Clinique faite à l'Hôtel-Dieu*, vacances 1882. — *Semaine médicale*, 28 septembre 1882, nº 49).

Sur un cas de fracture de la colonne vertébrale (*Archives de physiologie*, t. I).

Chute de l'ongle du gros orteil chez un ataxique (*Ibid.*, 1882, p. 174).

Chute spontanée de l'ongle des gros orteils chez un malade non ataxique (*Société médicale des hôpitaux*, 1882, p. 115).

Deux observations de mal perforant dans l'ataxie. Communiquées à M. le professeur Fournier et publiées dans une thèse de doctorat. — Paris, 1884.

Gangrène cutanée du gros orteil chez un ataxique. — Considérations sur le rôle de la névrite périphérique dans l'ataxie. En collaboration avec M. Achard (*Archives de médecine expérimentale*, 1889, nº 2).

Du pied-bot tabétique (*Société médicale des hôpitaux*, 1885, p. 345).

Du pied-bot tabétique; contractilité électrique; atrophie des muscles de la jambe. — Présentation de pièces anatomiques (*Ibid.*, p. 446).

Des rapports de l'ataxie locomotrice progressive et du goître exophthalmique (*Ibid.*, 1888, p. 514).

Observation de maladie de Friedreich (*Ibid.*, p. 88).

De la myélite cavitaire. En collaboration avec M. Achard (*Archives de physiologie*, 1887).

Diagnostic et nature de la syringomyélie (*Société médicale des hôpitaux*, 1889).

Kyste hydatique de l'aisselle chez un enfant (*Société anatomique*, 1868).

Pachyméningite cérébrale avec lésions des os du crâne (*Ibid.*).

Note sur l'eschare fessière et ses rapports avec les lésions des lobes postérieurs des hémisphères cérébraux (*Archives générales de médecine*, janvier 1876).

Ecchymose de l'endocarde du ventricule gauche dans deux cas d'hémorrhagie cérébrale (*Comptes rendus de la Société de biologie*, 1869, p. 206).

Kystes symétriques développés dans les hémisphères cérébraux (*Ibid.*, p. 103).

Méningo-encéphalite tuberculeuse localisée ; oblitération des vaisseaux ; apoplexie capillaire. En collaboration avec M. Lepiez (*Société anatomique*, 1871, p. 208).

Thrombose des sinus. — Apoplexie capillaire du corps strié. — Tuberculose (*Ibid.*, 1868).

Observation de thrombose des sinus à la suite de rougeole (*Ibid.*, 1870, p. 163).

Deux nouveaux faits de thrombose des sinus de la dure-mère chez des enfants atteints, l'un de rougeole, l'autre d'athrepsie (*Ibid.*, p. 117).

Embolie de la sylvienne à la suite d'endocardite rhumatismale ; rétablissement de la circulation (*Société de biologie* 1869).

Rhumatisme articulaire aigu ; affection cardiaque ; embolie cérébrale ; hémiplégie gauche ; embolie dans les artères des membres inférieurs ; gangrène de la jambe gauche ; autopsie ; coagulations sanguines anciennes dans l'auricule gauche ; rétablissement de la circulation cérébrale par organisation et rétraction du caillot embolique (*Ibid.*, p. 230).

Athérome artériel. — Anévrysme partiel du cœur gauche. — Ramollissement cérébral lacunaire (*Société anatomique*, 1868).

Contribution à l'étude médico-légale de la putréfaction (*Archives de physiologie*, 1886).

Hémorrhagie de la protubérance. Observation et autopsie (*Ibid.*).

Monoplégie du membre inférieur droit. — Ramollissement du lobule paracentral (*Ibid.*, 1887).

De la névrite parenchymateuse spontanée, généralisée ou partielle (*Ibid.*, 1879, p. 172).

Névrite périphérique d'origine vasculaire. En collaboration avec M. Achard (*Archives de médecine expérimentale*, 1889, n° 2).

Sur un cas d'atrophie musculaire des quatre membres, à évolution très rapide, survenue pendant la grossesse et consécutivement à des vomissements incoercibles. En collaboration avec MM. Desnos et Pinard (*Union médicale*, 1880).

Deux observations de zona et d'atrophie musculaire du membre supérieur (*Archives de physiologie*, t. VIII).

Théorie de la compression dans la paralysie radiale (*Archives de physiologie*, 1884, et *Société médicale des hôpitaux*, 1884, p. 193).

Nature et traitement de la chorée. Leçon recueillie par A. Gilbert (*Progrès médical*, mai 1885 et *Thèse de Sarie*, 1885).

Tic à secousses rhythmiques (maladie de Bergeron). *Thèse d'agrégation* de M. Maurice Lannois, Nosographie des chorées, 1886).

Point ovarien chez l'homme hystérique (*Société médicale des hôpitaux*, 1880, p. 257).

Diagnostic de la paralysie traumatique (*Société médicale des hôpitaux*, 1885, p. 125 à 128).

Observation de paralysie hystéro-traumatique. — Diagnostic différentiel de la monoplégie brachiale hystéro-traumatique et de la contusion de l'épaule avec lésions du plexus brachial (Présentation du malade) (*Ibid.*, p. 279).

Note sur un cas de tétanos traumatique. — Autopsie, examen microscopique de la moelle, du bulbe et de la protubérance, des muscles et des nerfs (*Mémoires de la Société de biologie*, 1870, p. 13).

Symphyse cardiaque consécutive à des tubercules du péricarde, chez un enfant (*Société anatomique*, 1870).

Thrombose de l'artère coronaire antérieure. — Rupture du cœur (*Ibid.*, 1868).

De la pneumonie chronique tuberculeuse (*Société de biologie*, 1869).

De la pneumonie caséeuse lobulaire (*Ibid.*)

De la broncho-pneumonie (*Thèse d'agrégation*, 1880).

De la bronchite et de la broncho-pneumonie dans la variole (*Archives de physiologie*, t. VII, 1880).

Hémoptysie chez une femme non tuberculeuse ayant des hydatides du poumon (*Société anatomique*, 1871, p. 74).

Étude sur les abcès du foie par oblitération du canal cholédoque (*Société de biologie*, 1869).

Perforation de l'appendice iléo-cæcal par une épingle ; péritonite, limitée d'abord au flanc droit, puis se propageant à la fosse iliaque gauche (*Société anatomique*, 1869).

Dégénérescence kystique des reins et du foie (*Ibid.*).

Sarcome à petites cellules du globe oculaire observé chez un enfant de 2 ans : ablation ; repullulation intra-orbitaire et intra-cranienne. — Examen microscopique (*Société de biologie*, 1868).

Présentation d'un enfant atteint de nævi pigmentaire (*Société médicale des hôpitaux*, 25 février, 1881).

Monstre pygomélien (*Société de biologie*, 1874).

Arrêt de développement du frontal, spina-bifida et méningocèle (*Société anatomique*, 1868).

Leçons de M. Charcot sur la température. (Recueillies par M. Joffroy, 1869).

Étude sur l'abaissement de la température dans le cancer du foie (*Société de biologie*, 1869).

Examen microscopique du liquide et du sang de la pustule maligne (*Ibid.*, 1873).

Du diabète. Clinique de l'Hôtel-Dieu, vacances 1882. Service de M. Sée (*Semaine médicale*, septembre 1882, n° 39).

De la médication par l'alcool (*Thèse d'agrégation*, 1875).

De l'influence des excitations cutanées sur la circulation et sur la calorification (*Ibid.*, 1878).

Traitement de certaines arthropathies par l'électricité (*Archives générales de médecine*, 1881).

De l'emploi du bromure de potassium dans le spasme de la glotte s'opposant à l'ablation de la canule chez les enfants trachéotomisés (*Revue de médecine et de chirurgie*, t. III, 1879, p. 812).

Traitement de la fièvre typhoïde par le sulfate de quinine à haute dose (*Thèse* du docteur Rousseau. —Paris, 1883, p. 82).

Documents et observations relatifs à l'algidité centrale. (*Thèse* du docteur Radouan, 1873.)

Tarsalgie. — Valgus pied-plat douloureux double. (*Thèse* du docteur Duvelot. — Paris, 1877.)

Documents et observations relatifs à la pneumonie varioleuse. (*Thèse* du docteur Breynaert.—Paris, 1880).

Accidents graves consécutifs à l'hypnotisation. Observation. *Thèse* de M. G. Guinon, 1889.

Traitement de la diphthérie par les solutions de chloral (*Société médicale des hôpitaux*, 1888, p. 37).

Traitement de la cirrhose alcoolique par le régime lacté (*Ibid.*, p. 498).

JOSIAS (ALBERT), **Médecin du Bureau central.** — *Des gommes scrofuleuses et de leur nature tuberculeuse. En collaboration avec E. Brissaud. 1879.

*De la fièvre typhoïde chez les personnes âgées, 1881.

- Étude expérimentale et clinique sur le naphtol *B* à propos du traitement de la gale (*Annales de dermatologie et de syphiligraphie*, 1885).

Syphilis : transmission par le tatouage (*Progrès médical*, 1877).

Du réflexe tendineux dans le choléra (*Ibid.*, 1884).

Relation de l'épidémie cholérique qui a sévi dans les prisons de Paris durant l'année 1884 (*Mémoire adressé à l'Académie de médecine* en 1888).

Tumeur de la région trochantérienne. Grande difficulté du diagnostic. Examen histologique. Kyste dermoïde (*Société clinique*, 1878).

OEdème de la glotte consécutif à un adéno-phlegmon du cou chez un enfant de 16 mois. — Trachéotomie. Guérison (*Ibid.*).

Urémie aiguë. — Néphrite interstitielle. — Absence congénitale du rein et de l'uretère du côté droit (*Société anatomique*, 1877).

Corps fibreux de l'utérus. — Péritonite aiguë généralisée (*Ibid.*, 1878).

Pneumonie double. — Absence congénitale du rein et de l'uretère du côté droit (*Ibid.*, 1879).

Hypertrophie cardiaque. — Insuffisance aortique. — Crétification de l'aorte. — Asystolie. — Apoplexie pulmonaire. — Caillot dans une division de l'artère pulmonaire droite, sans infarctus (*Ibid.*, 1880).

Tumeur hydatique du foie suppurée comprimant le hile du foie et communiquant avec les voies biliaires. — Angiocholite suppurée. — Méningite (*Ibid.*).

Péricardite chronique. — Pleurésie gauche. — Tuberculose généralisée (*Ibid.*).

Cancer annulaire de l'œsophage. — Infiltration granulo-tuberculeuse des poumons et des méninges (*Ibid.*, 1883).

Rupture spontanée du cœur. — Dégénérescence graisseuse du cœur. — Athérome, caillot ancien de l'artère coronaire antérieure. — Cirrhose cardiaque. — Néphrite interstitielle (*Ibid.*).

Cancer de l'estomac. — Cancer secondaire des capsules surrénales, du foie, du pancréas. — Vomissements bilieux. — Teinte pigmentée de la peau (*Ibid.*).

Empoisonnement par l'acide phénique, résultant d'une méprise (48 grammes d'acide phénique). Mort en dix minutes (*Ibid.*, 1884). Les pièces se trouvent au Musée de la Morgue).

Cancer latent de l'estomac et carcinome alvéolaire type du grand épiploon, à forme kystique. Les parois du kyste sont constituées par du carcinome, et le liquide est franchement sanguin : 3 litres et demi environ. — Pneumonie lobaire : hépatisation grise en trois jours. En collaboration avec M. V. Leblond, interne des hôpitaux (*Ibid.*, 1889).

JUHEL-RÉNOY (JEAN-EDMOND), **Médecin du Bureau central.** — De la myocardite scléreuse hypertrophique. En collaboration avec le docteur Rigal (*Archives générales de médecine*, août et septembre 1881).

Étude sur la sclérose du myocarde. — De son importance dans la pathogénie des accidents asystoliques (*Thèse inaugurale*. Doin, 1882).

Dégénérescence kystique du foie et des reins (*Revue de médecine*, octobre 1881).

Des affections cardiaques d'origine non valvulaire (*Archives générales de médecine*, juillet 1883).

Note sur un cas de rhumatisme chronique fibreux amyotrophique à type rectiligne (*Ibid.*, janvier 1885).

Note sur deux cas de roséole dite typhoïde, observée dans le cours de deux affections indéterminées (*Ibid.*, octobre 1884).

De la dégénérescence calcaire du cœur. En collaboration avec le docteur Albert Robin (*Ibid.*, mai 1885).

Note sur un cas de fièvre typhoïde sudorale mortelle (*Ibid.*, mars 1886).

De l'anurie précoce scarlatineuse (*Ibid.*, avril 1886).

Teignes et teigneux (*Ibid.*, juillet 1887).

ARTICLES *du Dictionnaire de médecine et de chirurgie :* Toux. En collaboration avec le docteur Rigal. — Voix (*Ibid*).

ARTICLES du *Dictionnaire encyclopédique des Sciences médicales :* Épilation. — Épilatoires. — Plique. — Piedra. — Trichophytie. — Maladies du système pileux.

Revues critiques, bibliographiques, générales (*Archives générales de médecine*, années 1883, 1884, 1885, 1886, 1887).

Du traitement systématique de la fièvre typhoïde par les bains froids (*Communication à la Société médicale des hôpitaux*, 27 janvier 1885 et 14 décembre 1888).

Le bain froid chez les typhiques à Paris (*Bulletin médical*. mai 1888).

De la trichomycose nodulaire (*Société de biologie*, 1er décembre 1888).

Étude sur la piedra ou trichomycose nodulaire (*Annales de dermatologie*, 25 décembre 1888).

Revues critiques (*Gazette médicale de Paris*, années 1885, 1886, 1887).

LABADIE-LAGRAVE, Médecin de la Maternité. — Traité clinique d'urologie et des maladies des reins. (1 fort volume in-8º de 1260 pages, avec figures et 2 planches chromolithographiées).

Traité des maladies du foie et des voies biliaires. (1 vol. in-8º de 800 pages, avec figures).

LABOULBÈNE, Médecin de la Charité (Voir l'*Index* de 1878).

Note sur l'inosurie succédant au diabète glycosurique et paraissant avoir une action favorable (*Bulletins de la Société médicale des hôpitaux de Paris*, 2e série, t. XX. p. 186-188, 1883).

Hémianesthésie complète du côté gauche, sensitive et sensorielle, avec hémiplégie motrice incomplète du même côté du corps et sans contracture ; transfert en plaques (*Ibid.*, 2e série, t. XVI, p. 301-302, 1879),

Hémiplégie gauche incomplète avec hémianesthésie symptomatique d'une lésion cérébrale ; application d'un aimant ; retour de la sensibilité dans des zones limitées, avec transfert dans les points exactement symétriques du côté opposé (*Ibid.*, 2e série, t. XVII, p. 75-77, 1880).

Sur l'ignipuncture employée pour combattre l'œdème considérable des membres inférieurs (*Ibid.*, 2e série, t. XVI, p. 254-255, 1879).

Scrofulide ulcéreuse du voile du palais ; tuberculose pulmonaire (*Ibid.*, 2e série, t. XVII, p. 158-162 avec 2 figures sur bois, 1880).

Note sur les éruptions vaccinales généralisées (*Ibid.*, 2e série, t. XVII, p. 178, 1880).

Sur un malade suggestionnable (*Ibid.*, 3e série, t. II. p. 430, 1885).

Dothiénentérie à l'hôpital de la Charité pendant le premier trimestre de l'année 1880 (*Ibid.*, 2e série, t. XVII, p. 44, 1880).

Des ulcérations du col de l'utérus, de sa tuberculose, action remarquable de la teinture d'iode comme moyen de diagnostic (*Bulletin général de thérapeutique*, t. XCV, p. 145, avec figure, 30 août 1878).

Des parotidites dans les suites de couches (*Gazette des hôpitaux*, 56ᵉ année, p. 595, 1883).

Kyste ovarique et ascitique coexistant chez une femme atteinte de ramollissement cérébral. Paracentèses donnant issue à une matière colloïde de couleur rosée et à un liquide ascitique chargé de cholestérine (*Bulletin de la Société médicale des hôpitaux de Paris*, 2ᵉ série, t. XV, p. 126-129, 1878).

Sur le cerveau d'une femme morte avec des accidents épileptiformes et atteinte de cysticerques cérébraux (*Ibid.*, 2ᵉ série, t. XV, p. 47-48, 1878).

Vaccination des nœvi materni et des petites tumeurs érectiles (*Ibid.*, 2ᵉ série, t. XVIII, p. 123, 1881).

Bons effets du traitement des tumeurs cancroïdes ou épithéliales de la face par le caustique arsénical de Rousselot (*Ibid.*, 2ᵉ série, t. XVIII, p. 123-124, 1881).

Observations de cancroïdes guéris par le caustique arsénical (*Thèse* du docteur Garès, *thèse de Paris*, n° 182, 1881).

Sur l'action de la pelletiérine (*Bulletin de la Société médicale des hôpitaux*, 2ᵉ série, t. XIX, p. 285, 1882).

Tumeurs nombreuses sous-cutanées produites par des sarcomes fasciculés myxoïdes (*Bulletins de la Société médicale des hôpitaux de Paris*, 2ᵉ série, t. XVII, p. 177, 1880).

Des tumeurs cartilagineuses de la trachée (*Gazette des hôpitaux*, 51ᵉ année, p. 763, avec figures, 1878).

Sur une manière simple et commode de faire rendre le tænia (*Bulletin général de thérapeutique*, t. LXXXV, p. 145-193, 1873).

Sur le prétendu polymorphisme des tænia (*Bulletins de la Société médicale des hôpitaux de Paris*, 2ᵉ série t. XVI, p. 156-157, 1879).

Nouvelle réponse à M. P. Mégnin sur le prétendu polymorphisme du tænia solium (*Ibid.*, 2ᵉ série, t. XVI, p. 179, 1879).

Le tænia observé dans l'intestin (*Mémoires de la Société médicale des hôpitaux de Paris*, 2ᵉ série, t. XVII, p. 148-150, 1880).

Traitement des vers cestoïdes, tænias et bothriocéphales (*Dictionnaire encyclopédique des sciences médicales*, 3ᵉ série, t. XV, p. 543-551, 1885).

Sur un cas de béribéri observé à l'hôpital de la Charité (*Archives de médecine navale*, t. XXX, p. 372-398, 1878).

Mémoire sur les argas de Perse. En commun avec M. P. Mégnin (*Journal de l'anatomie et de la physiologie de l'homme et des animaux*, t. XVIII, p. 317-341, pl. 21, 22, 23, 1882). — Historique des opinions émises sur la piqûre des argas, et description d'une espèce nouvelle, l'A. Tolozani.

Note sur des argas de Perse envoyés par le docteur Tholozan (*Annales de la Société entomologique de France*, 6ᵉ série, t. I, *Bulletin*, p. 97-99, 1881).

Sur la piqûre de l'Argas reflexus et sur la longévité de cette arachnide (*Ibid.*, 6ᵉ série, t. II, *Bulletin*, p. 97-99, 1882).

Mémoire sur le Sphærogyna ventricosa Newport. En commun avec M. P. Mégnin (*Journal de l'anatomie et de la physiologie*, etc., t. XXI, p. 1-18, avec une planche, 1885).

Corps étranger trouvé dans les garde-robes, pris pour un ascaride, mais n'étant autre qu'un tendon de muscle (*Bulletin de la Société médicale des hôpitaux de Paris*, 2ᵉ série, t. XIX, p. 270-276, 1882),

Sur des productions helminthiformes ayant l'aspect de vers nématoïdes du genre trichocéphale (*Ibid.*, 2ᵉ série, t. III, 26 novembre 1886)

Sur l'état larvaire des helminthes nématodes, parasites du genre ascaride (*Comptes rendus de l'Institut (Académie des sciences*), t. CIV, p. 1593-1595, 6 juin 1887).

Note descriptive et anatomique sur l'Alophora aurigera Egger (*Annales de la Société entomologique de France, Bulletin*, p. 8, 1879, et 6e série, t. IV, p. 17-27 et pl. 1, fig. 5 et 6. 1884).

Note sur le ver luisant mâle (Lampyris noctiluca (*Ibid.*, 6e série, t. V, p. 316, 1882).

Note sur les mœurs de l'OEstrus (Gastrus equi) à l'état d'insecte parfait ou sexué (*Ibid.*, 5e série, t. VIII, *Bulletin*, p. 53, 1878).

Observation de piqûre de l'Hœhmatopota pluvialis (*Dictionnaire encyclopédique des sciences médicales*, 4e série, t. VIII, *Bulletin*, p. 31-32, 1887).

Sur les différences sexuelles du Corœbus bifasciatus et sur les prétendus œufs de cet insecte coléoptère nuisible au chêne vert (*Comptes rendus de l'Institut (Académie des sciences*), t. XCVIII, p. 539-541, 25 février 1884).

Note sur les mœurs du Drilus flavescens à l'état de larve (*Annales de la Société entomologique de France*, 5e série, t. IX, *Bulletin*, p. 8, 1879).

Observations sur le Termes lucifugus, ou fourmi blanche, provenant d'Agen (*Ibid.*, 3e série, t. VIII, *Bulletin*, p. 105, 1860, et mêmes *Annales*, 6e série, *Bulletin*, t. VI, p. 52-53, 1886).

Note sur la résistance à l'immersion d'un aphis du sureau commun (*Ibid.*, 6e série, t. II, *Bulletin*, p. 134, 1882).

Note sur des œufs remarquables d'insecte diptère (*Ibid.*, 6e série, t. VI, p. 285, pl. 4, fig. 1, 2 et 3, 1886).

Sur la larve d'un diptère syrphide, le Microdon mutabilis (*Ibid.*, 6e série, t. II, *Bulletin*, p. 97-106, 1882, et aussi *Mémoire* de M. Poujade : mêmes *Annales*, 6e série, t. III, p. 24, 1883).

Note sur une mouche à larve mineuse des feuilles du houx (Phytomyza aquifolii Goureau) (*Ibid.*, 5e série, t. X, p. 95-96, 1880).

Note sur le Subula citripes Léon Dufour, qui doit être réuni au Subula varia Meigen (*Ibid.*, 6e série, t. II, p. 313-315, 1882).

Note sur l'insecte diptère nuisible de Terre-Neuve signalé par le docteur Treille (*Archives de médecine navale*, t. XXXVIII, p. 222-224, septembre 1882).

Examen de la larve vivante d'un insecte diptère du Brésil (Dermatobia noxialis) observée à Paris (*Bulletin de l'Académie de médecine*, 2e série, t. XII, p. 729-731, 1883).

Larves vivantes de diptères trouvées dans les matières vomies par une femme et ayant produit la Curtoneyra stabulens Fallen (*Annales de la Société entomologique de France*, 6e série, t. III, *Bulletin*, p. 89-92, 1883).

Importance pour le diagnostic du botriocéphale large de l'examen des matières alvines renfermant les œufs du ver (*Bulletins de la Société médicale des hôpitaux de Paris*, 2e série, t. XVI, p. 253-254, 1879).

Nouvelles observations sur les œufs du bothriocéphale (*Ibid.*, 2e série, t. XIX, p. 286, 1882).

Sur un bothriocéphale présenté par M. le docteur Lereboullet (*Ibid.*, 2e série, t. XV, p. 47, 1878).

Sur l'innocuité des bothriocéphales et sur leur rareté actuelle (*Ibid.*, 2e série, t. XVI, p. 254, 1879).

Essais d'utilisation des toiles d'araignées (*Annales de la Société entomologique de France*, 6e série, t. I, *Bulletin*, p. 92-93, 1881).

Insectes recueillis au Tonkin par M. le docteur Albert Lejeune, et insectes du Cambodge recueillis par M. le docteur Bachelier (*Ibid.*, 6e série, t. VI, *Bulletin*, p. 39 et 44, et aussi 101, 1886).

Sur les dégâts causés au maïs et au chanvre par les chenilles du Botys nubilalis **Hubner**. En commun avec Charles Robin (*Ibid.*, 6ᵉ série, t. IV, p. 1-16, pl. 1, fig. 1 à 4, 1884).

Mœurs d'un botys nuisible au maïs (*Ibid.*, 6ᵉ série, t. IX, *Bulletin*, p. 8, 1879).

Observations sur les bombus et les triongulins (larves de meloe) (*Ibid.*, 6ᵉ série, t. I, *Bulletin*, p. 90-91, 1881).

Remarques sur plusieurs espèces de pimpla, parasites des arachnides (*Ibid.*; 5ᵉ série, t. VIII, *Bulletin*, p. 53, 1878).

Sur la Sarcophila magnifica et sa synonymie (*Ibid.*, 6ᵉ série, t. III, *Bulletin*, p. 92-93, 1883).

Observations d'un cas de myasis par la Sarcophaga (Sarcophila) magnifica (*Ibid.*, 6ᵉ série, t. IV, *Bulletin*, p. 44, 1884).

Observations de myasis due à la Sarcophaga (sarcophila) magnifica Schiner, avec réflexions (*Ibid.*, 6ᵉ série, t. IV, p. 28-44, pl. 1, fig. 7, 1884).

Note sur un acarien, le Sphærogyna ventricosa Newport (*Comptes rendus de la Société de biologie*, 8ᵉ série, t. II, p. 282, 1885).

Notes sur l'habitat et les mœurs du Bittacus tipularius Linné, insecte névroptère (*Annales de la Société entomologique de France*, 5ᵉ série, t. II, *Bulletin*, p. 76, 1872, et mêmes *Annales*, 6ᵉ série, t. II, *Bulletin*, p. 148-149, 1882).

Sur un habitat de la callimorpha hera, variété lutescens (*Ibid.*, 6ᵉ série, t. III, *Bulletin*, p. 93, 1883).

Observations physiologiques sur le développement alaire ultime chez les nymphes de l'Orchestes populi Fabricius (*Ibid.*, 6ᵉ série, t. V, *Bulletin*, p. 217, 1885).

Le Blaniulus guttulatus, petit myriapode rencontré en quantité considérable dans les tubercules de pomme de terre et divers fruits en Anjou (*Ibid.*, 6ᵉ série, t. II, *Bulletin*, p. 149, 1882).

Relation de la première épidémie de trichinose observée en France (*Bulletin de l'Académie de médecine*, 2ᵉ série, t. X, p. 206-216, 1881).

Sur la ladrerie humaine par le cysticerque du porc, et sur la ladrerie du bœuf par le cysticerque inerme (*Bulletins de la Société médicale des hôpitaux de Paris*, 3ᵉ série, t. II, p. 120-121, 1885).

De l'infection par les trichines ou trichinose et des moyens de la reconnaître (*Annales d'hygiène publique et de médecine légale*, 3ᵉ série, t. V, p. 401-408, 1881).

Sur de prétendues larves ayant vécu dans le corps humain (*Annales de la Société entomologique de France*, 6ᵉ série, t. II, *Bulletin*, p. 107, 1882).

Parasites, parasitisme. En commun avec le docteur C. Davaine (*Dictionnaire encyclopédique des sciences médicales*, 2ᵉ série, t. XXI, p. 66-116, 1885).

Réflexions sur la nature parasitaire de l'impaludisme, admise par M. A. Laveran (*Bulletins de la Société médicale des hôpitaux de Paris*, 2ᵉ série, t. XIX, p. 108, 110, 111, 1886).

Cas remarquable de maladie vermineuse, par le docteur d'Ardenne. — Note par A. Laboulbène (*Journal d'hygiène*, nᵒ 166, p. 566, 27 novembre 1879).

Don à la Société nationale d'agriculture de graines du Cassia alata. — Efficacité des feuilles fraîches de cette plante pour guérir l'herpès circiné parasitaire des pays chauds (*Bulletins de la Société nationale d'agriculture de France*, t. XLII, p. 331-337, mai 1887).

Sur les applications de l'entomologie à la médecine légale (*Annales de la Société entomologique de France*, 6ᵉ série, t. 6, *Bulletin*, p. 102-103, 1886).

Quelques modifications apportées à l'appareil aspirateur de M. le professeur Potain (*Bulletin général de thérapeutique*, t. XCV, p. 241, avec figures, 1878. — *Dictionnaire de médecine et de chirurgie pratiques*, t. XXVIII, p. 742, avec figures, 1880).

Leçons sur l'histoire des maladies : La peste (*Gazette des hôpitaux*, 1880, p. 82, 91, 106). — Le choléra (*Ibid.*, p. 409, 417, 425). — La fièvre jaune (*Ibid.*, p. 505, 515). — Les quarantaines (*Ibid.*, p. 705). — Le scorbut (*Ibid.*, p. 945). — La fièvre à rechutes ou récurrente (*Ibid.*, p. 993). — La méningite cérébro-spinale épidémique (*Ibid.*, 1881, p. 154, 178, 225). — Le strongle géant (*Ibid.*, p. 794, 817). — La rage (*Ibid.*, 1883, p. 489, 497, 513, 553, 585, 633). — La morve et le farcin (*Ibid.* 1883, p. 833, 843, 857, 881, 905).

Leçons cliniques faites à l'hôpital de la Charité en 1878. — Des vibrations vocales thoraciques (*France médicale*, 1878). — Stomatite ulcéro-membraneuse ou nécrohyménique (*Ibid*). — Empoisonnement par le phosphore ; empoisonnement par l'ammoniaque (*Ibid.*, 1879). — Tuberculose buccopharyngée (*Ibid*) — Trichines et trichinose (*Gazette des hôpitaux*, 1879, p. 163 et 178).

Leçons d'ouverture du cours d'histoire de la médecine, 6 novembre 1879 (*Gazette des hôpitaux*, 1879, p. 1113, 1121. — *France médicale*, n° 66, 1879. — *Bulletin de thérapeutique*, 30 novembre 1879).

Nouveaux éléments d'anatomie pathologique descriptive et histologique (1 vol. grand in-8°, de 1078 pages avec 298 figures sur bois, dont 95 dessinées par l'auteur. Paris, J.-B. Baillière et fils, 1879).

Termes : Pseudhymène, nécrohymène, néohymène, proposés par Laboulbène (*Nouveaux éléments d'anatomie pathologique*, in-8°, p. 12, 13, 530, 1879).

Notice sur Édouard Perris, avec une liste de ses travaux d'entomologie (*Annales de la Société entomologique de France*, 5ᵉ série, t. IX, p. 373-388, 1879).

Notice sur C.-J. Davaine (*Mémoires de la Société de biologie*, 8ᵉ série, t. I, p. 1-20. — *Annales de la Société entomologique de France*, 6ᵉ série, t. IV, p. 361-364, 1884).

Discours prononcé, au nom de la Faculté de médecine, à l'inauguration de la statue du professeur Bouillaud (*Gazette des hôpitaux*, n° 57, p. 451-453, 1885).

Notice sur le professeur Charles-Phillippe Robin, avec une liste de ses travaux sur l'entomologie et les annélides (*Annales de la Société entomologique de France*, 6ᵉ série, t. V, p. 467-472, 1885).

Notice sur le professeur Henri Milne-Edwards, avec une liste de ses travaux d'entomologie (*Ibid.*, t. V, p. 463-465, 1885).

PRÉFACES, INTRODUCTION D'OUVRAGES :

Introduction au précis d'histoire de la médecine, par M. le docteur Bouillet (In-8°, J.B. Baillière et fils, Paris, 1883. Traduit en grec. (Athènes, 1885).

Introduction aux essais de bibliographie médicale, par M. le docteur L.-H. Petit (In-8°, G. Masson, Paris, p. 7, 240, 1887).

Histoire de l'ancienne Faculté de Médecine de Paris. — Histoire du journalisme médical. — Les livres hippocratiques. — Celse et la médecine à Rome. — Galien et ses œuvres. — Les médecins arabes. — Paracelse et Van Helmont. — Les anatomistes anciens et la renaissance anatomique au XVIᵉ siècle. W. Harvey et la circulation du sang (Leçons publiées dans la *Revue scientifique*, 1879 à 1887, et reproduites dans plusieurs journaux médicaux).

L'hôpital de la Charité de Paris, 1606-1878, avec un plan en héliogravure représentant la Charité au XVIIIᵉ siècle (Publié dans la *Gazette médicale de Paris*, 1879, tirage à part, in-8°, J.-B. Ballière et fils, p. 1-115, 1878).

Collaboration au *Dictionnaire encyclopédique des sciences médicales*. Un grand nombre d'articles, non seulement sur les animaux nuisibles mais encore sur les espèces alimentaires : mammifères, oiseaux, poissons, crustacés, bœuf, lièvre, bécasse, caille, lagopède, barbeau, brochet, cabillau, carpe, lamproie, merlan, raie, langouste.

Dans la partie entomologique, articles sur les : coléoptères, orthoptères, nénoptères, lépidoptères, hémiptères, diptères, rhipiptères.

LANCEREAUX, Médecin de l'Hôpital de la Pitié — (Voir l'*Index* de 1878).

Néphrites et arthrites saturnines, coïncidence de ces affections ; parallèle avec la néphrite et l'arthrite goutteuses (*Archives générales de médecine*, décembre 1881).

Le scorbut des prisons du département de la Seine. — Étiologie et prophylaxie (*Annales d'hygiène et de médecine légale*, avril 1885).

De la néphrite consécutive à l'épithélioma utérin (*Annales des maladies des organes génito-urinaires*, juillet-août-septembre 1884).

De la néphrite à frigore (*Ibid.*, 1883. t. I, p. 31).

Traité historique et pratique de la syphilis (in-8° de 780 pages). — Ouvrage traduit par la *Société Sydenham* et couronné par l'Institut, — prix Montyon.

Atlas d'anatomie pathologique. — Un volume de texte de 552 pages et un volume d'atlas de 60 planches tirées en chromolithographie. Ce dernier en collaboration avec M. Lackerbauer.

Traité d'anatomie pathologique (grand in-8°). — T. I. Paris, 1875-1877, 838 pages ; — t. II. Paris, 1879-1881, 1015 pages ; — t. III. Paris, 1885, 1er fascicule, 519 pages. Le 2e fascicule doit paraître prochainement ; le quatrième et dernier volume est sous presse.

Note sur quelques faits de pachyméningite gommeuse avec lésions des circonvolutions cérébrales antérieures (*Bulletin de l'Académie de médecine*, 1878, p. 901).

Paralysies toxiques et syphilis cérébrale (In-8°). — Paris, 1883. Leçons professées à l'hôpital de la Pitié et recueillies par le docteur L. Gautier.

De l'alcoolisme et de ses conséquences au point de vue de l'état physique intellectuel et moral des populations (*Rapport au Congrès de tempérance*, Paris, 1878).

Étude comparée des effets produits par les différentes boissons spiritueuses. Conséquences à tirer de cette étude au point de vue de la prophylaxie de l'alcoolisme (*Bulletin de l'Académie de médecine*, séance du 17 novembre 1885).

De l'absinthisme chronique (*Ibid.*, 1880).

De l'absinthisme. — Leçons recueillies par le docteur Armand Delpeuch (*Gazette médicale de Paris*, 1881, p. 191, 202, 294, 326. 342).

De l'urémie. — Extrait des *Leçons faites à l'hôpital de la Pitié* (*Ibid.*, décembre 1886 et janvier 1887).

La tuberculose primitive des voies génitales, sa marche ascendante et les indications pratiques qui en découlent (*Ibid.*, 1883, t. I. p. 153).

Des ictères graves et des hépatites parenchymateuses.— Des cirrhoses du foie ou hépatites proliféra-tives.— Leçons de la Pitié, résumées par O. Ginelliot (*Revue de médecine*, Paris 1882, p. 605 et 862).

Les cirrhoses hépatiques. — Leçons recueillies et publiées dans l'*Union médicale*, année 1886, par Besançon.

Leçons de clinique médicale faites à l'hôpital de la Pitié et recueillies par les docteurs A. Lapierre et A. Delpeuch. — Paris, 1883, publiés dans l'*Union médicale*, années 1880, 1881, 1882).

Hémorrhagies névropathiques. — Pleurésie à frigore et pleurites. — Des troubles vaso-moteurs et trophiques liés à l'alcoolisme et à quelques autres intoxications chroniques (pâleurs et sueurs froides, asphyxie locale, œdème et gangrène des extrémités). — Artérites généralisées (athérome artériel) ; faits cliniques : lésions artérielles et viscérales, désordres fonctionnels ; évolution ; diagnostic, pronostic et traitement. — Les déplacements du rein. — Ectopie congénitale (rein mobile ou rein luxé). Symptômes, diagnostic et pronostic ; conditions étiologiques et pathogéniques ; traitement. — Les néphrites. — Intoxication par le vulnéraire et l'eau de mélisse. — Hyperesthésie généralisée et parésie des membres. — Paralysie syphilitique du nerf trijumeau droit ; anesthésie de la face et fonte purulente de l'œil correspondant : gomme de la dure-mère et destruction du ganglion de Gasser.

Étude sur quelques cas de pneumonie observés à l'hôpital de la Pitié au printemps de l'année 1886. En collaboration avec M. Besançon (*Archives générales de médecine*, octobre 1886).

Rapport général à l'Académie de médecine sur les épidémies de l'année 1879 (*Mémoires de l'Académie de médecine*, 1880 ; Paris, 1881).

Sur l'épidémie actuelle de fièvre typhoïde (*Bulletins de l'Académie de médecine*, 1882, série 2, t. XI, p. 1373).

Article : Dure-mère (*Dictionnaire encyclopédique des sciences médicales*).

Traité de l'herpétisme. — Paris, 1883.

Phlébite infectieuse puerpérale (*Mémoires de l'Académie de médecine*, 1887, t. XVIII, p. 142).

Traitement des cirrhoses du foie (*Ibid* , t. XVIII, p. 312).

Étude comparée des effets produits par les différentes boissons spiritueuses; conséquences à tirer de cette étude au point de vue de la prophylaxie de l'alcoolisme (*Ibid.*, séance du 17 novembre 1885, p. 1524).

Deux nouveaux cas de diabète maigre, avec altération du pancréas (*Académie de médecine*, 1888).

La filariose (*Mémoires de l'Académie de médecine*, séances des 21 août et 4 septembre 1888).

LANDOUZY (L.), **Médecin de l'Hôpital Tenon.** — Anévrysme de l'aorte, au niveau de la mésentérique inférieure : Observation, autopsie (*Société anatomique*, 1869).

Insuffisance aortique mitrale. Mort subite : Observation, autopsie (*Ibid.*. 1869).

Cyanose. — Hypertrophie du ventricule droit. Communication interventriculaire. Rétrécissement tricuspide. Dilatation de l'oreillette droite et de l'artère pulmonaire ; Observation, autopsie (*Ibid.*, 1869).

Maladie de Bright. — Hémorrhagies cérébrales ; Observation, autopsie (*Ibid.*, 1869).

Kyste athéromateux du foie. Autopsie (*Ibid.*, 1870).

Kyste hydatique du péricarde viscéral. Autopsie (*Ibid.*).

Reins, de texture et de structure normales, soudés par un pont de substance rénale. Autopsie (*Ibid.*).

Tumeurs érectiles du foie. Autopsie (*Ibid.*).

Thrombose de l'artère axillaire. — Coup de feu. Observation, autopsie (*Société anatomique*, 1871).

Sarcome myéloïde, infiltré de sels calcaires, du maxillaire supérieur. Observation, examen histologique (*Ibid.*).

Infarctus multiples des reins chez un typhoïdique (*Ibid.*).

Masse ganglionnaire axillaire développée deux mois après un traumatisme. Observation, examen histologique de la masse ganglionnaire (*Ibid.*).

Kéloïde d'une oreille chez une enfant de 13 ans, sœur d'un frère de 15 ans portant des kéloïdes vaccinales. Observation, examen miscroscopique, fibrome (*Ibid.*).

Mal sous-occipital (*Ibid.*).

Sarcome encéphaloïde de l'œil droit chez un enfant de 10 ans. Observation (*Ibid.*).

Anévrysme, par coup de feu, de l'artère axillaire. Observation, autopsie (*Ibid.*).

Méningo-encéphalite, suite d'une fracture de la table interne du pariétal droit par coup de feu. Observation, autopsie (*Ibid.*).

Anévrysme de l'aorte thoracique. Rupture dans la plèvre gauche. Observation, autopsie (*Ibid.*).

Hypertrophie du cerveau chez un enfant de 10 ans : examen histologique négatif, comme dans un cas de microcéphalie chez un idiot (*Comptes rendus de la Société de biologie*, p. 257, 1872).

Endartérite noueuse aortique. Hypertrophie cardiaque. Inversion du tronc brachio-céphalique. Obstruction de la carotide primitive et de la sous-clavière droite. Ramollissement ancien dans le corps strié. Mort subite. Observation, autopsie (*Société anatomique*, 1872).

Fracture transversale, ancienne, non consolidée, de la rotule. Observation, autopsie (*Ibid.*).

Large communication intra-auriculaire sans cyanose. Réflexions sur l'incertitude du diagnostic des communications vicieuses du cœur. Observation, autopsie (*Ibid.*).

Pachyméningite chez un nouveau-né. Autopsie (*Ibid.*).

Thrombose des veines émulgentes et infarctus uratiques rénaux chez un nouveau-né. Réflexions sur la physiologie pathologique de la thrombose rénale (*Ibid.*).

Pied-bot valgus, acquis par rétraction cicatricielle, suite de brûlure, chez un enfant de dix-huit mois (*Ibid.*).

Infarctus uratiques des deux reins chez un nouveau-né (*Ibid.*).

Méningite tuberculeuse chez un enfant. Absence de symptômes. Ganglions caséeux, axillaires, mésentériques et thoraciques sans lésion viscérale apparente. Rapports entre la caséification ganglionnaire et la méningite tuberculeuse (*Ibid.*).

Infantilisme chez un garçon de 17 ans. Troubles digestifs à la suite d'une chute. Symptômes d'obstruction intestinale. Carcinome du pylore. Observation, autopsie. Réflexions sur l'excessive rareté de la carcinose stomacale chez l'adolescent (*Ibid.*, 1873).

Ictère : Accès épileptiformes. Hypothermie. Mort. — Reins granuleux, hypertrophie cardiaque, foie normal (*Ibid.*).

Ulcérations de l'estomac chez de jeunes chiens nourris au biberon et morts de faim (*Ibid.*).

Anévrysme de la pointe du cœur. Observation, autopsie (*Ibid.*).

Observation de chorée des membres inférieurs : famille de névrosés. (Une observation ultérieure a appris que le malade était un simulateur ; son cas est un des plus beaux qu'on connaisse de simulation, d'autant que par deux fois il avait surpris le diagnostic de deux professeurs de clinique) (*Comptes rendus de la Société de biologie*, p. 208, 1873).

Note sur une hémiplégie gauche avec déviation de la face et des yeux à gauche, dans un cas de rétrécissement mitral, avec oblitération de l'artère vertébrale droite et ramollissement du lobe cérébelleux droit (*Ibid.*, p. 60, 1873).

Ulcère simple de l'estomac ; perforation ; péritonite suraiguë ; aucun trouble digestif antérieur. Observation, autopsie (*Société anatomique*, 1873).

Endartérite gélatineuse et calcaire généralisée. Hypertrophie cardiaque. Reins granuleux et kystiques. Hémorrhagie cérébrale chez une fille de 37 ans : Observation, autopsie (*Ibid.*).

Cornes et loupe du cuir chevelu (*Ibid.*).

Palpitations. Dyspnée revenant par accès. Toux quinteuse. Bronchorrée intense. Cornage intermittent. Dysphagie. Pneumonie intercurrente. Mort. Aortite noueuse : Anévrysme de la portion horizontale de la crosse aortique. Déplacement de l'œsophage. Trachéite (*Ibid.*).

Absence d'une des valvules sigmoïdes de l'aorte : Mort subite (*Ibid.*, 1874).

Cancer de l'estomac avec adhérence de ce viscère à la paroi abdominale (*Ibid.*).

Du rôle de la bile épanchée (par ulcération des canaux biliaires) ou injectée dans la guérison des kystes hydatiques du foie ; à propos d'une observation de kyste hydatique développé dans le foie et la plèvre, communiquant avec le cholédoque et enfermant des hydatides flétries. Ictère. Symptôme de cholémie (*Comptes rendus de la Société de biologie*, p. 37, 1874).

Note sur deux cas d'atrophie musculaire progressive de l'enfance (deux frères) (*Ibid.*, p. 103, 1874).

Note sur les lésions fronto-pariétales et les troubles moteurs des yeux, de la tête, de la face et des membres (*Société de biologie*, p. 61, 1876).

Macrocéphalie chez un enfant de 24 mois. Pachyméningite : Néomembranes tapissant toute la boîte crânienne. Intégrité de l'encéphale : Observation, autopsie (*Société anatomique*, 1875).

Adhérences et ramollissement de l'écorce pariétale droite. Ramollissement des fibres blanches sous-corticales pariétales droites. Hémiplégie faciale inférieure gauche. Chute de la paupière gauche supérieure. Hémiplégie gauche. Rotation de la tête à gauche. Observation, autopsie. Remarques de physiologie pathologique (*Ibid.*, 1877).

Contribution à l'étude des accidents sympathiques oculaires (*Ibid.*, 1877).

Asymétrie cérébrale, protubérantielle et bulbaire dans un cas de malformation de tout un côté du corps, suite d'un écrasement des membres droits, datant de 40 ans. Mensuration des membres, pesée des hémisphères, mensuration des hémisphères (*Ibid.*).

Hémiplégie droite. Contracture tardive, atrophie musculaire et épaississement des téguments des membres atrophiés. Foyer hémorrhagique ancien du centre ovale gauche. Sclérose médullaire descendante. Adipose du tissu conjonctif sous-cutané des membres droits atteints d'atrophie musculaire (*Ibid.*).

Parésie du membre supérieur droit. Hémiplégie faciale inférieure droite, survenue lentement sans phénomènes appréciables. Tuberculose méningée en plaque occupant la partie inférieure de la scissure de Rolando. Tubercules et noyaux caséeux dans les poumons. Néphrite caséo-tuberculeuse droite. Granulations tuberculeuses dans le rein gauche (*Ibid.*).

Note sur l'atrophie musculaire des membres et l'adipose sous-cutanée (*Comptes rendus de la Société de biologie*, p. 395, 1887).

Souffle systolique du bord droit du sternum chez une jeune fille atteinte de rétrécissement mitral pur. Mort en asystolie. Hypertrophie du ventricule droit, insuffisance tricuspidienne. Rétrécissement mitral typique (*Société anatomique*, 1878).

Rapport sur la cyanose congénitale (*Ibid.*).

Note sur les lésions des faisceaux moteurs du centre ovale. Rapport sur la candidature de M. Quenu (*Ibid.*).

Pachyméningite avec hématomes comprimant les régions corticales non motrices. En commun avec le docteur Remy (*Ibid.*).

Étude de la déviation des yeux et de la rotation de la tête par paralysie ou excitation des 6e et 11e paires (*Comptes rendus de la Société de biologie*, 1879, p. 327).

Sommeil provoqué chez une hystérique douloureuse par application d'un aimant (*Ibid.*, 1879, p. 10).

Mélanose des ganglions bronchiques, caverne ganglionnaire s'ouvrant dans la bronche gauche. — Dyspnée continue et accès de suffocation paroxystiques. — Insuffisance aortique. — Gomme frontale chez une femme de 35 ans. — Mort par hémorrhagie cérébrale avec inondation ventriculaire. — Eschare fessière. — Altération des nerfs cutanés. En commun avec le docteur Déjerine (*Société anatomique*, 1881),

Mycosis fongoïde chez un enfant ; observation, autopsie (*Société de biologie*, 1871).

Trois observations de rage humaine ; réflexions (*Progrès médical*, 1873).

— 78 —

De la sciatique et de l'atrophie musculaire qui peut la compliquer (*Archives générales de médecine*, 1875, et tirage à part, in-8°).

Note sur un cas d'hémianesthésie générale et sensorielle chez un enfant atteint d'attaques épileptiformes. (Une observation ultérieure a montré qu'il s'était agi d'une hystérie infantile) (*Société de biologie*, 1875).

Des convulsions, principalement étudiées dans la méningite tuberculeuse ; essai de physiologie pathologique (*Mémoire couronné et publié par la Société de médecine du Nord*. Lille 1875).

Contribution à l'étude des convulsions et paralysies liées aux méningo-encéphalites fronto-pariétales (*Thèse de Paris*, 1876, avec 6 figures intercalées dans le texte et en lithographie. J.-B. Baillière et fils).

De la blépharoptose cérébrale, paralysie dissociée de la troisième paire (*Archives générales de médecine*, août 1877).

Des conditions matérielles qui empêchent le cœur de se contracter dans l'asthénie cardiaque. En collaboration avec le docteur J Renaut (*Bulletin de la Société de biologie*, 1877).

De l'adipose sous-cutanée des membres atteints d'atrophie musculaire deutéropathique (*Revue mensuelle de médecine et de chirurgie*, janvier 1878).

Note sur un cas d'athétose ; observation ; autopsie (*Bulletin de la Société anatomique*, 1878).

Note sur un cas de rétrécissement acquis de l'artère pulmonaire chez un malade mort de tuberculose généralisée. En collaboration avec le docteur J. Duguet (*Bulletin de la Société médicale des hôpitaux*, novembre 1878).

De la déviation conjuguée des yeux et de la rotation de la tête par excitation ou paralysie des sixième et onzième paires (*Société anatomique*, avril 1879, et tirage à part, in-8°, avec une planche en lithographie, publication du *Progrès médical*, 1879).

Des paralysies dans les maladies aiguës (*Thèse d'agrégation*, Paris, 1880).

Comment et pourquoi on devient tuberculeux. Clinique de la Charité. 1881 (*Progrès médical*, 1882).

Lésions bulbaires chez les ataxiques à crises laryngées. En collaboration avec le docteur |Dejerine (*Société de biologie*, 1882).

Note sur un cas de contracture hystérique ancienne, guérie subitement par l'administration d'une pilule de fulminate (mica panis). En commun avec le docteur Ballet (*Revue de médecine*, 1882).

De l'amygdalite infectieuse. Clinique de la Charité, 1882 (*Progrès médical*).

Des paralysies générales spinales à marche rapide et curables. En collaboration avec J. Déjerine (*Revue de médecine*, 1882).

De l'angine de poitrine envisagée comme symptôme, et dans ses rapports avec le nervosisme arthritique. Clinique de la Charité, 1882 (*Progrès médical*, 1883).

Localisations articulaires et cutanées de la blennorrhagie ; érythème blennorrhagique ; gonorrhéides. Clinique de la Charité, 1882 (*Gazette des hôpitaux*, 1882).

Pronostic général et indications thérapeutiques de la fièvre typhoïde. Clinique de la Charité, 1882 (*Gazette des hôpitaux*, 1882, p. 995, p. 1034).

Mémoire sur les causes de l'ataxie locomotrice progressive. En collaboration avec le docteur G. Ballet (*Inédit* ; couronné par l'Académie de médecine : prix Civrieux).

Fièvre zoster et exanthèmes zostériformes. Clinique de la Charité, 1883 (*Semaine médicale*, 1883, n° 39).

Faits cliniques et expérimentaux pour servir à l'histoire de l'hérédité de la tuberculose. En collaboration avec le docteur Martin (*Revue de médecine*, 1883).

De la prédisposition et de l'immunité pathologique, principalement tuberculeuse, dans leurs rapports avec les terrains. Clinique de la Charité, 1883 (*Thèse* de Devèvre, Paris, 1883 : de la prédisposition des roux à la tuberculose).

Urémie ; formes diverses et traitement ; saignées. Parallèle théorique et clinique entre la dépuration par les purgatifs, les sueurs et la saignée. Clinique de la Charité, 1883 (*Journal de médecine et de chirurgie pratiques*, 1883).

Fièvre bilieuse : Typhus hépatique. Clinique de la Charité, 1883 (*Gazette des hôpitaux*, 1883, p. 809).

Typhus cardiaque ; endocardite infectieuse et endocardite ulcérée. Clinique de la Charité, 1883, p. 841 (*Gazette des hôpitaux*, 1883).

Typhus hépatique. Clinique de la Charité, 1883 (*Gazette des hôpitaux*, 1883, p. 913).

Tuberculose pulmonaire et médiastine ; compression de l'œsophage, rétrécissement, perforation (*Ibid.*, p. 1009).

Névrite sciatique des tuberculeux : atrophie musculaire secondaire; valeur pronostique de la sciatique chez les suspects de tuberculose. Clinique de la Charité, 1883 (*Gazette des hôpitaux*, p. 1025, 1883).

Urémie mécanique : urémie toxique ; des pertes de sang dans l'urémie (*Ibid.*, p. 1186, 1883).

Infection tuberculeuse suraiguë ; méningite tuberculeuse (*Gazette des hôpitaux*, 1884).

De la myopathie atrophique progressive : myopathie héréditaire, débutant dans l'enfance par la face, sans altération du système nerveux. En collaboration avec le docteur Déjerine (*Académie des sciences*, Paris, 7 janvier, 1884).

De la prépondérance du rétrécissement mitral pur chez la femme : étiologie, pathogénie, évolution (*Cours de séméiotique de la Charité*, 1878-1879. — *Thèse inaugurale* de M. Marshall, 1879. — Clinique de la Charité, 1884. — *Gazette des hôpitaux*, 1884).

Hémiplégie droite syphilitique secondaire. Clinique de la Charité, 1884 (*Gazette des hôpitaux*, 1884).

De la pleurésie avec épanchement, dite à frigore, envisagée comme fonction de tuberculose (*Ibid*).

Manifestations nerveuses du diabète : narcolepsie, dermalgie, névralgies (*Ibid*).

Hémiplégie faciale inférieure gauche. — Épilepsie hémiplégique gauche. — Apyrexie. — Accès convulsifs hémiplégiques gauche subintrants. — Fièvre. — Mort. — Autopsie. — Difficultés de diagnostic après comme avant la mort. En commun avec le docteur A Siredey (*Revue de médecine*, 1884).

Délire alcoolique (rappel d'intoxication) dans le rhumatisme articulaire aigu. Clinique de la Charité, 1884 (*Gazette des hôpitaux*, p. 769, 1884).

De la myopathie atrophique progressive : myopathie héréditaire, sans neuropathie, débutant d'ordinaire par la face, avec 18 fig. en photogravure dans le texte et 3 tableaux généalogiques. En commun avec M. Déjerine (*Revue de médecine*, février-avril 1885. Couronné par l'Institut ; prix de médecine et de chirurgie, 1886).

L'hygiène à la Faculté de médecine de Paris : l'hygiène d'hier, d'aujourd'hui, de demain (*Revue scientifique*, juillet 1885).

Du rétrécissement cancéreux de l'œsophage : contre-indications et résultats de la gastrotomie. Clinique de la Charité (*Semaine médicale*, 1885).

Arthritisme et camptodactylie (Leçon clinique de la Charité, 1885. — *Journal de médecine et de chirurgie pratiques*, 1885).

Familles neuro-arthritiques ; tableaux généalogiques. Clinique de la Charité, 1884-1885 (*Thèse d'agrégation* de Boinet sur les *parentés morbides*, Paris, 1886).

L'enseignement pratique de l'hygiène à la Faculté de médecine de Paris, par des visites d'établissements publics et privés (*Compte rendu* par le docteur Bex. — *Annales d'hygiène publique et de médecine légale*, 1885).

Insuffisance aortique syphilitique. Clinique de la Charité (*Gazette des hôpitaux*, 3 novembre 1885).

Accidents syphilitiques et herpès génital simple (*Ibid*).

La fièvre typhoïde dans ses rapports avec l'appareil vasculaire. Clinique de la Charité, 1885 (*Journal des connaissances médicales*, 1886).

Fièvre infectieuse tuberculeuse aiguë. Clinique de la Charité, 1885 (*Gazette des hôpitaux*, p. 41, 1886).

Accidents urémiques et émissions sanguines (*Gazette des hôpitaux*, mars 1886).

Alcoolisme aigu et chronique : delirium tremens (*Ibid.*, p. 3).

Typhlite stercorale : rapports de la typhlite et de la tuberculose. Clinique de la Charité, 1886 (*Gazette des hôpitaux*, 1886, p. 940-1129).

Carcinose aiguë (*Ibid*).

Gastrite ulcéreuse chronique (*Ibid*).

Paralysie générale progressive (*Gazette des hôpitaux*, 1886).

De la tuberculose aiguë curable. Clinique de la Charité, 1885 (*Journal de médecine pratique*, 1885).

Contribution à l'histoire de l'artérite typhoïdique : de ses conséquences hatives (mort subite) et tardives (myocardite scléreuse) sur le cœur : cardiopathies typhoïdiques. En commun avec le docteur A. Siredey (*Revue de médecine*, octobre 1885).

De la pleurésie dite *a frigore*, considérée comme manifestation de tuberculose (*Ibid.*, 1886).

Note sur la tuberculose infantile : 1° sa fréquence ; 2° son expression broncho-pneumonique ; 3° son origine : *a* par contagion (contagio-tuberculose) ; *b*) par hérédité de la graine (hérédo-tuberculose). En commun avec L. Queyrat (*Société médicale des hôpitaux*, 9 avril 1886).

Note sur le facies myopathique et sa valeur dans la séméiotique de l'enfant et de l'adulte : à propos de présentation faite de malades et de photographies (*Ibid.*, octobre 1886).

Indications thérapeutiques générales dans la fièvre typhoïde. Clinique de la Charité, 1886 (*Gazette des hôpitaux*, 19 octobre 1886).

Contribution à l'étude de la myopathie progressive (myopathie à type scapulo-huméral). En commun avec le docteur Dejerine (*Comptes rendus de la Société de biologie*, 6 novembre 1886).

Dermatites artificielles. Clinique de la Charité, 1881 et 1886 (*Gazette des hôpitaux*, 1887).

Goitre exophtalmique et nervosisme. Clinique de la Charité, 1886 (*Gazette des hôpitaux*, 1887).

Nouvelles recherches cliniques et anatomo-pathologiques sur la myopathie atrophique progressive : à propos de six nouvelles observations, dont une avec autopsie : cinq gravures et deux tableaux. En commun avec le docteur Dejerine (*Revue de médecine*, 10 décembre 1886).

De la fréquence de la tuberculose du premier âge (*Ibid.*, 1887).

Note sur quelques faits expérimentaux relatifs à l'histoire de l'hérédo-tuberculose (inoculations de sperme de cobayes tuberculisés). En collaboration avec le docteur H. Martin (1er fascicule des *Études expérimentales et cliniques sur la tuberculose*, publiées sous la direction du professeur Verneuil, 1887).

Kyste hydatique de la face convexe du foie, traité et guéri par l'ouverture large, avec excision partielle de ses parois. En commun avec le docteur Paul Segond (*Société de chirurgie*, 6 avril 1887).

Étude des localisations angio-cardiaques typhoïdiques ; leurs conséquences immédiates, prochaines et éloignées ; étude anatomo-pathologique et clinique. En commun avec le docteur A. Siredey (*Revue de médecine*, 1887).

La première enfance, envisagée comme milieu organique dans ses rapports avec la tuberculose (*Communication faite au Congrès pour l'étude de la tuberculose*, séance du 30 juillet 1888. — *Gazette hebdomadaire de médecine et de chirurgie*, et *Journal des connaissances médicales*).

Hérédité tuberculeuse paternelle. — Multiléthalité fœtale chez les épouses de tuberculeux (*Communication faite au Congrès, pour l'étude de la tuberculose*, dans la séance du 30 juillet 1888. — *Journal des connaissances médicales*).

Opportunités tuberculeuses : opportunité innée : terrain vénitien ; opportunité acquise : terrain variolisé ; envisagées dans leurs rapports avec le diagnostic précoce et la prophylaxie de la tuberculose humaine (*Communication faite au Congrès, pour l'étude de la tuberculose*, dans la séance du 31 juillet 1888, en réponse à la question II proposée par le Comité d'organisation : Des milieux organiques envisagés au point de vue de leur aptitude à la tuberculose. — *Revue d'hygiène*, septembre 1888, et *Journal des connaissances médicales*).

De la mortalité parisienne du premier âge (enfants de 1 jour à 2 ans) ; ses rapports avec la tuberculose (*Revue de médecine*, 1888).

Instructions au public (traduites de l'italien) sur la contagion de la phtisie, écrites à Naples, en 1782, par une commission de membres de la Faculté de médecine, sur la demande expresse du Suprême Magistrat de la santé de Naples, sous Ferdinand IV, roi de Sicile et de Jérusalem (*sous presse*).

LANDRIEUX, Médecin de l'Hôpital Saint-Antoine. — Sur la température comparative des régions axillaires dans la pneumonie double, 1870.

Des pneumopathies syphilitiques, 1872.

De l'angine scrofuleuse hypertrophique, 1874.

De la leucémie à marche suraiguë, 1878.

De la coxalgie d'origine paludéenne, 1878.

Du chlorhydrate de pilocarpine dans les pleurésies à marche lente, 1879.

Du bromhydrate de morphine et de son emploi en thérapeutique, 1879.

De l'influence du nombre et de l'apparence des cicatrices vaccinales sur le pronostic de la variole (*Société médicale des hôpitaux*, 1882).

Du diabète glycosurique chez les vieillards, 1885.

LECORCHÉ, Médecin de la Maison municipale de Santé. — (Voir l'*Index* de 1878).

Études médicales faites à la Maison municipale de Santé. En collaboration avec Talamon, Em. Lecrosnier, 1881.

Traité théorique et pratique de la goutte. — Em. Lecrosnier, 1884.

Du diabète sucré chez la femme. — Em. Lecrosnier, 1886.

Traitement de l'albuminurie et du mal de Bright. En collaboration avec Talamon, Oct. Doin, 1888.

LEGROUX, Médecin de l'Hôpital Trousseau. — (Voir l'*Index* de 1878). — Analyse du livre de Parrot sur l'athrepsie (*Archives de médecine*, 1878, 7ᵉ série, t. II, p. 683).

De la méthode graphique appliquée à la clinique ; des progrès qu'elle peut réaliser (*Archives générales de médecine*, mars 1878).

Des assurances sur la vie au point de vue médical (*Ibid.*, août 1878).

Des ecchymoses sous-pleurales ; de leur valeur en médecine légale (*Annales d'hygiène et de médecine légale*, 1878).

De l'emploi du chloroforme dans les accouchements naturels (*Gazette hebdomadaire*, 1878).

Annalyse bibliographique du traité philosophique des fièvres périodiques du docteur Gendrin (*Archives de médecine*, 1878, 7ᵉ série, t. I, p. 508).

Ulcère latent de l'estomac. — Hémorrhagie abondante. — Anémie profonde. — Transfusion. — Mort. — Autopsie (1880).

Importance des cautérisations répétées chez les tuberculeux (*Thèse* Ribes, 1881).

Quelques considérations sur l'hémophilie (*Thèse* Grenaudier, 1882).

Thermomètre de clinique à maxima à tige triangulaire et bande grossissante (Présentation à la *Société médicale des hôpitaux*, 1882).

Analyse bibliographique du *Traité d'anatomie pathologique* du professeur Laboulbène.

Compte rendu bibliographique du *Traité d'accouchements* du professeur Tarnier et de Chantreuil (*Archives générales de médecine*, 1883).

Analyse du *Traité d'accouchements* de M. Charpentier (*Ibid.*).

COLLABORATION A LA PUBLICATION DES ŒUVRES MÉDICALES DE LASÈGUE : Rédaction des leçons sur : le rhumatisme aigu ; le rhumatisme pyogénique.

Artérite aiguë généralisée rhumatismale : Thrombose de l'artère humérale gauche sans gangrène du membre ; anévrysme vrai consécutif de l'axillaire (*Société médicale des hôpitaux*, octobre 1884. — *Gazette hebdomadaire*, 1884. p. 720).

De l'asténie du tissu conjonctif (*Thèse* Heulz. Paris, 1884).

Des troubles de la sensibilité dans l'hémiplégie de cause cérébrale. En collaboration avec le docteur De Brun (Journal l'*Encéphale*, 1884).

Le pouls capillaire ; sa valeur séméiotique (*Gazette hebdomadaire*, 1884).

Du traitement et de la guérison rapide de la chorée par l'antipyrine (*Académie de médecine*, séance du 27 décembre 1887).

Antipyrine et chorée. Mémoire inséré dans la *Revue mensuelle des maladies de l'enfance*, mars 1888.

Séméiologie générale des maladies infectieuses (1ʳᵉ leçon de pathologie infantile faite à la Faculté, insérée dans le *Bulletin médical*, 1888).

L'origine alimentaire de la tuberculose chez l'enfant, moyens de la combattre (*Congrès de la tuberculose*, 1888).

De la micro-polyadénopathie chez l'enfant, expression de l'infection tuberculeuse (*Ibid.*).

Du traitement de la phtisie pulmonaire par l'atmosphère créosotée (*Ibid.*).

Du diagnostic entre la méningite tuberculeuse à son début et le torticolis postérieur rhumatismal aigu chez l'enfant (*Encéphale*, 1886).

LETULLE (Maurice), **Médecin de l'Hôpital Tenon.** — Les pyrexies abortives (*Thèse d'agrégation*, 1886).

Manifestations cérébro-spinales de la fièvre typhoïde. En collaboration avec le docteur Fernet (*Archives générales de médecine*, 1879).

Trente-cinq cas de fièvre typhoïde soignés à l'Hôtel-Dieu de Paris (*Ibid.*, 1884).

Rapport sur la contagion directe de la fièvre typhoïde (*Bulletins et mémoires de la Société médicale des hôpitaux*, 1886).

Kyste hydatique du cerveau dans un cas de fièvre typhoïde (*Bulletins de la Société anatomique*, 1885).

Syphilis. — Chancre induré de la vulve chez l'enfant (*France médicale*, 1878).

Pseudo-pemphigus syphilitique du nouveau-né (*Bulletins de la Société clinique de Paris*, 1879).

Traitement de la syphilis héréditaire (*Gazette médicale de Paris*, 1881).

Scrofule. — Scrofulose tardive chez le vieillard (*Union médicale*, 1876).

Gommes scrofulo-tuberculeuses hypodermiques (*Bulletins de la Société médicale des hôpitaux*, 1884).

Abcès froid ossifluent scrofuleux non bacillaire et non inoculable (*Bulletin de la Société clinique*, 1885).

Tuberculose. — Cancer de l'œsophage et tuberculose pulmonaire (*Bulletins de la Société anatomique*, 1877).

Tuberculose miliaire aiguë dans le diabète (*Société anatomique*, 1877).

Tuberculose de l'utérus et des trompes chez une vierge (*Société anatomique de Paris*, 1878).

Tuberculose aiguë chez un enfant de cinq mois (*Bulletins de la Société anatomique*, 1874).

Granulie avec adénopathie trachéo-bronchique caséeuse (*Ibid.*, 1878).

Maladie d'Addison. Tuberculose des capsules surrénales (*Bulletins de la Société clinique*, 1879, et *Bulletin de la Société anatomique*, 1888).

Goutte. — Note sur la goutte testiculaire (*Bulletins de la Société médicale des hôpitaux*, 1885).

Diabète. — Diabète et hystérie. — Observations consignées dans le *Mémoire* du docteur Grenier sur ce sujet (*Archives générales de médecine*, 1888).

Perte des réflexes tendineux dans le diabète (Observations consignées dans la *thèse* du docteur Nivert sur ce sujet. Paris, 1888).

Cirrhose pigmentaire dans le diabète (*Bulletins de la Société médicale des hôpitaux*, novembre 1885, et *Bulletins de la Société anatomique*, 1888).

Lymphadénie. — Lymphadénome du testicule (*Bulletins de la Société anatomique*, 1876-1877).

Étude sur le lymphadénome fibreux (*Archives de physiologie normale et pathologique*, 1885).

Recherches *anatomo-pathologiques et cliniques sur le cœur*. — Mémoire sur les péricardites latentes (*Gazette médicale de Paris*, 1879).

Les hypertrophies cardiaques secondaires (*Thèse inaugurale*. Paris, 1879).

Hypertrophie cardiaque de la néphrite interstitielle. En collaboration avec le docteur Debove (*Archives générales de médecine*, 1880).

Examen histologique d'un cas de myocardite aiguë puerpérale (*Bulletins de la Société clinique*, 1879, p. 232).

Dilatation du cœur dans la grossesse (*Archives générales de médecine*, 1880, et *thèse d'agrégation* du docteur Porak, 1880).

Note sur les végétations globuleuses du cœur (*Bulletins de la Société anatomique*, 1880).

Rhumatisme du cœur et de son plexus (*Archives générales de médecine*, 1880).

Endocardite ulcéreuse (*Bulletins de la Société anatomique*, 1880, et *Bulletins de la Société clinique*, 1880).

Lésions valvulaires du cœur et ataxie locomotrice (*Gazette médicale de Paris*, 1880).

Influence des affections organiques du cœur sur la marche des traumatismes (Observations consignées dans la *thèse d'agrégation* du docteur Nélaton sur ce sujet. Paris, 1886).

Cancer de l'utérus et cardiopathies (*Bulletins de la Société anatomique*, 1886).

Dégénérescence amyloïde du cœur. En collaboration avec le docteur R. Moutard-Martin (*Bulletins de la Société anatomique*, 1887).

Dégénérescence amyloïde des cellules musculaires du cœur (*Ibid*).

État du myocarde dans l'artérite chronique des coronaires (plaques atrophiques du cœur, etc.. (*Bulletins de la Société médicale des hôpitaux*, 10 juin 1887).

Le tissu élastique du cœur dans les scléroses cardiaques d'origine vasculaire. En collaboration avec M. Nicolle (*Bulletins de la Société anatomique*, 1888).

Études sur le cœur sénile (Notes et observations consignées dans la *thèse* du docteur Odriozola sur le même sujet. Paris, 1888).

Phlébite rhumatismale. — (*Gazette médicale de Paris*, 1884).

Hydarthrose dans la phlegmatia alba dolens (*Bulletins de la Société clinique de Paris*, 1878).

Système nerveux. — Paralysie faciale compliquée de névralgie du trijumeau (*Bulletins de la Société clinique*, 1878).

Paralysie faciale compliquée de troubles divers de la sensibilité (Observations consignées dans la *thèse* du docteur Despaigne. Paris, décembre 1888).

Paralysie faciale dans l'urémie (Observations et réflexions consignées dans la *thèse* du docteur Bernard. Paris, 1885).

Zona ophthalmique compliqué de paralysie faciale (*Archives de physiologie normale et pathologique*, 1882).

Zona du plexus cervical, compliqué de paralysie faciale (Observations consignées dans la *thèse* du docteur Despaigne, 1888).

Zona lombaire et sacré secondaire aux affections génito-urinaires (*Bulletins de la Société clinique*, 1881, p. 195).

Hémorrhagie cérébrale et méningée chez le nouveau-né (*Bulletins de la Société anatomique*, 1879).

Troubles hémiplégiques de la sensibilité dans le pyopneumothorax (*Bulletins de la Société clinique*, 1880).

Tic (Article du *Dictionnaire Jaccoud*).

Bégaiement avec tics multiples (*Gazette médicale de Paris*, 1883).

Hystérie et saturnisme (*Bulletin médical*, août 1887).

Hystérie mercurielle (*Bulletins de la Société médicale des hôpitaux*, 1887).

Paralysies mercurielles (*Académie des sciences*, janvier 1887, et *Archives de physiologie normale et pathologique*, mai 1887).

Tremblement mercuriel (note) (*Bulletins de la Société clinique* et *France médicale*, 1888).

Hystérie et lésions matérielles antérieures (Observations consignées dans la *thèse* du docteur Furet. Paris, 1888).

Troubles fonctionnels du pneumogastrique (*Thèse d'agrégation*. Paris, 1883).

Voleuses honnêtes, esquisse médico-légale (*Gazette médicale de Paris*, 1887).

Voies respiratoires. — Note à propos de l'anatomie normale des bronches (*Bulletins de la Société anatomique*, 1885).

Pneumonie intermittente (*Gazette des hôpitaux*, 1874).

Pleurésie et péricardite purulentes chez un nouveau-né (*Bulletins de la Société clinique*, 1879).

Sidérose pulmonaire (Observations publiées dans la *thèse* de Regimbeau : Pneumono-konioses, Paris, et *Bulletins de la Société anatomique*).

Articles : Parasites du poumon, néoplasme du poumon, suffocation (*Nouveau dictionnaire de médecine et de chirurgie pratiques*).

Voies digestives. — Typhlite. Cirrhose hépatique chez un enfant de seize ans (*Bulletins de la Société clinique*, 1879).

Gastrite scléreuse. Cirrhose gastrique et péritonéale (*Ibid*).

Origine infectieuse de certains ulcères simples de l'estomac ou du duodénum (*Bulletins de la Société médicale des hôpitaux*, 1888, et *Comptes rendus de l'Académie des sciences*, 1888).

Empoisonnement par l'acide chlorhydrique. En collaboration avec M. Vaquez (*Archives de physiologie normale et pathologique*, n° du 25 décembre 1888, nouvelle série).

Foie. — Cancer primitif du foie (*Bulletins de la Société anatomique*, 1878).

Abcès du foie et du cerveau chez un alcoolique (*Ibid.*, 1877).

Mécanisme de la suppuration des kystes hydatiques du foie (*Ibid.*, 1888).

Accidents hépatiques consécutifs à la présence d'un Tænia solium (*Revue de médecine*, 1881).

Ascite curable dans la cirrhose alcoolique du foie (*Bulletin de la Société médicale des hôpitaux*, 1886).

Épanchements chyliformes du péritoine. — (Deux mémoires, *Revue de médecine*, 1884-1885).

Appareil génito-urinaire. — Vaginalite suppurée chez le nouveau-né (*Bulletins de la Société anatomique*, 1875).

Hydrocèle congénitale suppurée chez un enfant de onze mois (*Ibid*).

Tumeurs du testicule (sarcome, 1876 ; carcinome, 1876 ; lymphadénome, 1876-1877).

Hydatides de l'ovaire (*Bulletins de la Société anatomique*, 1885).

Ovarite suppurée. Mort subite (*Ibid.*, 1884).

Corps étranger de la vessie (porte-plume) (*Ibid.*, 1876).

Rupture du rein droit, fracture du crâne, etc. (*Ibid*).

Néphrite interstitielle ; urémie chronique délirante (*Bulletins de la Société clinique*, 1879).

Albuminurie dans la lymphangite (*Gazette des hôpitaux*, 1876).

Anatomie pathologique. — Carcinome primitif du corps thyroïde (*Bulletins de la Société anatomique*, avril 1887).

Fibrome fasciculé de la capsule surrénale (*Ibid.*, 1888).

Tuberculose primitive des capsules surrénales (*Ibid*).

Adénome du foie dans un cas de cirrhose hépatique (Observation de M. Bruhl, parue dans la *Revue de médecine*, 1888).

Sarcome de l'orbite chez un enfant (*Bulletins de la Société anatomique*, 1876).

Fibro-sarcome enkysté de la région deltoïdienne (*Ibid*).

Hygiène. — Essai sur l'hydrargyrisme professionnel (*Société de médecine publique et d'hygiène profession-nelle. — Revue de l'hygiène*, janvier 1889).

Tératologie. — Monstre unitaire-hémimélie. En collaboration avec le docteur Martin (*Journal de l'anatomie*, 1877).

Monstre pleuro-célosomien (*Ibid.*, 1876).

Vice de conformation du membre supérieur; absence de radius (*Bulletins de la Société anatomique*, 1875).

Les injections sous-cutanées d'éther (*Bulletins de la Société clinique*, 1879).

Application thérapeutique du chlorure de méthyle (*Bulletins de la Société médicale des hôpitaux*, 1884).

Articles publiés dans le *Dictionnaire de Jaccoud*:
Néoplasme du poumon.
Parasites du poumon.
Rétrécissement.
Salivation.
Sclérème.
Sclérodermie.
Suffocation.
Tic.

Leçons sur les maladies des voies digestives, par le professeur Damaschino, recueillies par le docteur M. Letulle. Paris, 1880.

LUYS, Médecin de la Charité. — (Voir l'*Index* de 1878).

° Le cerveau et ses fonctions, 1888.

° Atlas photographique du système nerveux, 1888.

° Les émotions chez les sujets en état d'hypnotisme, 1887.

° Structure du cerveau (*Encéphale*, 1888).

MARIE (Pierre), Médecin du Bureau Central. — Deux observations d'angine de poitrine dans l'hystérie (*Revue de médecine*, 1882).

Note sur l'état de la pupille chez les épileptiques (*Archives de neurologie*, 1882).

Lathyrisme et ergotisme (*Progrès médical*, 1883).

De la sclérose en plaques chez les enfants (*Revue de médecine*, 1883).

Contribution à l'étude et au diagnostic des formes frustes de la maladie de Basedow (*Thèse de doctorat*, 1883).

Travail d'ensemble sur la sclérose en plaques (*inédit*), couronné par l'Académie de médecine (prix Civrieux 1885).

Lathyrisme et béribéri (*Progrès médical*, 1883).

Revue générale sur l'aphasie (*Revue de médecine*, 1883).

Sclérose en plaques et maladies infectieuses (*Progrès médical*, 1884).

Sur la nature et sur quelques-uns des symptômes de la maladie de Basedow (*Archives de neurologie*, n° 16).

Spasmes musculaires au début des mouvements volontaires (maladie de Thomsen). En collaboration avec M. le docteur G. Ballet (*Ibid.*, n° 13).

Des troubles vertigineux dans le tabes. En collaboration avec M. le docteur Walton (*Revue de médecine*, 1883).

Contribution à l'étude de la paralysie hystérique sans contracture. En collaboration avec M. le docteur Souza-Leite (*Ibid.*, 1884).

Contribution à l'étude de la maladie de Thomsen (*Ibid.*)

Contribution à l'étude de l'hémiatrophie cérébrale par sclérose lobaire. En collaboration avec M. le docteur Jendrassit.

Névralgie et paralysie oculaire à retour périodique. En collaboration avec M. le docteur Parinaud (*Archives de neurologie*, n° 31),

Deux nouveaux cas de sclérose latérale amyotrophique suivis d'autopsie. En collaboration avec M. le professeur Charcot (*Ibid.*, n°s 28 et 29).

Hémiplégie cérébrale infantile et maladies infectieuses (*Progrès médical*, septembre 1885).

Statistique de la consultation externe de la Salpêtrière pendant le 1er semestre 1885. En collaboration avec M. Azoulay (*Ibid.*, 1885).

Intoxication mercurielle dans les tics. En collaboration avec M. A. Londe (*Société d'hygiène publique*, 1885).

Contribution à l'étude de quelques-unes des formes cliniques de la myopathie primitive progressive. En collaboration avec M. le docteur Georges Guinon (*Revue de médecine*, 1885).

Note sur l'ovarite dans la chorée de Sydenham (*Progrès médical*, 1886).

Sur une forme particulière d'atrophie musculaire progressive débutant par les pieds et les jambes, etc... En collaboration avec M. le professeur Charcot (*Revue de médecine*, 1886).

Maladie de Thomsen (ARTICLE du *Dictionnaire encyclopédique*).

Hémiplégie spasmodique infantile (ARTICLE du *Dictionnaire encyclopédique*).

Paramyoclonus multiplex (*Progrès médical*, 1886).

Sur deux cas d'acromégalie (*Revue de médecine*, 1886).

Un cas de maladie de Basedow avec vitiligo (*France médicale*, 1886).

Sur la perte du réflexe rotulien dans le diabète sucré. En collaboration avec M. le docteur Georges Guinon (*Revue de médecine*, 1886).

De la déviation faciale dans l'hémiplégie hystérique. En collaboration avec M. le docteur Brissaud (*Progrès médical*, 1887).

La paralysie de Panama (béribéri) (*Ibid.*)

Note sur l'étiologie de l'épilepsie (*Ibid.*)

Contribution à l'étude de l'hémiatrophie de la langue dans le tabes. En collaboration avec M. le docteur P. D. Koch (*Revue de médecine*, 1888).

L'acromégalie (*Revue iconographique*, 1888-1889).

MARTIN (HIPPOLYTE), Médecin du Bureau Central. — Recherches sur la structure et le développement des bactériens ou vibrioniens (*Société de biologie*, 25 mars 1876).

Recherches sur la structure des spermatozoïdes (*Ibid.*, 13 mai 1876).

De la mortalité des enfants des épileptiques ; influence de cette mortalité sur les statistiques ayant pour but d'élucider la question d'hérédité (*Annales médico-psychologiques*, 5e série, t. XX, novembre 1878).

De l'alcoolisme des parents considéré comme cause d'épilepsie chez leurs descendants (*Ibid.*, 6e série, t. I, janvier 1879).

Recherches anatomo-pathologiques et expérimentales sur le tubercule ; tuberculose des séreuses et du poumon chez l'homme, le lapin et le singe ; tuberculose expérimentale (*Thèse de doctorat*, février 1879, 168 pages, avec figures dans le texte et une planche en chromolithographie).

Tuberculose des séreuses et du poumon. Pseudo-tuberculose expérimentale (*Archives de physiologie*, 1880, p. 130, avec deux planches).

Nouvelles recherches sur la tuberculose spontanée et expérimentale des séreuses ; tuberculose et scrofulose (*Ibid.*, 1881, p. 49, avec 2 planches en chromolithographie).

Recherches sur les propriétés infectieuses du tubercule. Tuberculose infectante et tuberculose non infectante ou fausse tuberculose (*Ibid.*, 1881, p. 272).

Contribution expérimentale à l'étude des rapports qui paraissent exister entre la tuberculose et la scrofulose (*Revue de médecine*, t. II, 1881, p. 289).

Sur la transformation du tubercule vrai ou infectieux en corps étranger inerte sous l'influence de hautes températures et de réactifs divers (*Ibid.*, 1882, p. 905).

Recherches sur la pathogénie des lésions athéromateuses des artères (*Ibid.*, 1881, p 32).

Recherches sur la nature et la pathogénie des lésions viscérales consécutives à l'endartérite oblitérante et progressive (scléroses dystrophiques) (*Ibid.*, 1881, p. 369, avec figures dans le texte).

Recherches sur la structure de la fibre musculaire striée et sur les analogies de structure et de fonctions entre le tissu musculaire et les cellules à bâtonnets (protoplasma strié) (*Archives de physiologie*, 1882, p. 465, avec planche lithographiée).

Recherches sur la pathogénie des endocardites et des scléroses cardiaques (*Revue de médecine*, 1883, p. 81).

Recherches ayant pour but de démontrer la fréquence de la tuberculose consécutive à l'inoculation du lait vendu à Paris sous les portes cochères (*Ibid.*, 1884, p. 150).

Faits cliniques et expérimentaux pour servir à l'histoire de l'hérédité de la tuberculose. En collaboration avec M. Landouzy (*Ibid.*, 1883, p. 1014).

De la scrofule ; rapports anatomiques et cliniques de la scrofulose avec la tuberculose (*Ibid.*, 1884, p. 773).

Recherches expérimentales ayant pour but de transformer le tubercule vrai ou infectieux en corps étranger inerte. En collaboration avec le professeur Parrot (*Ibid.*, 1883, p. 809).

Considérations générales sur la pathogénie des scléroses dystrophiques consécutives à l'endartérite oblitérante progressive (*Ibid.*, 1886, p. 1).

De l'athérome artériel généralisé et de son influence sur la nutrition des organes (*Mémoires de l'Académie de médecine*, t. XXXIV. — Mémoire ayant obtenu le *prix de l'Académie* en 1882).

Étude critique des opinions diverses qui ont cours aujourd'hui dans la science sur l'étiologie et la nature du lupus (*Annales de dermatologie et de syphiligraphie*, 2e série, t. IV, p. 647 et 699).

Sur quelques faits expérimentaux relatifs à l'histoire de l'hérédo-tuberculose (inoculation de sperme de cobayes tuberculeux). En collaboration avec M. Landouzy (*Études expérimentales et cliniques sur la tuberculose*, du professeur Verneuil, t. I, 1887, p. 59).

Recherches ayant pour but de prouver qu'après un séjour variable dans un organisme réfractaire, les microbes tuberculeux peuvent conserver encore à des degrés divers leurs propriétés infectieuses (*Ibid.*, t. II, 1888, p. 362).

Note sur quelques premiers essais de vaccination antituberculeuse (*Ibid.*, p. 391).

Note sur la tuberculose miliaire du foie, consécutive à l'inoculation de bacilles dans le sang chez le lapin. En collaboration avec le docteur Ledoux-Lebar (*Comptes rendus de la Société de biologie*, 1888).

Note sur la culture du bacille de la tuberculose (*Archives d'anatomie pathologique et de pathologie expérimentale*, n° 1, planche 2 : héliogravure d'après photographies).

MAURIAC (CHARLES), **Médecin de l'Hôpital du Midi.** — (Voir l'*Index* de 1878).

  *Mémoire sur les **affections** syphilitiques précoces des centres nerveux. — Masson, 1879, in-8° de 200 pages.

Myopathies syphilitiques. — Masson, 1878, in-8° de 208 pages.

Onanisme et excès vénériens (*Dictionnaire de médecine et de chirurgie pratiques*, t. XXIV).

  *Contribution à l'étude des amblyopies symptomatiques de la syphilose cérébrale. — Delahaye, éditeur, 1878, br. in-8° de 16 pages.

  *Étude clinique et critique sur quelques ulcérations du pli de l'aine. Du bubon d'emblée. — Delahaye, 1880, in-8° de 43 pages.

Esquisse historique et caractères généraux des maladies vénériennes. — Balitout et Questroy, éditeurs.

  *Diagnostic, pronostic et traitement du chancre syphilitique (*France médicale*, 1880, in-8° de 47 pages).

Étude clinique sur les paralysies pseudo-syphilitiques et sur le traitement par les aesthésiogènes. En collaboration avec M. le docteur R. Vigouroux (*Progrès médical*, 1881, in-8° de 31 pages).

Mémoire sur l'excision du chancre syphilitique. — Masson, éditeur, 1881, in-8° de 16 pages.

Phlegmons et abcès uréthro-périnéaux symptomatiques de la blennorrhagie (*Gazette des hôpitaux*, 1880).

Formes cliniques, pathogénie et traitement de la rétention d'urine dans le cours de la blennorrhagie (*Progrès médical*, 1880).

Note sur quelques formes insolites de l'érythème cubébocopahique (*Annales de dermatologie*, 1880).

Traitement de l'adénopathie virulente ou chancrelleuse au moment de son apparition (*Journal de médecine et de chirurgie pratiques*, 1880).

Leçons sur les formes, l'histologie, les variétés du chancre syphilitique (traduites et publiées en espagnol : *Revista de medicina y cirurgia praticos*. Madrid, 1880).

Leçon sur les coïncidences pathologiques du chancre infectant (*Gazette des hôpitaux*, 1880).

Leçon sur les complications du chancre infectant (*Union médicale*, 1880).

Leçon sur les adénopathies syphilitiques primitives (*Journal de médecine* de Bordeaux, 1880).

Leçon sur les troubles contitutionnels qui se manifestent pendant la période prodomique de la syphilis (*Lyon médical*, 1880).

Recherches cliniques sur les néphropathies pendant les premières phases de la syphilis.

Recherches statistiques sur les maladies vénériennes à Paris depuis 1878 jusqu'à 1881 ; leur augmentation. — Fréquence actuelle du chancre simple.

Cas rares de tumeurs périurétbrales blennorrhagiques (*Société médicale de Paris*, 1881).

Leçon sur les coopérites (*Gazette des hôpitaux*, 1880).

*Leçons cliniques sur les maladies vénériennes, professées à l'hôpital du Midi. — J.-B. Baillère, éditeur, 1883, in-8° de 1072 pages.

*Mémoire sur les affections syphilitiques précoces du tissu cellulaire sous-cutané. — Masson, 1881, in-8° de 74 pages.

Excision d'un chancre syphilitique à la 48ᵉ heure de sa durée (*Annales de dermatologie*, 1881).

*Syphilis tertiaire dermo-hypodermique des organes génito-urinaires, pseudo-chancres infectants. Capiomont et Renault.

Pathologie générale de la syphilis tertiaire. — Capiomont, 1886.

*Mémoire sur la syphilose du rein. — Asselin, 1887.

*Sclérose des corps caverneux (*Gazette hebdomadaire*, 1887).

*Thérapeutique générale de la syphilis (*Bulletin de la Société médicale des hôpitaux*, 1887).

Glossopathies syphilitiques (*Semaine médicale*, 1888).

*Syphilose du larynx, de la trachée et des bronches (*Archives générales de médecine*, 1888).

Syphilis tertiaire du poumon (*Gazette des hôpitaux*, 1888).

Comment on doit traiter la blennorrhagie (*Revue générale de médecine et de thérapeutique*, 1887).

MERKLEN, Médecin du Bureau Central. — Étude sur l'anurie (*Thèse de doctorat*. Paris, 1881).

Des manifestations cutanées du paludisme. En collaboration avec M. le professeur Verneuil (*Annales de dermatologie et de syphiligraphie*, 1882-1883).

Note sur la périsplénite et la pleurésie diaphragmatique dans le cours de la fièvre typhoïde (*Bulletins de la Société clinique*, 1883).

Sur deux cas de cirrhose hypertrophique avec ictère (*Revue de médecine*, 1882).

Inoculation tuberculeuse ; tubercule anatomique et lymphangite tuberculo-gommeuse (*Bulletins de la Société médicale des hôpitaux*, 1885).

De la tachycardie dans l'adénopathie trachéo-bronchique et la coqueluche (*Ibid.*, 1887).

Contribution à l'étude de l'albuminurie intermittente périodique (*Archives de médecine*, 1886).

Articles : Urémie et herpétisme, du *Dictionnaire encyclopédique des sciences médicales*.

MESNET (E), **Médecin de l'Hôtel-Dieu.** (Voir l'*Index* de 1878.)

*Hémoglobinurie à frigore. Mémoire présenté à l'Académie de médecine (*Archives générales de médecine*, mai 1881).

*Délires impulsifs. Pathogénie (Rapport à l'*Académie de médecine*. — *Bulletin* du 16 mai 1883).

*Sclérose en plaques (*Ibid.*, 16 décembre 1884).

*Revision de la loi de 1838 sur les aliénés (Mémoire présenté à l'*Académie de médecine*. — *Bulletin* du 19 février 1884).

* Choléra. — Séméiotique abdominale et cérébrale (Travail présenté à l'*Académie de médecine*. — *Bulletin* du 8 juillet 1884).

* Hémichorée symptomatique des affections cérébrales (Rapport à l'*Académie de médecine*. — *Bulletin* du 24 novembre 1885).

* Somnambulisme spontané et provoqué (Étude médico-légale. — *Bulletin* du 15 mars 1887).

* Un accouchement dans le somnambulisme (Étude médico-légale. — *Bulletin* du 12 juillet 1886).

* Considérations sur les fausses rages. — Délire hydrophobique (1887).

* Rapports de la paralysie générale et de la syphilis cérébrale (Rapport à l'*Académie de médecine*. — *Bulletin* du 13 novembre 1888).

MOIZARD, Médecin de l'Hôpital Tenon. — Pleurésie purulente et pleurotomie antiseptique précoce (*Revue des maladies de l'enfance*, t. II. p. 456.—*Journal de médecine et de chirurgie pratiques*, 1883-1884. — *Thèse* Le Couëdic, 1885).

Pneumothorax et antisepsie pleurale (*Société médicale des hôpitaux*, juillet 1888).

Traitement de la coqueluche par les pulvérisations intra-nasales antiseptiques (*Journal de médecine et de chirurgie pratiques*, 1887.— *Thèse* Barlot, Paris, 1888. — *Thèse* Berriat, Bordeaux, 1887).

Étude sur les hémorrhagies graves à la suite du phlegmon amygdalien (*Journal de médecine et de chirurgie pratiques*, 1888).

MOUTARD-MARTIN (R), Médecin de l'Hôpital Saint-Antoine.

Luxation tibio-tarsienne en avant et en dehors, compliquée de fractures multiples (*Bulletins de la Société anatomique*, 1873, p. 381).

Kyste dermoïde du ligament large, diagnostiqué avant la gastrotomie; opération, guérison (*Ibid*. 1874. p. 182).

Section d'une artère par un os fracturé (*Ibid*., p. 556).

Rétrécissement congénital de l'aorte. Athérome. Hypertrophie du cœur. Absence d'une des valvules sigmoïdes (*Ibid*., p. 737).

Symphyse cardiaque. Tuberculisation aiguë du péricarde (*Ibid*., p. 820).

Tuberculisation génito-urinaire (*Ibid*., p. 821).

Rétrécissement et insuffisance de l'orifice aortique et de l'orifice mitral. Mort par catharre suffocant avec expectoration albumineuse (*Ibid*., p. 866).

Hépatite suppurée. Phlébite par voisinage des veines sus-hépatiques (*Ibid*., p. 868).

Appendice diverticulaire de l'intestin grêle (*Ibid*., 1875, p. 30).

Atrophie insolite d'un rein chez une femme morte d'urémie (*Ibid*).

Syphilis hépatique interstitielle et gommeuse. Tumeurs fluctuantes multiples sur les membres. Érysipèle (*Ibid*., p. 284).

Tuberculisation généralisée. Tubercules du cerveau, du cervelet et de la moelle épinière (*Ibid*., p. 486).

Rétrécissement aortique et aortite chronique chez un enfant de deux ans (*Ibid*., p. 775).

Sarcome du sein droit chez un homme de 72 ans (*Ibid*., 1876, p. 20).

Enfoncement du côté droit du thorax. Déchirure du foie et du rein. Entorse du genou (*Ibid.*, p. 33), Ostéo-myélite suppurée de forme et d'allures insidieuses (*Ibid.*, p. 76).

Suite de l'ablation d'un testicule cancéreux. Récidive dans la cicatrice. Généralisation aux ganglions lombaires, au foie, aux poumons et au sein droit (*Ibid.*, p. 96).

Fracture de la rotule (*Ibid.*, p. 220).

Retrécissement infranchissable de l'urèthre, infiltration d'urine (*Ibid.*, p. 306).

Cancer primitif de la rate suivi de généralisation. En collaboration avec M. Affre (*Ibid.*, p. 328).

Tumeur blanche du genou. Mouvements de latéralité. Intégrité des ligaments latéraux (*Ibid.*, p. 379).

Tumeur blanche du genou. Mouvements de latéralité (*Ibid.*, p. 497).

Tumeur blanche du genou. Mouvements de latéralité (*Ibid.*, p. 509).

Retrécissement congénital de l'aorte (*Ibid.*, p. 521).

Myxôme hémorrhagique (*Ibid.*, p. 599).

Des mouvements de latéralité de l'articulation du genou. Étude sur la cause et la valeur de ce signe dans les cas de tumeur blanche (*Ibid.*, p. 626).

Cancer du testicule (*Ibid.*, p. 657).

Fracture du crâne avec enfoncement. Hémiplégie des membres seulement. Trépanation (*Ibid.*, p. 706).

Érythème marginé rhumatismal généralisé à tout le corps et devenu bulleux (*France médicale*, 1876, p. 429-437).

Coexistence du cancer, du tubercule et de l'emphysème (*Bulletins de la Société anatomique*. 1877 p. 471).

Note sur un cas d'occlusion intestinale (*Bulletins de la Société clinique*, 1877, p. 182).

Anatomie pathologique de la pleurésie hémorrhagique (*Bulletins de la Société anatomique*, 1878, p. 80).

* Études sur les pleurésies hémorrhagiques néo-membraneuses, tuberculeuses et cancéreuses. (*Thèse inaugurale*, 19 janvier 1878).

* Étude expérimentale et clinique sur les mouvements de latéralité du genou. Causes et valeur de ce signe dans le cas de tumeur blanche (*Revue mensuelle de médecine et de chirurgie*, 1879, p. 795).

Causes de la mort par injection intra-veineuse de lait et de sucre. En collaboration avec Ch. Richet (*Comptes rendus de l'Académie des sciences*, 14 juillet 1879, t. LXXXIX, p. 107, et *Mémoires de la Société de Biologie*, 1879).

Influence du sucre injecté dans les veines sur la sécrétion rénale. En collaboration avec Ch. Richet (*Ibid.*, t. LXXXIX, 28 juillet 1879, p. 240).

Effet des injections intra-veineuses de sucre et de gomme. En collaboration avec M. Ch. Richet (*Ibid.*, 12 janvier 1880. t. LXXXX, p. 98).

De quelques faits relatifs à la secrétion urinaire. En collaboration avec Ch. Richet (*Ibid.*, 26 janvier 1880, t. LXXXX, p. 186).

Effets des injections d'urée et élimination de l'urée. En collaboration avec Ch. Richet (*Ibid.*, 28 février 1881, t. CII, p. 465).

* Recherches expérimentales sur la polyurie. En collaboration avec Ch. Richet (*Archives de physiologie*, 1881, p. 1 à 48).

Endocardite ulcéreuse. Péricardite (*Bulletins de la Société anatomique*, 1881, p. 565).

Retrécissement de l'artère pulmonaire préartériel avec communication inter-ventriculaire. Tuberculisation pulmonaire (*Bulletins de la Société médicale des hôpitaux*, 1883, p. 200).

Pleurésie hémorrhagique chez un homme de soixante-quatorze ans, guéri après une seule ponction (*Ibid.*, p. 77).

Sur les épanchements pleuraux et sur la valeur diagnostique des épanchements hémorrhagiques (*Bulletins de la Société anatomique*, 1887, p. 153).

Obstruction des voies biliaires. Dilatation énorme de la vésicule avec cancer primitif du pancréas. Pleurésie alvéolaire (*Ibid.*, p. 342).

Asystolie. Athérome. Calcification avec rétrécissement des deux artères coronaires. Énorme augmentation de volume du cœur. Dégénérescence amyloïde du myocarde. En collaboration avec M. Letulle (*Ibid.*, p. 348).

NETTER, Médecin du Bureau central. — Pneumonie mortelle chez deux conjoints. Intervention possible de la grippe. Présence certaine du pneumocoque (*Société clinique*, 11 mars 1886).

Péricardite fibrineuse, méningite cérébro-spinale, déterminées par le pneumonococcus sans pneumonie lobaire coïncidente. Influence probable du pneumonococcus sur la production d'autres maladies : pleurésie, broncho-pneumonie, broncho-alvéolite fibrineuse hémorrhagique, endocardite infectieuse (*Société anatomique*, 19 mars 1886).

Pleuro-pneumonie fibrineuse du cobaye, du lapin, de la souris, du rat, après inoculation des produits d'une endocardite végétante rencontrée chez une malade atteinte de pneumonie lobaire. Contribution à l'étude du pneumocoque (*Ibid.*, 9 avril 1886).

Endocardite végétante ulcéreuse d'origine pneumonique (*Archives de physiologie*, août 1886, une planche).

De la méningite due au pneumocoque (avec ou sans pneumonie) (*Archives générales de médecine*, mars, avril, juillet 1887, une planche).

Présence du micro-organisme de la pneumonie dans la bouche de sujets sains (*Bulletin médical*, 1er mai 1887).

De la pleurésie purulente à pneumocoques sans pneumonie (*Bulletins de la Société anatomique*, 29 juillet 1887).

Du microbe de la pneumonie dans la salive (*Comptes rendus de la Société de biologie*, 29 juillet 1887).

Du microbe de Friedlaender dans la salive, et des réserves qu'il convient de faire au sujet de son influence pathogène chez l'homme, au moins dans les cas de pneumonie (*Ibid.*, 24 décembre 1887).

Note sur un cas de méningite suppurée à pneumocoques, compliquant une tumeur cérébrale. Infection par les fosses nasales. Présence normale des pneumocoques dans le mucus nasal de sujets sains (*Société anatomique*, 10 février 1888).

Contagion de la pneumonie (*Archives générales de médecine*, mai, juin, juillet 1888).

De la pleurésie purulente consécutive à la pneumonie, et de la pleurésie purulente pneumococcique primitive (*Société médicale des hôpitaux*, décembre 1888).

Du streptococcus pyogenes dans la salive de sujets sains (*Comptes rendus de la Société de biologie*, 27 juillet 1888).

De l'endocardite végétante ulcéreuse dans les affections des voies biliaires. En collaboration avec M. Martha (*Archives de physiologie*, 15 juillet 1886, une planche).

Présence normale de deux microbes pathogènes (staphylococcus aureus et bacille court) dans le cholédoque. Infections expérimentales après ligature du cholédoque. Infections de même nature au cours d'affections du foie et des voies biliaires de l'homme (*Bulletins de la Société anatomique*, 29 octobre 1886).

Recherches bactériologiques sur les otites moyennes aiguës (*Annales des maladies de l'oreille*, octobre 1888, 2 planches).

Carie du rocher. Phlébite suppurée du sinus latéral et de la jugulaire interne. Infarctus pulmonaires suppurés et gangréneux. Abcès du cervelet par contiguïté. Présence simultanée dans le sang d'agents pyogènes et saprogènes. En collaboration avec M. Delpeuch (*Bulletins de la Société anatomique*, 5 octobre 1888).

Cancer du rein gauche: généralisation aux poumons et aux ganglions bronchiques. Néphrite interstitielle préexistante (*Société anatomique*, 4 juin 1886).

Gangrène pulmonaire déterminée par une perforation œsophagienne consécutive au ramollissement et à l'élimination d'un ganglion bronchique (*Ibid.*, 8 octobre 1886).

Diagnostic précoce d'une forme de tuberculisation pulmonaire à début pleurétique (*Thèse inaugurale*, 1883).

Développement irrégulier des artères, cause de divers états morbides (*Archives générales de médecine*, novembre 1883).

Des poisons chimiques qui se développent dans les matières organiques en voie de décomposition, et des maladies qu'ils peuvent déterminer (*Ibid.*, 1885).

Rapport de MM. Koch et Gaffky sur les travaux de la mission allemande du choléra en Égypte et dans l'Inde (*Bulletin médical*, décembre 1887).

OLLIVIER (Auguste), **Médecin de l'Hôpital des Enfants-Malades.** — Voir l'*Index* de 1878.

De la goutte spinale (*Archives de physiologie normale et pathologique*, 1878, p. 156).

De la glycosurie dans l'asphyxie par la vapeur de charbon (*Archives générales de médecine*, 1879, t. I, p. 513).

De l'orchite typhoïdique (*Revue de médecine*, 1883, t. III, p. 829 et 960).

De quelques troubles trophiques de la peau dans l'ataxie locomotrice (*Union médicale*, 1883, 3e série, t. XXXIII, p. 421).

Nouvelles recherches sur la pathogénie de l'angine herpétique (*Ibid.*, 1884).

Des modifications cutanées de la chorée chez les enfants (*Revue mensuelle des maladies des enfants*, 1884, p. 178).

De l'hématémèse non cataméniale d'origine hystérique (*Association française pour l'avancement des sciences*, Congrès de Nancy, 1886).

* Études d'hygiène publique, 1re série : Fièvre typhoïde. — Diphtérie. — Rougeole. — Scarlatine. — Varicelle. — Tuberculose. — Oreillons (1 vol. in-8°, 1886).

* Études d'hygiène publique, 2e série : Diffusion de la rougeole à Paris et moyens d'y remédier. — Prophylaxie des maladies contagieuses chez les enfants. — Le chien et les kystes hydatiques chez l'homme. — La rage chez les enfants. — La fièvre typhoïde à Paris et sa prophylaxie. — L'impétigo contagieux et l'inspection des écoles. — Le choléra infantile. — La pelade et l'école (1 vol. in-8°, 1888).

*Études de pathologie et de cliniques médicales : Pyrexies. — Maladies d'origine gravidique. — Angine herpétique. — Maladies du cœur et des vaisseaux. — Maladies des reins. — Maladies du système nerveux. — Intoxications.

La rougeole dans les milieux où se trouvent de très jeunes enfants : salles d'asile et crèches (*Bulletins de l'Académie de médecine*, 1888, p. 295).

Note sur la contagiosité de la vulvo-vaginite des petites filles (*Ibid.*, p. 561).

Acrodynie et arsenicisme. Rapport sur les communications de MM. Vidal, Marquez et Dubrandy, d'Hyères (*Ibid.*, p. 617).

Rapport général sur les épidémies en 1887 (*Mémoires de l'Académie de médecine*, 1888, t. XXXVI).

OULMONT, Médecin de l'Hôpital Tenon. — Cancer de la trachée (*Bulletins de la Societe anatomique*, 1875).

Leucocythémie (*Ibid.*).

Maladie d'Addison (*Ibid.*).

Rougeole anormale. — Caillots kystiques du cœur (*Ibid.*, 1876).

Entérite ulcéreuse à forme spéciale (*Ibid.*).

Hémianesthésie temporaire de cause cérébrale (*Ibid.*, 1877).

Syphilis osseuse et viscérale (*Ibid.*).

Petit rein jaune, dernier degré de la néphrite parenchymateuse (*Ibid.*).

Hémiplégie avec aphasie droite, par un foyer coupant le faisceau pédiculo-frontal inférieur gauche (*Ibid.*).

Tuberculose et pneumonie caséeuse. — Résumé des leçons du professeur Charcot (*Revue mensuelle de médecine et de chirurgie*, 1877, n° 1).

Répartition des troubles de la sensibilité dans le tabes dorsal (*Bulletins de la Société de biologie*, 1877).

Retour de la sensibilité sous l'influence des applications métalliques dans l'hémianesthésie d'origine cérébrale (*Progrès médical*, n° 20, 1877).

Étude clinique sur l'athétose (*Thèse de doctorat*, 1878).

De l'athétose (*Revue mensuelle de médecine et de chirurgie*, 1878).

Des affections cardiaques, et en particulier des lésions valvulaires sans souffle (*France médicale*, 1881).

Crises d'uréthralgie dans l'ataxie locomotrice (*Gazette médicale de Paris*, 1881).

Anévrysme de l'aorte et pneumonie chronique (*Progrès médical*, 1881).

Douleurs fulgurantes et myalgie des membres inférieurs chez un diabétique (*Gazette médicale de Paris*, 1881).

Influence de la paralysie infantile sur le développement ultérieur de l'atrophie musculaire progressive (*Gazette hebdomadaire de médecine et de chirurgie*, 1881).

Infection purulente dans le cours d'une thyroïdite suppurée non ouverte (*France médicale*, 1880).

Diagnostic du cancer du poumon (*Revue thérapeutique médico-chirurgicale*, 1880).

Paralysie spinale aiguë de l'adulte développée au cours d'une ataxie locomotrice progressive (*Gazette médicale de Paris*, 1882).

PAUL (Constantin), **Médecin de l'Hôpital Lariboisière.** — (Voir l'*Index* de 1878).

Note sur un nouveau procédé clinique de mensuration du cœur (Présentée au *Congrès de l'Association pour l'avancement des sciences*. Paris, 24 août 1878).

Diagnostic et traitement des maladies du cœur et des anévrysmes thoraciques (*Leçons faites à l'hôpital Saint-Antoine* pendant l'année scolaire 1877-1878). — Un fort volume avec tracés topographiques des bruits du cœur, figures anatomiques et tracés graphiques, 1883, couronné par l'*Académie des sciences* (prix Monthyon 1884), et par la *Faculté de médecine* (prix Châteauvillard), 1885. — Deuxième édition, revue et augmentée, 1887.

Du traitement du tremblement par les bains galvaniques (*Congrès de Reims, 1880*)

Nouveaux cas de tremblement guéris par les bains galvaniques (1881).

D'un nouveau signe de la scrofule fourni par les boucles d'oreille (1881).

Du stéthoscope flexible biauriculaire (1881)

Traitement des tumeurs érectiles par la vaccination (1882).

Rapport sur les eaux minérales (1883).

Thermomètre à indications locales (1884).

Du traitement de la gangrène pulmonaire par les inhalations antiseptiques (1884)

De la fonction des ventricules latéraux du cerveau 1884).

Rapport sur les eaux minérales de la France (1885).

Formation des hôpitaux civils (1887).

Mémorial thérapeutique annuel (1879-1889).

PETER, Médecin de l'Hôpital Necker. — Voir l'*Index* de 1878).

*Leçons de clinique médicale, 2 vol. 1880.

PROUST, Médecin de l'Hôtel-Dieu. — (Voir l'*Index* de 1878).

*Contribution à l'étude de la myélite aiguë (Congrès de Genève) (*Revue mensuelle de médecine et de chirurgie, 1878*).

* De l'action des aimants sur quelques troubles nerveux (*Journal de thérapeutique, 1879*).

*Contributions à l'anatomie pathologique de la paralysie générale spéciale, etc. (1er octobre 1883, n° 7).

*Le choléra. — Étiologie et prophylaxie (1883)

*Exposé des titres et travaux scientifiques (1885).

*Rapport sur les prix de l'Académie de médecine de 1883-1884 (Séance du 19 mai 1885).

*De la désinfection à bord (Séance de l'*Académie de médecine* du 1er février 1887).

*Peste, définition historique (Extrait du *Dictionnaire de médecine et de chirurgie pratiques*).

*Discours sur le choléra (*Académie de médecine*. 29 juillet)

QUINQUAUD, Médecin de l'Hôpital Saint-Louis. — Sur la respiration des végétaux aquatiques immergés. Méthode employée. En commun avec M. P. Schützenberger, professeur au Collège de France (*Comptes rendus de l'Académie des sciences*, 1873).

Nouvel appareil pour le dosage rapide de l'urée (*Thèse de Fouilhoux*, Paris, 1874).

Procédé d'analyse suivi pour les recherches sur la dénutrition du foie (*Moniteur scientifique*, 1876).

Méthode de dosage des matières azotées qui existent dans le sang (*Comptes rendus des séances de la Société de biologie*, 1878).

Appareil modifié de Schützenberger et Risler. Nouvel appareil pour le dosage de l'oxygène des liquides (*Chimie pathologique*, 1879).

Dosage de l'urée à l'aide de l'hypobromite de soude titré (*Moniteur scientifique*, de M. Quesneville, 1880).

Dosage de l'urée par la méthode de Knop modifiée. Dosage de l'urée par liqueur titrée à l'hypobromite de soude.

Modifications apportées au procédé de Gréhant pour mesurer l'exhalation d'acide carbonique par les poumons. En commun avec M. Gréhant (*Journal de l'anatomie*, 1882).

Technique de la mesure de la quantité de sang contenue dans l'organisme. En commun avec M. Gréhant (*Journal de l'anatomie et de la physiologie*, 1882).

Dosage par la voie sèche de l'oxyde de carbone dans un mélange gazeux. En commun avec M. Gréhant (*Ibid.*).

Méthode de dosage volumétrique et particulier de l'hémoglobine totale (*Comptes rendus de la Société de biologie*, 1882).

Modification du procédé de Gréhant et Quinquaud pour mesurer la force musculaire (*Ibid.*, 1884).

Recherches de l'ammoniaque dans le sang ou dans un liquide. En commun avec M. Gréhant (*Journal de l'anatomie*, 1884, p. 402).

Mesure du degré d'oxydation par le rapport des gaz du sang artériel aux gaz du sang veineux, ou mesure de la nutrition élémentaire, des oxydations interstitielles des échanges, à l'aide de l'analyse simultanée des gaz des sangs artériel, veineux, périphérique et du cœur droit (*Comptes rendus de la Société de biologie*, 1884, et *Journal de l'anatomie*, 1887).

Note sur une réaction des urines renfermant des albuminoïdes ou des corps analogues (Ibid., 1886).

Note sur le dosage de la glycose à l'aide des liqueurs titrées (*Ibid.*, 1886).

Procédé de dosage des formiates en dissolution dans l'eau ou dans un liquide organique. En commun avec M. Gréhant (*Archives de physiologie*, 1887).

Détails de technique pour l'analyse des formiates dans l'urine. En commun avec M. Gréhant (*Ibid.*).

Procédé très exact pour recueillir l'air expiré et en faire l'analyse endiométrique (*Journal de l'anatomie et de la physiologie*, 1887).

Appareil employé pour faire respirer la levure. En commun avec M. Gréhant (*Comptes rendus de la Société de biologie*, 1888, p. 399).

Dosage de solutions étendues de glucose par la fermentation. En commun avec M. Gréhant (*Ibid.*, 1888).

Étude sur l'hémoglobine (dosage à l'aide d'un spectro-photomètre) (*Archives générales de médecine*, 1882).

Sur les effets de l'insufflation des poumons par l'air comprimé. En commun avec M. Gréhant (*Comptes rendus de l'Académie des sciences*, 1885).

13

Mesure de la pression nécessaire pour déterminer la rupture des vaisseaux sanguins. En commun avec M. Gréhant (*Journal de l'anatomie et de la physiologie*, 1886).

Étude expérimentale d'un nouveau calorimètre. Chaleur animale (*Ibid.*, 1887).

Physique appliquée à la physiologie végétale. Nouvelles études de physiologie végétale (*Comptes rendus des séances et mémoires de la Société de biologie*, 1887).

Physique appliquée à la gynécologie. Thermométrie (Le *Puerpérisme infectieux*, 1882).

Application de la physique à la pathologie (*Archives générales de médecine*, 1882).

Sur le spectre d'absorption produit par le chlorhydrate de kairine sur le sang (*Comptes rendus de la Société de biologie*, 1884).

Note sur la fonction analytique du foie (*Moniteur scientifique*, 1876).

De la reproduction artificielle de la dénutrition, spécialement dans le foie (*Comptes rendus de la Société de biologie*, 1877).

Note sur la digestion et la nutrition (*Comptes rendus des séances de la Société de biologie*, 1877).

Variations de l'hémoglobine à l'état physiologique (*Chimie pathologique*, 1880).

De la quantité de sang contenue dans l'organisme d'un mammifère vivant. En commun avec M. Gréhant (*Journal de l'anatomie et de la physiologie*, 1882).

Nouvelles recherches sur le lieu de formation de l'urée. En commun avec M. Gréhant (*Journal de l'anatomie*, 1884).

Formation de l'urée pendant la digestion des aliments azotés (*Comptes rendus de la Société de biologie*, 1884).

Expériences de Cyon sur la fonction uréique du foie (*Moniteur scientifique*, 1886).

Expériences sur la contraction musculaire, la chaleur animale et la glycérine (*Comptes rendus de la Société de biologie*, 1886).

Note sur l'acide carbonique du sang. En commun avec M. Gréhant (*Ibid.*).

Recherches expérimentales sur la mesure du volume du sang qui traverse les poumons en un temps donné. En commun avec M. Gréhant (*Ibid.*)

Recherches sur les formiates introduits dans l'organisme. En commun avec M. Gréhant (*Archives de physiologie*, 1887).

Expériences comparatives sur la respiration élémentaire du sang et des tissus. En commun avec M. Gréhant (*Comptes rendus de l'Académie des sciences*, 1888).

La plasmopathie cellulaire et une forme d'ictère grave ou ictère grave esssentiel des auteurs (*Tribune médicale*, 1878).

La maladie et sa lésion hématique (*Association française pour l'avancement des sciences. — Congrès de Montpellier*, 1879).

Note sur les modifications de la qualité de l'hémoglobine dans les maladies (*Ibid. — Congrès de Reims* 1880).

Diabète peptonurique primitif (*Tribune médicale*, 1883, p. 371).

Absence ou diminution de l'acidité du suc gastrique (Préface du livre d'Ewald sur la *Physiologie et la Pathologie de la digestion*, 1887).

Augmentation des matières extractives dans les maladies fébriles (*Des métastases*, 1880, p. 42).

Troubles secondaires. Ptomaïnes dans les lésions pathologiques. Leur production artificielle dans la molécule albumine (*Congrès de la Rochelle*, 1882).

Les lésions anatomo-pathologiques et les altérations chimiques (*Congrès de la Rochelle*, 1882).

Note sur un cas d'endocardite ulcéreuse à forme chronique (*Archives de physiologie normale et pathologique*, 1869).

Note pour servir à l'histoire des lésions viscérales diffuses de la variole (*Clinique et anatomie pathologique. — Gazette des hôpitaux*, 23 août 1870).

Dégénérescence aiguë du foie et des reins dans l'infection puerpérale (*Puerpérisme infectieux*, 1872, p. 155).

Anatomie pathologique de l'infection puerpérale (*Essai sur le puerpérisme infectieux*, 1872, p. 39).

Hématologie. Les altérations du sang dans les maladies. Valeur diagnostique de ces lésions (*Un Livre*, 1888. Delahaye).

Parallèle entre les lésions hématiques de maladies diverses (*Archives générales de médecine*, 1879).
Les diagnostics difficiles éclairés par la chimie hématologique (*Bulletins et Mémoires de la Société des hôpitaux*, 1879).

État du sang pendant la grossesse (*Chimie pathologique*, 1880).

Note sur un cas de choléra sporadique. Caractères graphiques des crampes du choléra (*Comptes rendus de la Société de biologie*, 1869).

Note sur un cas de rhumatisme articulaire; lésions de la fièvre typhoïde au début. Méningo encéphalite aiguë (*Ibid.*).

Kystes fibreux du cœur et infarctus de la rate (*Ibid.*).

Note sur un cas d'infection purulente à marche lente (*Ibid.*).

Quelques réflexions sur une épidémie de variole observée à l'hôpital de la Pitié en 1870 (*Archives générales de médecine*, 1870).

Contribution à l'histoire clinique des maladies articulaires. Maladie arthrito-suppurative aiguë. Étude anatomique, pathologique et clinique (*Gazette médicale de Paris*, 1871).

Des manifestations rhumatoïdes de l'état puerpéral proprement dit et du puerpérisme infectieux (*Ibid.*).

Pneumonie lobulaire primitive chez l'adulte (*Thèse de Basset*, 1872.

Manifestations rhumatoïdes de la dysenterie (*Gazette des hôpitaux*, 1874).

Quelques mots sur les manifestations rhumatoïdes de la blennorrhagie (*Ibid.*, 1875).

Étude clinique et anatomo-pathologique sur certaines tumeurs adénoïdes du foie (adénomes vrais sans cirrhose) (*Tribune médicale*, 1876).

Quelques considérations nosologiques et cliniques sur l'ictère grave (*Ibid.*).

Des hémorrhagies des voies biliaires. — Histologie pathologique et symptômes (*Ibid.*)

Note sur une épidémie d'ictères simples (*Ibid.*, 1878).

De l'anémie grave d'origine puerpérale (*Gazette obstétricale*, 1878).

Sur un cas d'oblitération par thrombose de l'aorte ascendante (*Thèse d'Armet*, 1881).

Considérations cliniques sur une épidémie de choléra observée à l'hôpital Saint-Antoine en 1869 (*Archives générales de médecine*, 1870).

Essai sur le puerpérisme infectieux. — 1 vol., 1872.

Nature des accidents puerpéraux (*Gazette obstétricale*, 1876).

Deux mots sur les affections zymiques puerpérales (*Ibid.*).

A propos des lésions du puerpérisme infectieux (*Société clinique*, 1879, p. 49).

Tétanos (*Thèse de Leclerc*, 1872).

Méningite chronique de la base de l'encéphale (*France médicale*, 1877).

Mouvements associés athétosiformes avec lésion cérébrale (*Société médicale des hôpitaux*, 1880, p. 328).

Influence de l'élongation des nerfs sur la moelle épinière (*Comptes rendus de la Société de biologie*, 1881).

Recherches sur l'élongation des nerfs (*Ibid.*).

Élongation des nerfs avec troubles trophiques (*Ibid.*.

Le panaris nerveux (*France médicale*, 1881).

Influence de la section de la moelle cervicale sur l'exhalation pulmonaire de l'acide carbonique. En commun avec M. Gréhant (*Comptes rendus de la Société de biologie*, 1882).

Sur quelques troubles nerveux consécutifs à la variole (*Encéphale*, 1883.

Durée efficace de l'excitabilité neuro-musculaire après une section du bulbe. — Dynamométrie (*Comptes rendus de la Société de biologie*, 1884).

Influence de la moelle épinière sur la composition du sang et sur la nutrition (*Ibid.*).

De la force motrice, mesurée au dynamomètre, lorsqu'on excite directement le nerf ou le muscle (*Ibid.*, 1885).

Influence de la commotion et de la contusion cérébrales sur les phénomènes chimiques de la respiration, sur la chaleur animale et sur la nutrition *Ibid.*, 1887).

Sur l'œdème aigu angioleucitique ou lymphangite aiguë avec gangrène (*Comptes rendus de l'Académie des sciences*, 2 mars 1874. — *Thèse inaugurale* de Jalaguier, 1880).

Accidents syphilitiques secondaires du côté du foie *Tribune médicale*. — *Épidémie d'ictères*, 1878).

Pemphigus (*Société médicale des hôpitaux*, 1879, p. 268).

Teignes tondantes et teignes pelades (*Comptes rendus de la Société de biologie*, 1879, p. 321.

Dermite aiguë grave primitive (*Bulletins de la Société anatomique*, 1878).

Hématologie clinique des affections cutanées (*Progrès médical*, 1880).

Note sur les affections cutanées d'origine rénale (*Tribune médicale*, 1880, p. 234).

Stomatite de l'hydroa ou stomatite de l'érythème bulleux (*Annales de dermatologie et de syphiligraphie*, 1882).

Hydroa des enfants à la mamelle, simulant des syphilides. — Stomatite de l'hydroa (*Annales de dermatologie*, 1882).

De l'eczéma (*Tribune médicale*, 1886).

Hémorrhagie cérébrale intra-utérine (*Comptes rendus de la Société de biologie*, 1869.

Maladie kystique du gros intestin (*Thèse* de Compat-Patin, 1861).

Sécrétion urinaire des nouveau-nés (*Puerpérisme infectieux*, 1872).

Le pouls et la température dans la méningite tuberculeuse (*Article* d'Archambault. — *Dictionnaire des sciences médicales*, 1873, p. 597).

Considérations sur le croup (*Gazette obstétricale*, 1876).

Recherches sur le sang fœtal, le sang du cordon ombilical, le sang placentaire. Parallèle entre le sang de la mère et celui du fœtus. En commun avec M. Doléris (*Chimie pathologique*, 1880).

Dans l'empoisonnement par l'oxyde de carbone, ce gaz peut-il passer de la mère au fœtus? En commun avec M. Gréhant (*Comptes rendus de la Société de biologie*, 1883.

De l'atrophie extrême du cerveau des vieillards (*France médicale*, 1881).

Étude clinique sur la syphilis des vieillards. En commun avec M. Ullmann (*Annales de dermatologie et de syphiligraphie*, 1881).

Respiration des vieillards (involution sénile) (*Thèse d'agrégation* du docteur Brousse, 1886, p. 112).

Le sang des vieillards (involution sénile) (*Ibid.*, p, 115).

Méthode pour l'étude de la physiologie pathologique (*Comptes rendus de la Société de biologie*, 1882).

Sur les troubles nutritifs secondaires aux lésions des bronches et des poumons, avec application à la pathologie humaine. En collaboration avec le docteur Piogey (*Ibid.*).

Physiologie pathologique de la respiration. En commun avec M. Gréhant (*Journal de l'anatomie*, 1882).

Recherches de physiologie pathologique sur la respiration. En commun avec M. Gréhant (*Ibid.*, 1883)

Note sur la rétention d'urine. — Physiologie pathologique (*Comptes rendus de la Société de biologie*, 1884).

Sur l'absorption des vapeurs d'alcool absolu sur les poumons. En commun avec M. Gréhant (*Ibid.*, 1883).

L'urée est un poison. — Mesure de la dose toxique dans le sang. En commun avec M. Gréhant (*Journal de l'anatomie et de la physiologie*, t. XX, 1884).

Action mesurée au dynamomètre des poisons dits musculaires sur les muscles de la vie de relation (*Comptes rendus de la Société de biologie*, 1884).

Expériences comparatives entre l'urine et l'urée.— Toxicité de l'urine. En commun avec M. Gréhant. (*Journal de l'anatomie*, 1884, p. 396).

Recherches expérimentales sur l'action physiologique du Tanguin de Madagascar (*Journal de l'anatomie et de la physiologie*, 1885).

Note sur les injections intra veineuses d'urée pure (*Comptes rendus de la Société de biologie*, 1885).

Désoxygénation du sang chez l'animal vivant, transformation de l'hémoglobine en méthémoglobine (*Ibid.*).

Action de l'hypnone sur le sang. En commun avec M. Laborde (*Ibid.*, 1886).

Action de l'arsenic sur le diabète artificiel et sur le diabète spontané (*Bulletin général de thérapeutique*, 1882).

De la suralimentation (*Revue scientifique*, 1882).

Sur un nouveau procédé d'anesthésie par les solutions titrées d'alcool et de chloroforme (*Comptes rendus des séances de la Société de biologie*, 1883).

Anesthésie chloroformique. En commun avec M. Gréhant (*Comptes rendus de la Société de biologie*, 1883).

Note sur les peptones de fibrine en solution (*Ibid.*, 1884, p. 470).

Un mot sur la paraldéhyde (*Ibid.*).

Sur l'action de la paraldéhyde (*Ibid.*).

Thérapeutique expérimentale et clinique. — Les inhalations d'oxygène dans l'atmosphère normale (*Ibid.*).

Thérapeutique expérimentale. — Méthode pour apprécier l'action des médicaments sur la nutrition. — A propos de la kairine (*Tribune médicale*, 1884).

Étude expérimentale sur les effets physiologiques de l'eau oxygénée en injection intra-veineuse, et son action sur le sang. En commun avec M. Laborde (*Mémoires de la Société de biologie*, 1885).

Action physiologique d'un glucoside du boldo sur le sang, sur la respiration et sur la nutrition. En commun avec M. Laborde (*Comptes rendus de la Société de biologie*, 1885).

De l'influence des bains froids et des bains chauds sur les phénomènes chimiques de la respiration et de la nutrition élémentaire (*Journal de l'anatomie et de la physiologie*, juillet-août 1887).

État sanitaire des salles des blessés et des salles des femmes en couches (*Essai sur l'infection puerpérale, épidémie de* 1869, p. 53).

Vaccin jennérien et vaccin de génisse (*Conférence médicale de Paris*, 22 juin 1870. — *Gazette des hôpitaux*, 1870).

Intoxication par la benzine (*Société médicale des hôpitaux*, 1879, p. 195).

La fièvre typhoïde de l'épidémie de 1882 (*Revue scientifique*, 1882).

Expériences qui démontrent combien il est dangereux de respirer les vapeurs nitreuses. En commun avec M. Gréhant (*Comptes rendus de la Société de biologie*, 1884).

Anatomie et physiologie végétales. — Note sur le développement, l'anatomie et la physiologie des bourgeons (*Comptes rendus des séances de la Société de biologie*, 1867).

Note sur les amylo-bactéres (*Comptes rendus de la Société de biologie*, 1868).

Note sur la coloration des eaux des environs de Paris (*Ibid.*).

Nouvelles recherches sur le muguet. — Classification et conditions de développement du syringospore, dit oïdium albicans (*Archives de physiologie normale et pathologique*, 1888).

Sur les variations de l'hémoglobine dans la série zoologique (*Comptes rendus de l'Académie des sciences*, 1873).

Expériences relatives à la respiration des poissons (*Ibid.*).

Nouvelles expériences relatives à la respiration des poissons (*Bulletins de la Société chimique de Paris*, 1873).

Sur la respiration des végétaux aquatiques immergés. — Levure de bière. En commun avec le professeur P. Schützenberger (*Comptes rendus de l'Académie des sciences*, 1873).

Sur la respiration des végétaux aquatiques immergés. — Elodea canadensis. En commun avec le professeur P. Schützenberger (*Ibid.*).

Algues dites génératrices des fièvres palustres, leur biologie (*Comptes rendus de la Société de biologie*, 1879, p. 326).

Dégagement d'acide carbonique par la levure anaérobie. En commun avec M. Gréhant (*Ibid.*, 1888).

Recherches sur la respiration de la levure de grains à diverses températures. En commun avec M. Gréhant (*Ibid.*).

Essai sur le puerpérisme infectieux chez la femme et chez le nouveau-né. — Un vol. Chez Ad. Delahaye, 1872.

Maladies du foie. — Chez Delahaye, 1879.

Des métastases (*Thèse d'agrégation*, Paris, 1880).

De la scrofule dans ses rapports avec la phtisie pulmonaire (*Ibid.*, 1883).

Chimie pathologique. — Recherches d'hématologie clinique ou altérations du sang dans les maladies, avec une introduction de M. P. Schützenberger, professeur au Collège de France, membre de l'Académie de médecine, etc. — 1 vol., Delahaye, 1880.

Traité technique de chimie biologique avec application à la physiologie, à la clinique et à la thérapeutique. — Chez Ad. Delahaye, 1883.

RAYMOND (F.), Médecin de l'Hôpital Saint-Antoine.

ANATOMIE PATHOLOGIQUE COMPARÉE :

Dilatation anormale de l'œsophage entre les lobes pulmonaires depuis la base du cœur jusqu'au cardia chez le cheval (*Société de biologie*, octobre 1866).

Deux cas d'anévrysmes chez le cheval (*Ibid.*, mai 1867).

Exemple de déformation de la trachée chez un mulet (*Ibid.*, avril 1867).

Étude anatomique et physiologique sur la vessie préputiale du porc (*Ibid.*, 1865).

ANATOMIE PATHOLOGIQUE :

Hypertrophie du cœur avec dilatation de l'aorte ; ulcération des valvules sigmoïdes. (*Société anatomique*. 30 mai 1873).

Sarcome des cordes vocales ; mort rapide, avec symptômes de congestion cérébrale (*Ibid.*, 16 janvier 1874).

Myélite aiguë, bornée à la région cervicale (*Ibid.*. 6 juin 1873).

Observation de myélite de la région dorsale, avec ramollissement (*Société de biologie*, 31 janvier 1874).

Cirrhose hypertrophique. — Dégénérescence amyloïde des intestins, des reins et de la rate ; hépatite interstitielle, propablement syphilitique (*Société anatomique*, 6 février 1874).

Mal de Bright chez un phtisique syphilitique. — Dégénérescence amyloïde ; dégénérescence cireuse; ulcérations du rectum (*Ibid.*, 27 mars 1874).

Cancer de l'estomac chez un homme de 33 ans, avec généralisation; pleurésie cancéreuse consécutive ; nodules cancéreux aux sommets des poumons ; pneumonie chronique ; infiltration cancéreuse des fausses membranes (*Ibid.*, 10 avril 1874).

Tuberculose aiguë; tumeur des ganglions mésentériques (*Ibid.*, 29 mai 1874).

Sarcome angiolithique de l'arachnoïde (psammonie) (*Ibid.*. 12 juin 1874).

Thromboses veineuses dans le cours d'une phtisie galopante (*Ibid.*).

Tumeur du cervelet ; atrophie des deux papilles optiques (*Société de biologie*, 27 juin 1874).

Rapports des maladies du nerf optique avec les maladies cérébrales ; phénomènes ophtalmoscopiques (*Ibid.*).

Catarrhe des voies biliaires et du duodénum (résultat de deux autopsies (*Ibid.*, 4 juillet 1874).

1° Hémorrhagie du cervelet, et 2° Pathogénie de l'ictère observée chez deux phtisiques (*Ibid.*, 4 juillet 1874).

Tumeurs du cervelet ; rapport des maladies du nerf optique avec les maladies cérébrales (*Progrès médical*, 25 juillet 1874).

Rhumatisme subaigu; endocardite ulcéreuse; foyer hémorrhagique du centre ovale rompu dans la cavité arachnoïdienne. — Syphilis, hépatite hyperplasique (*Ibid.*, 5 septembre 1874).

Urémie dans un cas de cancer de l'utérus; analyse du liquide retenu dans l'uretère (*Société anatomique*, 5 février 1875).

Hypertrophie du cœur avec dilatation de l'aorte ; ulcération des valvules sigmoïdes (*Ibid.*, 30 mai 1875).

Hémorrhagie cérébrale dans le cours d'une leucocythémie confirmée. En collaboration avec M. le docteur Troisier (*Ibid.*, 31 octobre 1875).

Lésions osseuses de l'ataxie locomotrice progressive (*Ibid.*, 17 décembre 1875).

Note sur les artropathies de l'ataxie locomotrice (*Société de biologie*, 29 janvier 1876).

Production des hémorrhagies cérébrales (*Ibid.*, 22 janvier 1876).

Anévrysme de la crosse de l'aorte ; ouverture dans les bronches ; hémoptysie foudroyante. En collaboration avec M. le docteur Porak (*Société anatomique*, 4 février 1876).

Observation sur l'étiologie de l'atrophie musculaire (*Société de biologie*, 3 mars 1877).

Fragments d'anatomie pathologique (*Journal des connaissances médicales*, 1884).

* Traité d'anatomie pathologique du système nerveux.— Cours complémentaire, professé à la Faculté de médecine de Paris en 1885.

SYSTÈME NERVEUX :

Hémianesthésie de cause cérébrale (*Société anatomique*, 12 février 1875).

Observation de myélite centrale (*Société de biologie*, 17 avril 1875).

Deux observations de paralysie essentielle de l'enfance. — Atrophie musculaire consécutive. En collaboration avec M. Charcot (*Ibid.*, 24 avril 1875).

Myélite aiguë, bornée à la région cervicale (*Société anatomique*, 6 juin 1873).

Note sur les localisations cérébrales (*Société de biologie*, 8 avril 1876).

Observation d'hystéro-épilepsie chez l'homme : tuberculose lente, sueurs, action de l'atropine (*Ibid.*, 25 juin 1881).

* Étude anatomique, physiologique et clinique de l'hémichorée, l'hémianesthésie et les tremblements symptomatiques (*Thèse*, Paris, 1876. A. Delahaye, éditeur).

Sur l'origine des fibres nerveuses excito-sudorales de la peau de la face. En collaboration avec Vulpian (*Académie des sciences*, 7 juillet 1879).

Paralysie labio-glossaire (amyotrophie spinale protopathique chronique). Lésion du noyau propre du facial (facial inférieur) et des noyaux moteurs des nerfs mixtes (glosso-pharyngien) pneumogastrique, spinal. En collaboration avec M. Duval (*Archives de physiologie*, 2e série, 1879).

Mal de Pott. Compression unilatérale de la moelle au niveau de la région lombaire. Monoplégie de la jambe ; troubles vaso-moteurs dans ce membre, tels que, sous l'influence de la marche il y a souvent un écart de plusieurs degrés lorsqu'on en compare la température avec celle du membre sain ; atrophie musculaire considérable (*Société de biologie*, 25 juin 1881).

Contribution à l'étude de l'aphasie. En collaboration avec le docteur Dreyfus (*Archives de neurologie*, janvier 1882).

Paralysie spinale aiguë de l'adulte (trépho-myélite antérieure aiguë) développée au cours d'une ataxie locomotrice progressive. En collaboration avec M. le docteur Oulmont (*Gazette médicale*, 4 mars 1882).

Note pour servir à l'histoire des hémorrhagies et des œdèmes dans le cours des lésions des centres nerveux. En collaboration avec M. Monnier (*Ibid.*, 22 avril 1881).

Examen du système ganglionnaire du grand sympathique dans deux cas de tabes dorsalis (chaîne thoracique, ganglions cervicaux, ganglions semi-lunaires). Examen comparatif des mêmes ganglions chez d'autres malades. En collaboration avec M. Artaud (*Société de biologie*, 22 juillet 1882).

Un cas de décoloration rapide de la chevelure (en cinq heures de temps) dans le cours de violentes névralgies du cuir chevelu (*Revue de médecine*, 1882).

Sclérose des cordons postérieurs et des cordons latéraux coïncidant chez le même malade. Prédominance presque exclusive des symptômes spéciaux à la sclérose des cordons latéraux (*Archives de physiologie*, 2e vol., 1882).

Contribution à l'étude des localisations cérébrales (trajet intra-cérébral de l'hypoglosse). En collaboration avec M. Artaud (*Archives de neurologie*, 1883, nos 20 et 24).

Note sur un cas d'hémiplégie survenue dans le cours d'un diabète sucré. En collaboration avec M. Artaud (*Encéphale*, mai-juin 1883).

Contribution à l'étude des localisations cérébrales localisées au lobule de l'insula (deux cas d'hémorrhagie et un cas de ramollissement) En collaboration avec M. Brodeur (*Revue de médecine*, 1882).

Centre moteur du membre inférieur. En collaboration avec M. Derignac (*Gazette médicale*, 20 décembre 1882).

Foyer de ramollissement intéressant la scissure de Rolando, les circonvolutions frontale et pariétale ascendantes dans le tiers moyen. — Monoplégie brachiale persistante ; encéphalite secondaire du foyer et de son pourtour ; irritation du centre moteur et du facial inférieur ; épilepsie partielle limitée aux muscles de la face, correspondant du côté opposé à la lésion cérébrale (*Gazette médicale*, 23 décembre 1883).

Note sur l'apparition de taches purpuriques symétriques dans le cours d'une paralysie agitante (purpura du vieillard) (*Ibid.*, 1er septembre 1883).

Note sur un cas d'aphasie avec intégrité de la troisième circonvolution frontale gauche, et lésions des faisceaux blancs sous-jacents. En collaboration avec M. Artaud (*Ibid.*, 24 novembre 1883).

Note sur un cas de myélite transverse. En collaboration avec M. Artaud (*Archives de physiologie*, 1er janvier 1884).

Myélite diffuse. — Examen microscopique de la moelle, des diverses parties de l'encéphale, des nerfs périphériques (*Gazette médicale*, 5 et 19 janvier 1884).

Sur l'origine corticale du facial inférieur (*Ibid.*, 24 mai 1884).

Des localisations méningées et encéphaliques des affections catarrhales, (*Ibid.*, 13 septembre 1884).

Hémianesthésie de cause cérébrale, avec mouvements anormaux du bras et de la jambe hémiplégiés (*Ibid.*, 26 juillet 1884).

Douleurs fulgurantes et myalgie des membres inférieurs chez un diabétique. En collaboration avec le docteur Oulmont (*Ibid.*, 5 novembre 1881).

Note sur un cas de sueurs localisées dans le cours d'un tabes dorsal. En collaboration avec M. Artaud (*Revue de médecine*, mai 1884).

Deux cas de myélite ascendante observés pendant la convalescence de la dothiénentérie (*Ibid.*).

Sur la pathogénie de certains accidents paralytiques observés chez les vieillards ; leurs rapports probables avec l'urémie. — Travail du laboratoire de M. Vulpian et du laboratoire de physiologie générale du Muséum (*Revue de médecine*, 1885).

Des leptomyélites tuberculeuses (*Ibid.*).

PATHOLOGIE INTERNE :

Observation sur un cas de rhumatisme articulaire aigu ; accidents généraux graves ; administration du chloral ; guérison (*Société de biologie*, 28 mars 1874).

Observation d'empoisonnement par l'acide osmique (*Société de biologie* et *Progrès médical*, 27 juin 1874).

14

— 106 —

Rhumatisme chronique avec gravelle (*Société anatomique*, 5 février 1875).
Maladie de Ménière améliorée en dix jours par le sulfate de quinine (*Société de biologie*, 1er mai 1875).
Note sur quelques faits relatifs au saturnisme chronique (*Ibid.*, 1er juillet 1876).
Ataxie saturnine. Myélite saturnine (*Thèse* de Renault).

Étude sur une variété d'érythème rencontrée dans le cours d'une fièvre typhoïde. En collaboration avec M. le docteur Nélaton (*Progrès médical*, 19 et 26 octobre 1878).
De la rage. — Expériences nouvelles. — Prophylaxie (*Ibid.*, 17 septembre 1881).
Crises douloureuses du canal de l'urèthre chez un ataxique ; crises avec hématurie. En collaboration avec le docteur Oulmont (*Gazette médicale*, 21 octobre 1881).
* De la puerpuéralité (*Thèse d'agrégation*, Paris 1880).
* Clinique médicale de l'hôpital de la Charité, de M. Vulpian ; considérations cliniques et observations (O. Doin. — Paris ,1879. 942 pages).
* Des dyspepsies (Paris, 1878).
Néphrite chronique chez un jeune homme de 18 ans et demi (*Progrès médical*, 31 mars 1877).
Contribution à l'étude des ictères hémorrhagiques graves se terminant par la guérison (*Revue de médecine*, 1881).

Sur certains délires (simulant la folie) survenus dans le cours de néphrites chroniques et paraissant se rattacher à l'urémie (*Archives générales*, mars 1882).

Contribution à l'étude de la carcinose miliaire aiguë primitive généralisée. En collaboration avec M. Brodeur (*Ibid.*, juillet 1882).

Cancer latent de l'estomac ; état cachectique tres accusé ; éruption généralisée à la surface de la peau, d'apparence eczémateuse (*Ibid.*, 1879, 2e vol.)

Recherches expérimentales sur l'étiologie de la tuberculose. En collaboration avec M. Artaud (*Ibid.*, janvier et avril 1881).

Sur la pathogénie de certaines hémorrhagies de la fièvre typhoïde (*Revue de medecine*, 1885).

GYNÉCOLOGIE :

Grossesse extra-utérine. Hématocèle rétro-utérine (*Société anatomique*, 12 juin 1874).

Grsosesse extra-utérine (*Archives de gynécologie*, t. II, p. 67).

THÉRAPEUTIQUE :

Deux observations sur l'action thérapeutique du bromure de camphre (*Société de biologie*, 26 décembre 1874).

De l'emploi des eaux minérales à l'état de vapeur (*Progrès medical*, 14 février 1884).

Du traitement de la fièvre typhoïde et autres affections infectieuses par la médication phéniquée pure ou associée au phénate de soude (*Société de biologie*, 9 juillet 1881).

Action curative de la faradisation dans un cas de monoplégie brachiale (*Ibid.*, 25 janvier 1879).

Sur l'emploi du bromhydrate de quinine en injections dans les fièvres intermittentes (*Journal de thérapeutique* de Gubler).

Sur l'emploi de l'apomorphine.

ARTICLES publiés dans le *Dictionnaire encyclopédique des sciences médicales* :
Danse de Saint-Guy.
Tabes dorsalis.

Maladie héréditaire de Friedreich.
Tabes spasmodique.
Embolie.
Tétanos.
Tétanie.
Thrombose.

CONFÉRENCES DE CLINIQUE MÉDICALE DE L'HÔTEL-DIEU :

1re *Conférence*. — Sarcomes du corps de l'utérus généralisés. — Sarcome de la dure-mère, siégeant au niveau de la partie supérieure de la circonvolution pariétale ascendante, et ayant comme caractéristique symptomatique une monoplégie brachiale, de la paralysie du facial inférieur, du nystagmus permanent (*Progrès médical*, 10 septembre 1881).

2e *Conférence*. — Abcès du cervelet consécutifs à une otite interne (*Ibid.*, 27 septembre 1881).

3e *Conférence*. — 1° Méningite aiguë dans le cours d'une fièvre typhoïde ; 2° Méningite tuberculeuse de l'adulte (*Ibid.*, 1er octobre et 8 novembre 1881).

4e *Conférence*. — Myélite aiguë chez une jeune fille de 17 ans (*Ibid.*, 15 et 22 octobre 1881).

5e *Conférence*. — De l'asystolie. — Des pneumonies chroniques chez les cardiaques et chez les pleurétiques (*Ibid.*, 19 et 22 novembre 1881).

6e *Conférence*. — Des complications pulmonaires du rhumatisme articulaire aigu (*Ibid.*, 3 décembre 1881).

7e *Conférence*. — De la rubéole (*Ibid.*, 10 décembre 1881).

8e *Conférence*. — Variole hémorrhagique (*Ibid.*, 11 février 1882).

9e *Conférence*. — Endo-péricardite chez un rhumatisant. Vomissements incoercibles des derniers jours de la vie (*Ibid.*, 25 février 1882).

10e *Conférence*. — Attaques antérieures de rhumatisme articulaire aigu. Endocardite (lésions de l'orifice mitral et de l'orifice aortique). — Accès de fièvre très intense. Frissons violents et prolongés — Difficulté du diagnostic entre l'impaludisme chez un cardiaque et l'endocardite ulcéreuse (*Ibid.*, 25 mars 1882).

11e *Conférence*. — Endocardite subaiguë survenue en dehors de l'influence rhumatismale. — Variation considérable des bruits de souffle suivant les moments de l'examen (*Ibid.*, 8 avril 1882).

12e *Conférence*. — Amputation du bras datant de onze ans. — Atrophie très accentuée des circonvolutions frontale et pariétale ascendantes du côté opposé à la lésion (*Ibid.*, 17 juin 1882).

13e *Conférence*. — Atrophie musculaire partielle des muscles du mollet gauche, paraissant reconnaître pour cause une excitation douloureuse de la face interne du tibia gauche et de la synoviale du tendon d'Achille (*Ibid.*, 1er juillet 1882).

14e *Conférence*. — Syphilis cérébrale (*Ibid.*, 22 juillet 1882).

15e *Conférence*. — Épilepsie partielle (Hémispasme). Coïncidence de ce symtôme avec l'hémiplégie motrice. — Valeur diagnostique (*Ibid.*, 27 septembre 1882).

16e *Conférence*. — Cirrhose hypertrophique. — Ictère. — Héméralopie (*Ibid.*, 7 octobre 1882).

17e *Conférence*. — Anévrysme de l'aorte (*Ibid.*, 11 et 25 novembre 1882).

18e *Conférence*. — Cancer latent de l'estomac (*Ibid.*, 30 décembre 1882).

19e *Conférence*. — Névrose convulsive et rhythmique, à forme de tétanie, chez un homme de trente-deux ans (*Ibid.*, 10 et 17 février 1883).

20e *Conférence.* — Néphrite chronique chez un jeune homme de dix-huit ans et demi (*Ibid.*, 31 mars et 7 avril 1883).

Ces conférences ont été réunies en volume et publiées par le *Progrès médical.*

*Étude des maladies du système nerveux en Russie (Rapport à M. le Ministre de l'Instruction publique. Paris, 1889).

RENAULT, Médecin du Bureau Central. — *Note relative à des troubles trophiques exceptionnels d'origine rhumatismale *(Bulletins et Mémoires de la Société médicale des hôpitaux*, 1887).

*De l'hygiène des arthritiques (*Revue générale de clinique et de thérapeutique*, 1888).

*Étude sur la syphilis sénile (*Annales de dermatologie et de syphiligraphie*, avril 1889).

RENDU, Médecin de l'Hôpital Necker. — (Voir l'*Index* de 1878).

Revue générale sur les localisations cérébrales (*Revue des sciences médicales*).

Étude comparative des néphrites chroniques (*Thèse d'agrégation*, 1878).

Azoturie polyurique guérie par l'ergot de seigle (*Bulletins de la Société clinique*, 1878, p. 8).

Du rhumatisme spinal (*Bulletins de la Société médicale des hôpitaux*, 1878, p. 41).

Note sur un cas de gliosarcôme ayant simulé une méningite tuberculeuse (*Ibid.*, 1878, p. 237).

Pleurésie purulente primitivement gangréneuse; gangrène pulmonaire consécutive (*Ibid.*, 1879 p. 234).

Alcoolisme subaigu ayant donné lieu à des accidents comparables à ceux de l'ictère grave (hépatite interstitielle diffuse (*Bulletins de la Société clinique*, 1879, p. 155).

Des rapports de la scrofule et de la tuberculose (*Société médicale des hôpitaux*, 1880, p. 371).

Coexistence d'une pneumonie du sommet à droite et d'une pleurésie purulente circonscrite à gauche : ponction, aspiration, vomique pulmonaire; guérison (*Bulletins de la Société clinique*, 1880, t. IV, p. 105).

De l'exagération des réflexes tendineux dans la sclérose en plaques (*Ibid.*, p. 77).

Deux observations de phlegmon périnéphrétique traités par la méthode antiseptique (*Bulletins de la Société médicale des hôpitaux*, 1881, p. 71).

Des éruptions secondaires d'ecthyma et de pemphigus qui surviennent dans le cours de la variole (*Ibid.*, p. 315).

Kyste suppuré du foie, guéri après une seule ponction aspiratrice (*Bulletins de la Société clinique*, 1881, t. V, p. 267).

Paralysie ascendante aiguë, enrayée dans sa marche et suivie de guérison (*Ibid.*, p. 245).

Phlegmon iliaque droit suppuré : thrombose de la veine cave avec embolie mortelle du cœur droit (*Ibid.*, p. 30).

ARTICLE Goitre exophthalmique, du *Dictionnaire encyclopédique*, 1881).

Intoxication par la vapeur de charbon; paralysie consécutive intéressant la face du côté droit, ainsi que les extenseurs de l'avant-bras et du pied du même côté; guérison (*Bulletins de la Société médicale des hôpitaux* 1882, p. 33).

Péricardite aiguë à frigore : paracentèse du péricarde ; guérison : remarques sur le traitement des épanchements péricardiques (*Ibid.*, p. 86).

Erysipèle contracté par contagion directe et propagé à tout le tube digestif (*Bulletins de la Société clinique*, 1882, t. VI, p. 164).

Des réflexes tendineux. (*Revue générale. — Revue des sciences médicales*, 1882, t. XIX, p. 321).

La fièvre puerpérale (*Ibid.*, t. XX, p. 740, et t. XXI, p. 319).

Étude d'un cas de rétrécissement non congénital de l'artère pulmonaire, endartérite végétante (*Mémoire de la Société des hôpitaux*, 1883, p. 68).

Méningite tuberculeuse cérébro-spinale (*Bulletin de la Société clinique*, 1883, t. VII, p. 2).

Anasarque aiguë sans albuminurie chez une femme enceinte (*Ibid.*, p. 27).

Article Goutte, du *Dictionnaire encyclopédique*, 1883.

Notice nécrologique sur G. Homolle (*Société médicale des hôpitaux*, 1883).

Ictère émotif survenu en quelques heures (*Bulletins de la Société clinique*, 1884, t. VIII, p. 134).

Paralysie hystérique avec hémianesthésie sensitivo-sensorielle chez un jeune homme à la suite de la compression, pendant le sommeil, du plexus brachial (*Bulletins de la Société médicale des hôpitaux*, 1885, p. 357).

Rapport sur un cas de prostatite goutteuse (*Ibid.*, p. 189).

De la valeur de l'absence du pouls radial comme signe diagnostique des anévrysmes latents de la crosse de l'aorte (*Ibid.*, p. 106).

Pleurésie interlobaire suppurée dans le cours d'une fièvre typhoïde. Présence du bacille d'Eberth dans le pus pleural. Empyème; guérison (*Bulletins de la Société clinique*, 1885, t. XI, p. 248).

Invagination intestinale simulant une attaque de choléra (*Ibid.*, 1886, t. X, p. 62).

Pleurésie hémorrhagique dans le cours d'une néphrite interstitielle (*Ibid.*, p. 75).

Pleurésie purulente d'emblée : présence du pneumocoque dans le pus de l'épanchement; empyème; guérison (*Ibid.*, p. 180).

Note sur deux cas de paralysie radiculaire du plexus brachial d'origine réflexe (*Revue de médecine*, 1886, t. VI, p. 737).

Note sur un cas d'anévrysme partiel du cœur, avec remarques sur la pathogénie et la symptomatologie de cette lésion (*Bulletins de la Société médicale des hôpitaux*, 1887, p. 455).

Thrombose spontanée de l'artère pulmonaire, ayant occasionné la mort chez une chlorotique (*Ibid.*, p. 173).

Contribution à l'histoire des monoplégies partielles du membre supérieur d'origine hystéro-traumatique (*Archives de neurologie*, 1887, n° 41).

Aortite aiguë guérie par l'iodure de potassium; développement, sous l'influence du traitement, d'un goitre exophthalmique (*Bulletins de la Société médicale des hôpitaux*, 1888, p. 220).

Thrombose des membres inférieurs chez une chlorotique; embolie pulmonaire; guérison (*France médicale*, mars 1888).

Hydatides du sacrum ayant comprimé la queue de cheval; paraplégie; distribution très-spéciale de l'anesthésie (*Ibid.*, avril 1888).

Sur une colique néphrétique anormale; difficultés du diagnostic (*Ibid.*, mai 1888).

RIGAL, Médecin de l'Hôpital Necker. — (Voir l'*Index* de 1878).

Contribution à l'étude du purpura hémorrhagica aigu. En collaboration avec le docteur Cornil (*Mémoires de la Société médicale des hôpitaux*, 1879).*

De la myocardite scléreuse hypertrophique. En collaboration avec le docteur Juhel-Rénoy (*Archives générales de médecine*, année 1881).

ROBIN (ALBERT), Médecin de l'Hospice des Ménages.

CHIMIE APPLIQUÉE A LA PATHOLOGIE :

* L'urine ammoniacale, ses dangers, les moyens de les prévenir. En collaboration avec M. le professeur Gosselin, de l'Institut (*Comptes rendus de l'Académie des sciences*, 1874).

* L'urine ammoniacale et la fièvre urineuse. Recherches expérimentales. En collaboration avec M. le professeur Gosselin, de l'Institut (*Archives générales de médecine*, mai-juin 1874).

* Essai d'urologie clinique. La fièvre typhoïde (1 vol. in-8° de 264 pages. Paris 1877).

Réponse aux diverses objections qui ont été adressées à l'ouvrage intitulé : Essai d'urologie clinique. La fièvre typhoïde (*Comptes rendus de la Société de biologie*, 1877).

De la rareté de l'oxalate de chaux dans les urines de la fièvre typhoïde (*Ibid.*).

Examen du liquide des sudamina dans un cas de fièvre typhoïde (*Gazette médicale de Paris*, 1882).

De l'état des urines dans l'endocardite végétante (*Bulletins de la Société anatomique*, 1876).

* De l'acholie pigmentaire (*Comptes rendus de la Société de biologie*, 1884).

Sur la présence de l'hémaphéïne dans les urines ictériques vers le déclin de l'ictère (*Société de biologie*, juillet 1877).

Sur quelques caractères de l'urine dans la cirrhose atrophique du foie (*Gazette médicale de Paris*, 1879).

Un cas d'ictère grave terminé par la guérison après décharge d'urée et polyurie (*Thèse* de Mossé, 1879).

Examen des principaux caractères de l'urine dans les néphrites (*Semaine médicale*, 1882).

Note sur deux nouveaux caractères de l'urine dans la néphrite interstitielle (*Comptes rendus de la Société de biologie*, 1878).

Note sur une des causes de la miction douloureuse dans la néphrite interstitielle (*Thèse* de Quesdron, 1882).

Note sur quelques caractères de l'urine dans la chlorose (*Thèse d'agrégation* de M. Moricz, 1880).

Caractères présentés par l'urine dans deux cas de polyurie essentielle (*Thèse* de Préaux, 1881).

Note sur l'analyse de l'urine d'un homme atteint d'hydrophobie (*Comptes rendus de la Société de biologie*, 1878).

Note sur la glycosurie temporaire et sur l'augmentation de l'acide urique, observées dans un cas de commotion cérébrale (*Ibid.*, 1877).

De l'urine dans l'intoxication saturnine (*Thèse d'agrégation* de J. Renaut, 1875).

Note sur un cas d'urine bleue. Considérations sur la nature probable de la matière bleue contenue dans certaines urines (*Bulletin de la Société anatomique*, 1874).

Des différentes variétés d'urine bleue et de leur signification (*Comptes rendus de la Société de biologie*, 1879).

Deux nouveaux cas d'urine bleue (*Ibid.*, 1881).

De la présence des matières grasses dans l'urine (*Thèse* de Mouvenoux. Paris 1884).

Un cas de lipurie (*Thèse* de Mouvenoux. — *Documents relatifs à la présence des matières grasses dans l'urine*, 1884).

* L'urée et le cancer (*Bulletins de la Société médicale des hôpitaux*, 1884).

L'urine des diabétiques (*Gazette des hôpitaux*, 15, 17 et 22 avril 1884).

Sur la phosphaturie (*Ibid.*, 1884).

* De la production du phénol dans l'organisme, considérée au point de vue physiologique et clinique (*Gazette médicale de Paris*, 1879).

* L'oxydation organique, son siège, sa mesure, ses variations dans quelques états morbides (*Ibid.*, 1883).

Du rôle probable des ferments du sang dans la transfusion du sang, considérée comme moyen hémostatique (*Bulletins de la Société médicale des hôpitaux*, 1884).

Influence de faibles traces d'acide nitrique sur la recherche de l'albumine dans l'urine (*Comptes rendus de la Société de biologie*, février 1884).

Sur quelques causes d'erreur dans le dosage de l'urée par l'hypobromite de soude (*Thèse* de Martin, 1877).

Sur les alcaloïdes cadavériques et leur importance en toxicologie (*Gazette médicale de Paris*, 1878).

De l'Uroérythrine et de sa valeur séméiologique comme pigment de l'insuffisance hépatique. Annotation à un Mémoire de M. le professeur Verneuil sur les urines rosaciques (*Congrès français de chirurgie*, 1885).

De l'albuminurie temporaire dans le décours de la scarlatine (*Revue critique sur les maladies des reins*). Note sur la spectroscopie des tissus vivants. En collaboration avec M. Straus (*Société de biologie*, 13 décembre 1884).

Deuxième note sur la spectroscopie des tissus vivants (*Ibid.*, 27 décembre 1884).

CHIMIE APPLIQUÉE A LA PATHOLOGIE INFANTILE :

* Études pratiques sur l'urine normale des nouveau-nés. Applications à la physiologie et à la clinique (*Archives générales de médecine*, février-mars 1876).

* Études cliniques sur l'urine des nouveau-nés dans l'athrepsie (*Ibid.*, août-septembre 1876).

Note sur la présence de masses jaunes dans l'urine des nouveau-nés atteints d'ictère (*Revue de médecine et de chirurgie*, 1879).

Un cas d'azoturie fébrile chez une petite fille atteinte de pneumonie (*Bulletins de la Société anatomique*, 1876)

* Physiologie pathologique d'un cas de gangrène du poumon, avec oblitération de l'artère pulmonaire, chez un enfant atteint de rougeole et de broncho-pneumonie consécutive (*Ibid.*, 1875).

* Note sur une des causes de la lithiase urique et oxalique chez les enfants du premier âge. Diagnostic et traitement (*Journal de thérapeutique*, 1878).

Des caractères présentés par l'urine dans la fièvre typhoïde des enfants (*Thèse* de Giraud : *Des caractères de la fièvre typhoïde chez l'enfant*, 1881).

De l'état des urines dans la diarrhée des enfants (Docteur Blache. *De la diarrhée des enfants. Journal de thérapeutique*, 1877).

Note sur la glycosurie des enfants athrepsiés (*Gazette médicale de Paris*, 1886).

* Essai d'urologie clinique. — La variole (*Bulletins de l'Académie de médecine*, septembre 1888).

CHIMIE APPLIQUÉE A LA THÉRAPEUTIQUE :

* Études physiologiques et thérapeutiques sur le jaborandi (Paris, 1874-1875, in-8° de 129 pages, avec 18 tracés et 10 tableaux).

Note sur la recherche du cuivre dans le foie, après l'administration prolongée du sulfate de cuivre (*Progrès médical*, mars 1875).

Action de la sudation sur l'élimination du plomb par la peau chez les saturnins (*Études physiologiques et thérapeutiques sur le Jaborandi*, 1874-75).

Sur une précaution à prendre dans le traitement des affections vésicales par le silicate de soude (*Thèse* de Putel. 1873).

Note sur l'action de l'acide salicylique dans la fièvre typhoïde (*Comptes rendus de la Société de biologie*, 1877).

* Traitement de la cystite ammoniacale par l'acide benzoïque. En collaboration avec le professeur Gosselin, de l'Institut (*Archives générales de médecine*, novembre 1874).

* Note sur l'examen des urines dans un cas anormal de cantharidisme (*Gazette médicale de Paris*, 26 novembre 1881).

* Essai de chimie appliquée à la thérapeutique. L'acide phénique et la fièvre typhoïde (*Mémoire présenté à l'Académie de médecine*, 26 février 1884).

* De l'influence des boissons abondantes sur la nutrition et dans le traitement de l'obésité (*Société médicale des hôpitaux* et *Gazette médicale de Paris*, 1886).

Influence des boissons abondantes sur la nutrition et dans le traitement de l'obésité (*Bulletins de la Société des hôpitaux*, 1886).

De l'entraînement des déchets incomplètement oxydés. Application au traitement des maladies infectieuses et de la fièvre typhoïde (*Société médicale des hôpitaux* et *Gazette médicale de Paris*, 1886).

De la méthode oxydante dans le traitement des fièvres, et particulièrement de la fièvre typhoïde (*Société de biologie* et *Gazette médicale de Paris*, décembre 1886).

De la méthode oxydante dans le traitement des fièvres. Réponse aux objections et résultats cliniques (*Société de biologie*, 22 janvier 1887).

* L'antipyrine, son action sur la nutrition, ses indications thérapeutiques (*Bulletins de l'Académie de médecine*, 7 décembre 1887).

* Traitement des fièvres et des états typhoïdes par la méthode oxydante et éliminatrice. — Essai de chimie appliquée à la thérapeutique (*Archives générales de médecine*, janvier et février 1888).

CHIMIE APPLIQUÉE A LA MÉDECINE VÉTÉRINAIRE :

* Contribution à la physiologie pathologique de l'anasarque chez le cheval. Examen des urines. Traitement par le jaborandi (*Recueil de médecine vétérinaire*, 1876).

L'urée dans la morve chronique du cheval (H. Bouley, *Dictionnaire encyclopédique*, article *Morve*).

* De l'urine dans l'hématurie des vaches (*Recueil de médecine vétérinaire*, 1878).

* De la polyurie du cheval. En collaboration avec M. Henri Benjamin (*Société de biologie* et *Recueil de médecine vétérinaire*, 1885).

Pathologie interne :

Note sur le cancer colloïde primitif du péritoine. En collaboration avec M. le professeur Cornil (*Bulletins de la Société anatomique*, 1873).

Note sur un cas d'empoisonnement par l'ammoniaque (*Comptes rendus de la Société de biologie*, février 1874. — *Journal de thérapeutique*, 1874).

Note sur un cas d'oblitération de la veine-cave inférieure (*Archives de physiologie*, 1874).

Tuberculose généralisée. Caséification et tuberculose des capsules surrénales sans Bronzet-Skin (*Bulletins de la Société anatomique*, 1874).

* Des troubles oculaires dans les maladies de l'encéphale (*Thèse d'agrégation de médecine*, 1880; 1 vol. in-8° de 601 pages).

* Considérations sur deux cas de fièvre typhoïde compliquée d'arthrites et de synovites purulentes généralisées (*Gazette médicale de Paris*, octobre 1881).

Un cas d'ataxie locomotrice progressive d'origine syphilitique, guéri par le traitement mixte (*Ibid.*, 2 septembre 1882).

* De la mort par méningite aiguë dans le delirium tremens (*Comptes rendus et Mémoires de la Société de biologie*, 24 juin 1882).

* Des affections cérébrales consécutives aux lésions non traumatiques du rocher et de l'appareil auditif (*Thèse présentée au concours de l'agrégation de médecine*, 1883).

* Leçons de clinique et de thérapeutique médicales (1 vol. in-8° de xii-543 pages. Paris, G. Masson, 1887). — Cet ouvrage a obtenu le prix biennal Lacaze de 10,000 francs.

* De la congestion rénale primitive et de sa pathogénie (*Bulletins de la Société médicale des hôpitaux* et *Gazette médicale de Paris*, 1886).

* De la congestion rénale primitive (*Ibid.*, 1885).

* Du pseudo-rhumatisme de surmenage (*Gazette médicale de Paris*, 1886).

* De la syphilis amygdalienne à forme diphthéroïde (*Ibid.*).

* De la pyélo-néphrite primitive (*Ibid.*, 1885).

* De la myocardite interstitielle latente et de la dégénérescence calcaire du cœur. En collaboration avec M. Juhel-Renoy (*Archives générales de médecine*, avril 1885. — *Leçons de clinique*).

* De la rupture du cœur (*Société médicale des hôpitaux*, 1885. — *Leçons de clinique*).

Cinq inoculations négatives de bubons chancreux (*Société de biologie*, décembre 1884).

Anévrysme latent spontanément guéri, et cirrhose biliaire d'origine calculeuse également latente (*Société médicale des hôpitaux*, 1886).

Lumbago chronique d'origine rhumatismale. Érysipèle de la face avec poussées herpétiques. Péricardite aiguë. Angine herpétique (*Gazette médicale de Paris*, 29 janvier 1887).

* De l'hémoglobinurie paroxystique produite par la marche (*Société médicale des hôpitaux*, 1888).

* De l'hémoglobinurie. — Anatomie pathologique. — Pathogénie. — Traitement (*Ibid.*).

15

DIVERS :

Note sur un cas de rétention d'urine (*Bulletins de la Société anatomique*, 1873).

Observation de sarcome kystique de la mamelle, avec dégénérescence muqueuse et encéphaloïde (*Ibid.*).

Sac herniaire déshabité. Persistance de l'orifice de communication avec le péritoine, malgré l'irréductibilité de la tumeur pendant la vie *Ibid.*. 1874).

˙Éloge de M. le professeur Gubler, prononcé à la Société de biologie le 31 mai 1879 (*Comptes rendus de la Société de biologie*).

Articles et revues critiques dans le *Journal de thérapeutique* de Gubler, la *Gazette médicale de Paris*, le *Recueil de médecine vétérinaire*, etc...

SÉE (GERMAIN), **Médecin de l'Hôtel-Dieu** (Voir l'*Index* de 1878 .

˙Diagnostic des phtisies douteuses (1884).

˙Traitement de l'obésité et des transformations graisseuses du cœur (*Académie de médecine*, 29 septembre et 6 octobre 1885).

˙Traitement des maux de tête (céphalées, migraines, etc.) par l'antipyrine (*Ibid.*, 23 août 1887).

˙Du sulfate de spartéine (*Académie des sciences*, 23 novembre 1885).

˙Notice sur les travaux scientifiques du docteur Germain Sée 1885 .

˙Sur diverses applications thérapeutiques de l'antipyrine (*Académie de médecine*, 6 septembre 1887).

˙Les maladies de l'estomac jugées par un nouveau réactif chimique (*Ibid.*, 17 janvier 1888).

˙Hyperchlorydrie et atonie de l'estomac (*Ibid.*, 1er mai 1888).

˙Anévrysmes de l'aorte (*Ibid.*, 14 août 1888).

˙Des anémies et pseudo-anémies (*Union médicale*. 1888, 3e série).

SEVESTRE (A), **Médecin de l'Hospice des Enfants-Assistés.** — Note sur un cas de rétraction permanente des doigts (*Journal de l'anatomie et de la physiologie de l'homme et des animaux*, mai 1867).

Observation d'hydatides du canal médullaire de l'humérus (*Bulletins de la Société anatomique*, 1868, p. 426).

Sarcome du testicule (*Ibid.*, p. 444).

Tumeur kystique de la mamelle (*Bulletins de la Société anatomique*, 1868, p. 492, et *Gazette des hôpitaux*, 1868).

Cancroïde glandulaire du rectum, limité à la paroi postérieure de l'intestin (*Bulletins de la Société anatomique*. 1868, p. 494).

Fracture de l'extrémité inférieure du fémur (*Ibid.*, 1869, p. 69).

Articles de bibliographie et de critique dans le *Mouvement médical* (de 1869 à 1873).

Retrécissement du duodénum, avec corps étrangers de l'estomac (*Ibid.*, 1871, p. 70).

Anévrysmes de la crosse de l'aorte (*Ibid.*, p. 137).

Fièvre typhoïde latente ; perforation intestinale ; mort (*Ibid.*, p. 360).

Ulcération de l'amygdale gauche, de la luette, de la base de la langue, de l'épiglotte ; engorgements ganglionnaires ; tuberculisation miliaire du poumon (*Ibid.*, 1872, p. 322).

Anévrysme de l'artère vertébrale gauche ; rupture de l'anévrysme et hémorrhagie sous-arachnoïdienne ; attaques convulsives répétées ; paraplégie temporaire (*Ibid.*, p. 415).

Lymphadénomes multiples (ganglions rétro-péritonéaux et mésentériques ; ganglions du cou et de l'aine), tumeur dans la rate et le rein ; tumeur érectile du foie (*Ibid.*, p. 529).

Articles de bibliographie et de critique dans le *Progrès médical* (de 1873 à 1884).

Analyses et articles critiques dans la *Revue des sciences médicales*, dirigée par M. Hayem (de 1873 à 1880).

Fièvre typhoïde à marche insidieuse ; phénomènes thoraciques très accusés ; mort par asphyxie progressive ; infarctus de la rate (*Bulletins de la Société anatomique*, 1873, p. 100).

Affection cardiaque rhumatismale, ayant déterminé des embolies multiples (encéphale, reins, rate, poumon) ; maladie de Bright (*Ibid.*, p. 293).

Gliosarcome du cerveau ; hémiplégie et attaques épileptiformes (*Ibid.*, p. 307).

Endocardite puerpérale végétante ; embolies multiples (*Ibid.*, p. 319).

Du double souffle intermittent crural (*Ibid.*, p. 414).

Kyste hydatique du foie ouvert dans les conduits biliaires (*Ibid.*, p. 416).

Ectrodactylie (*Ibid.*, p. 725).

Anévrysme développé sur un rameau de l'artère pulmonaire, au voisinage d'une caverne. Rupture de cet anévrysme dans la caverne et hémoptysie foudroyante (*Ibid.*, p. 872).

Étude sur l'expectoration albumineuse après la thoracentèse (*Progrès médical*, 1873, p. 160, 173, 186, 211 et 222).

Érythème marginé ; rapport de cette affection avec le rhumatisme (*Ibid.*, p. 318-347).

Rédaction des *Bulletins de la Société anatomique* pour les années 1874 et 1875.

Des manifestations cardiaques dans l'érysipèle de la face (*Thèse de Paris*, 1874).

Affection du larynx ; mort subite (*Progrès médical*, 1874, p. 141).

Du traitement local des cavernes pulmonaires (*Ibid.*, p. 362).

Des anévrysmes développés sur les rameaux de l'artère pulmonaire avoisinant les cavernes (*Ibid.*, p. 283).

La fièvre typhoïde et les bains froids (*Ibid.*, p. 625, 643, 694).

Rédaction des leçons (sur les maladies des reins) faites à la Faculté de médecine par le professeur Charcot (*Ibid*).

Fièvre typhoïde légère ; thrombose cardiaque ; embolies dans le cerveau, le rein et la rate (*Bulletins de la Société anatomique*, 1875, p. 614).

Guérison de l'insuffisance des valvules aortiques (*Ibid.*, p. 673).

Tuberculose ancienne avec cavernes, sans troubles fonctionnels ; pleurésie récente ; difficultés du diagnostic (*Ibid.*, p. 752).

Lymphadénomes de la peau (*Ibid.*, p. 780).

Cysticerques de l'encéphale (*Ibid.*, p. 847).

La variole à Paris ; mesures de prophylaxie (*Progrès médical*, 1875).

Étiologie du scorbut (*Ibid.*, p. 418-437).

Intoxication saturnine chez les ouvrières qui fabriquent les mèches à briquet (*Ibid.*, p. 753).

Rétrécissement aortique considérable, sans insuffisance ; tuberculose pulmonaire (*Bulletins de la Société anatomique*, 1876, p. 40).

Affection cardiaque et tuberculose pulmonaire (*Ibid.*, p. 43).

Tumeur cancéreuse rétro-péritonéale (*Ibid.*, p.[266).

De l'ascite congénitale (*Ibid.*, p. 314).

Cancer du rein avec cancer du foie ; corps fibreux de l'utérus (*Ibid.*, p. 340).

Anévrysme de l'aorte ouvert dans les bronches sans autres accidents que des hémoptysies persistantes pendant plusieurs mois, et terminé par une hémoptysie foudroyante ; difficultés du diagnostic (*Ibid.*, p. 510).

Anévrysme d'un rameau de l'artère pulmonaire au voisinage d'une caverne (*Ibid.*, p. 518).

La variole à Lyon ; l'isolement des varioleux (*Progrès médical*, 1876, p. 193).

De la mort subite pendant ou après la thoracentèse (*Ibid.*, p. 482).

L'épidémie de fièvre typhoïde à Paris (*Ibid.*, p. 841).

Quelques points de l'étiologie de la fièvre typhoïde (*Ibid.*, 1877, p. 6).

Sur les maladies régnantes (*Ibid.*, p. 206, 525, 945).

De l'anémie pernicieuse progressive (*Ibid.*, p. 657).

Sur les maladies régnantes (*Ibid.*, 1878, p. 179, 477).

De l'insolation (*Ibid.*, p. 619).

Revues sur les maladies du cœur (*Année médicale*, 1878, 1879, 1881).

Revues sur les maladies des reins (*Ibid.*, 1879, 1880, 1881).

Des embolies pulmonaires dans les tumeurs de l'utérus ou de l'ovaire (*Progrès médical*, 1878, p. 707).

L'épidémie de variole (*Ibid.*, 1879, p. 143).

Note sur un cas de kyste hydatique du foie ; difficultés du diagnostic (*Ibid.*, p. 617, 657).

Revue générale sur le traitement des anévrysmes de l'aorte, spécialement par l'électrolyse (*Revue des sciences médicales*, 1879, t. XIII, p. 744).

Notice sur Bouillaud (*Progrès médical*, 1881, p. 909).

Le lavage de l'estomac et l'alimentation forcée au moyen de la sonde gastrique (*Ibid.*, p. 1009, 1026).

Des accidents de la première dentition (*Ibid.*, 1882, p. 741).

Revues sur les maladies de l'enfance (*Année médicale*, 1882, 1883, 1884, 1885).

Cirrhose avec adénome hépatique ; oblitération de la veine-porte par le produit néoplasique (*Bulletins de la Société médicale des hôpitaux*, 1882, p. 86).

Spasme fonctionnel du sterno-mastoïdien (*Ibid.*, p. 163).

Sur un cas de ladrerie chez l'homme (*Ibid.*, p. 215).

Quelques cas d'hystérie chez l'homme (*Ibid.*, p. 270).

De la propagation et de la prophylaxie de la diphthérie (*Progrès médical*, 1884, p. 539).

Ulcération tuberculeuse du palais et du larynx (*Bulletins de la Société médicale des hôpitaux*, 1884, p. 126).

Traitement de la sciatique par les pulvérisations de chlorure de méthyle (*Ibid.*, 1885, p. 13).

Traitement de la diphthérie par la méthode de Delthil (*Ibid.*, p. 216).

Deux cas de pneumothorax chez des enfants de 16 mois (*Ibid.*, 1886, p. 351).

Guérison de kystes hydatiques par la ponction capillaire (*Ibid.*, p. 466).

*Sur la durée de l'incubation et sur la contagion de la rougeole (*Revue mensuelle des maladies de l'enfance*, 1886 p. 293).

La prophylaxie de la rougeole (*Progrès médical*, 1887, p.8).

Traitement de la stomatite ulcéro-membraneuse ; des applications de l'iodoforme ; traitement des végétations de l'ombilic chez les nouveau-nés (*Journal de médecine et de chirurgie pratiques*, 1887, p. 254).

Sur une forme de broncho-pneumonie d'origine intestinale (*Bulletins de la Société médicale des hôpitaux*, 1887, p. 12).

Des érythèmes fessiers chez les enfants du premier âge (*La Semaine médicale*, 1887, p. 417).

De l'érythème papuleux des fesses chez les jeunes enfants (*Bulletins de la Société médicale des hôpitaux*, 1887, p. 450).

La pleurésie dans la première enfance (*Revue générale de clinique et de thérapeutique*, 1887, p. 657-693).

Traitement de la diarrhée verte infantile par l'acide lactique (*Bulletins de la Société médicale des hôpitaux*, 1888, p. 12).

Traitement de la diarrhée des enfants par le talc de Venise. (*Ibid.*, p. 285).

De la pleurésie chez les enfants du premier âge (*Revue mensuelle des maladies de l'enfance*, 1888, p. 297).

Des manifestations précoces de la syphilis congénitale, étudiées spécialement au point de vue du diagnostic (*Progrès médical*, 1888).

SIMON (JULES), **Médecin de l'Hôpital des Enfants-Malades.** — Convulsions. (*Gazette des hôpitaux*, mai 1878). — Convulsions. (*Gazette médicale*, 1879).

Paralysie infantile (*Gazette médicale*, 1879).

Croup. Conférence (*Ibid.*, mars 1879).

Digitale ; maladies du cœur chez l'enfant (*Progrès médical*, 1879).

*Thérapeutique infantile (1re édition 1880, 2e édition 1882).

De la claudication (*Gazette médicale*, 1880).

De la fièvre typhoïde chez les enfants (*Progrès médical*, 1881).

De l'alcool (*Ibid.*).

Des bains de mer (*Ibid.*).

De l'iode et de ses dérivés (*Ibid.*, 1882).

De l'irritation cérébrale (*Ibid.*).

Du fer chez les enfants (*Ibid.*, 1883).

De la noix vomique (*Ibid.*).

De l'emploi des eaux minérales françaises chez les enfants (*Ibid.*).

De la sclérose cérébrale (*Revue mensuelle de médecine infantile*, 1883).

De la diarrhée chez les enfants (*Progrès médical*, 1885).

Diphtérie. — Diagnostic. — Pronostic. — Traitement de la diphtérie (*Semaine médicale*, 1885).

Diabète sucré chez les enfants (*Revue mensuelle des maladies infantiles*, 1885).

De l'adénopathie bronchique (*Gazette médicale*, 1885).

Empoisonnement par du coton phéniqué chez une enfant de 22 mois (*Revue mensuelle des enfants*, 1885).

· Conférences sur la thérapeutique infantile (2 vol., 2ᵉ édition, 1887).

Du pronostic chez les enfants (*Gazette des hôpitaux*, 1888).

Instruments : un lit mécanique : une nouvelle boîte à injection.

SIREDEY, Médecin de l'Hôpital Lariboisière. (Voir l'*Index* de 1878).

· Les maladies puerpérales (*Étude clinique*, 1 vol., 1884).

· Rapport à M. le Ministre du commerce et de l'industrie sur les épidémies pendant l'année 1884.

STRAUS, Médecin de l'Hôpital Saint-Antoine. (Voir l'*Index* de 1878).

Sur un cas d'érysipèle des bronches et du poumon (Pneumonie érysipélateuse) (*Revue mensuelle de médecine et de chirurgie*, p. 694-706, avec une figure, 1879).

Cas d'hémorrhagie méningée (*France médicale*, p. 431, 1879).

Sur un cas de paralysie spontanée du plexus brachial et sur quelques localisations rares de paralysie de ce plexus (*Gazette hebdomadaire*, p. 244, 1880).

Contribution à la physiologie des sueurs locales : action et antagonisme locaux des injections hypodermiques de pilocarpine et d'atropine (*Comptes rendus de l'Académie des sciences*, 7 juillet 1879).

Des modifications dans la sudation de la face provoquée à l'aide de la pilocarpine, comme nouveau signe pouvant servir au diagnostic différentiel des diverses formes de paralysie faciale (*Mémoires de la Société de biologie*, p. 85-97, 1879.)

Revue des récents travaux sur la physiologie de l'appareil sudoral (*Revue des sciences médicales*, t. XVII, p. 299-324, 1880).

Sur une modification de la salive chez les albuminuriques (*Comptes rendus de l'Académie des sciences*, t. LXXVIII, p. 1165, 1879).

Le professeur Chauffard, sa doctrine, ses écrits (*Archives générales de médecine*, 7ᵉ série, t. III, p. 576, 1879).

Sur la dégénérescence amyloïde du rein, sans albuminurie (*Mémoires de la Société médicale des hôpitaux*, p. 137-150, 1881).

Sur les altérations histologiques du rein, chez le cobaye, à la suite de la ligature de l'uretère. En collaboration avec M. Germont (*Archives de physiologie*, t. IX, p. 386-411, avec une planche, 1882).

Des lésions rénales dans leur rapport avec l'hypertrophie cardiaque. Expériences et faits cliniques (*Archives générales de médecine*, t. IX, p. 1-23, 1882).

Des ecchymoses tabétiques à la suite de crises de douleurs fulgurantes (*Archives de neurologie*, t. I, p. 536-564, 1881).

Présentation de coupes histologiques de la pustule vaccinale du veau, avec coloration du micrococcus du cowpox (*Comptes rendus de la Société de biologie*, p. 585, 1882).

Cas de charbon mortel (*Archives de physiologie*, t. I, p. 200-211, 1883).

Recherches expérimentales sur la transmission des maladies virulentes aiguës de la mère au fœtus. En collaboration avec M. Chamberland (*Comptes rendus de la Société de biologie*, p. 683-688, 1882).

Passage de la bactéridie charbonneuse de la mère au fœtus. En collaboration avec M. Chamberland (*Comptes rendus de l'Académie des sciences*, 18 décembre 1882).

Recherches expérimentales sur la transmission de quelques maladies virulentes, en particulier du charbon, de la mère au fœtus. En collaboration avec M. Chamberland (*Archives de physiologie*, t. I, p. 436-475, 1883).

Exposé des recherches sur le choléra en Égypte. En collaboration avec MM. Roux, Nocard et Thuillier (*Revue scientifique*, 23 novembre 1883).

Recherches anatomiques et expérimentales sur le choléra observé en Égypte en 1883. En collaboration avec MM. Roux, Nocard et Thuillier (*Archives de physiologie*, t. I, p. 381-429, avec 3 planches, 1884).

Exposé des recherches sur le choléra à Toulon (*Bulletins de l'Académie de médecine*, 5 août 1884).

Leçons sur le choléra (*Progrès médical*, 1884-1885).

Sur la spectroscopie des tissus vivants. En collaboration avec M. Albert Robin (*Comptes rendus de la Société de biologie*, p. 697 et 761, 1884).

Du rôle des micro-organismes dans la production de la suppuration (*Ibid.*, t. V, p. 657, 1883).

Contribution à l'étude des lésions histologiques du rein dans le diabète sucré (*Archives de physiologie*, t. II, p. 323-350, avec une planche, 1884).

La tuberculose est-elle transmissible par la vaccine? (*Gazette hebdomadaire*, p. 141, 1885).

Sur la virulence du bubon qui accompagne le chancre mou (*Comptes rendus de la Société de biologie*, p. 641, 1884).

Sur la non-virulence du bubon qui accompagne le chancre mou (*Ibid.*, 726).

Nouvelle note sur la virulence du bubon qui accompagne le chancre mou (*Ibid.*, p. 539, 1885).

Sur un cas d'ascite chyleuse. — Démonstration de la réalité de cette variété d'ascite (*Archives de physiologie*, t. I, p. 367-392, avec une planche, 1886).

Nouveaux faits pour servir à l'histoire des lésions histologiques du rein dans le diabète sucré (*Archives de physiologie*, t. II, p. 76-85, 1887).

Étude expérimentale sur la cirrhose alcoolique du foie. En collaboration avec M. Blocq (*Ibid.*, p. 409-434, avec deux planches, 1887).

Sur la coloration des microbes (*Bulletin médical*, 1887).

Rôle des microbes pathogènes dans la transmission héréditaire des maladies infectieuses (*Ibid.*, p. 131).

Contribution à l'anatomie pathologique de la pustule maligne (*Annales de l'Institut Pasteur*, p. 428-444, avec deux planches, 1887).

La médecine expérimentale et la bactériologie, leçon d'ouverture du cours de pathologie expérimentale (*Revue scientifique*, 28 avril 1888).

Sur un procédé perfectionné d'analyse bactériologique de l'air. En collaboration avec M. R. Wurtz (*Annales de l'Institut Pasteur*, avril 1888).

De l'absence de microbes dans l'air expiré (*Ibid.*).

Recherches microbiologiques sur l'utérus après la parturition physiologique. En collaboration avec M. Sanchez-Toledo (*Ibid.*, p. 426-439).

Le charbon des animaux et de l'homme (1 vol. in-8°, avec planches. Paris, 1887).

TALAMON (Ch.), **Médecin du Bureau Central.** — De la calcification (*Revue mensuelle de médecine et de chirurgie*, 1877).

Sur un cas de pelvi-péritonite tuberculeuse avec tubercules des ovaires chez une petite fille de six ans (*Annales de gynécologie*, 1878).

Du rhumatisme blennorrhagique (*Revue mensuelle de médecine et de chirurgie*, 1878).

Des lésions osseuses et articulaires liées aux maladies du système nerveux (*Ibid.*).

Des lésions des glandes salivaires dans la diphtérie. En collaboration avec le docteur Balzer (*Ibid.*).

Comptes rendus de cent huit autopsies de diphtéries faites à l'hôpital Sainte-Eugénie (*Bulletins de la Société anatomique*, 1879).

Des lésions du système nerveux central d'origine périphérique (*Revue mensuelle de médecine et de chirurgie*, 1879).

De l'action du salicylate de soude sur l'urée, l'acide urique et l'acide phosphorique de l'urine dans le rhumatisme articulaire aigu. En collaboration avec le docteur Lecorché (*Ibid.*, 1880).

Du rôle des microbes dans la genèse des maladies, d'après les travaux de Pasteur (*Ibid.*).

Essai de technique microbiologique. En collaboration avec le docteur Doléris, 1880.

Recherches anatomo-pathologiques et cliniques sur le foie cardiaque (*Thèse de doctorat*. 1881).

Le microbe de la diphtérie (*Bulletins de la Société anatomique*, janvier 1881).

Deuxième note sur le microbe de la diphtérie (*Ibid.*, 1881).

Deux cas de charbon chez l'homme, étudiés suivant la méthode de Pasteur. En collaboration avec le docteur Derignac (*Revue de médecine*, 1881).

Études médicales faites à la Maison municipale de Santé. En collaboration avec le docteur Lecorché (In-8° de 650 pages; Lecrosnier et Delahaye, éditeurs, 1881).

Cirrhose hypertrophique graisseuse (*Progrès médical*, 1882).

Sur une forme spéciale d'atrophie musculaire débutant par les membres inférieurs (*France médicale*, 1882).

Typhlite aiguë perforante (*Progrès médical*, 1882).

Des complications pleuro-pulmonaires de l'érythème noueux (*Ibid.*, 1883).

Le coccus lancéolé de la pneumonie (*Bulletins de la Société anatomique*, novembre 1883).

Sur une éruption cutanée simulant l'érythème noueux, due à l'iodure de potassium (*France médicale*, 1884).

Le bacille de Koch au point de vue clinique (*Archives générales de médecine*, 1884).

Les pneumonies aiguës (*Médecine clinique* du professeur G. Sée, 1885).

Syphilis, cancer et kystes hydatiques des poumons (*Ibid.*).

Congestion, embolie et apoplexie pulmonaires (*Ibid.*, 1886).

Des pleurésies (*Ibid.*).

Mal de Bright avec gros rein blanc, consécutif à un eczéma généralisé à répétition annuelle (*Courrier médical*, 1887).

Traité de l'albuminurie et du mal de Bright. En collaboration avec le docteur Lécorché (In-8° de 770 pages ; O. Doin, éditeur. — Paris, 1888).

TAPRET (O.), **Médecin de l'Hôpital Saint-Antoine.** — Péritonite chronique d'emblée (*Thèse de doctorat*, médaille d'argent de la Faculté).

Tuberculose urinaire (prix Civiale, 1876) (*Archives générales de médecine*, 1878).

Tétanie (*Ibid.*, 1880).

Goitre exophthalmique (*Ibid.*, 1881).

Rédaction des leçons du professeur Lasègue sur les bronchites.

Gliome cérébral. — Céphalée persistante comme unique symptôme (*Société anatomique*, 1877).

Enfoncement du crâne par le forceps. Accidents épileptiformes ; redresssement du fragment avec le tire-fond. — Guérison (*Journal de médecine et de chirurgie pratiques*, 1877).

Tuberculose miliaire chez un enfant de six semaines (*Société anatomique*, 1877).

Rhumatisme et albuminurie (*Société clinique*, 1877).

Érysipèle et péritonite (*Thèse* de Chourlin).

Érysipèle et néphrite. — Poussée d'albuminurie aiguë chez un albuminurique chronique au moment de l'érysipèle, 1887.

Pleurésie aiguë. — Thoracentèse. — Tuberculose miliaire (*Archives générales de médecine*, 1886).

OEdème de la paroi dans la pleurésie simple avec grand épanchement (*Thèse* de Gardin).

Pleurésie purulente. — Pneumo-thorax. — Thoracentèse. — Lavages à l'acide borique en solution saturée — Guérison (*Archives générales de médecine*, 1888).

Anévrysme de l'artère pulmonaire dans une caverne (*Thèse* de Chardin).

Des accidents cérébraux dans les maladies de cœur (*Thèse* de Bignon).

Cystite pseudo-membraneuse (*Thèse* de Girard).

Des accidents puerpéraux observés à l'Hôpital Beaujon (1877).

Pyléphlébite suppurée (*Thèse* de Le Dien).

Pérityphlite tuberculeuse (*Thèse* de Donat).

Absorption des médicaments par la peau (*Thèse* de Nayet).

Des troubles de la parole chez les phthisiques (*Thèse* de Gignac)

Détermination de la dose toxique des médicaments solubles. En collaboration avec M. le professeur Bouchard.

Hémorrhagies intestinales chez les tuberculeux (*Thèse* de Degoul).

Phénomènes pseudo-méningitiques chez une hystérique tuberculeuse (1888).

Traitement de la phthisie par les inhalations antiseptiques (*Thèse* de Lesguillon, 1888).

Égophonie à distance (*Leçons à l'Hôpital Saint-Antoine*, 1887).

Recherches sur l'acide fluorhydrique comme milieu constant dans la tuberculose (1888-89).

OEdème rhumatismal et dilatation de l'estomac (*Thèse* d'Argueyrolle, 1888).

Faits de pouls capillaire (*Thèse* de Ruault).

Une variété de néphrite dans la dothiénenterie. En collaboration avec H. Roger (*Annales des voies génito-urinaires*, 1883).

Rétrécissement de l'aorte dans la chlorose (*Société anatomique*, 1874).

Artères cardiaques supplémentaires. — Un cas d'aortite avec oblitération de l'orifice des coronaires. — Pas d'angine de poitrine (1888).

TENNESON, Médecin de l'Hôpital Saint-Louis. — Sur l'anurie calculeuse (*Société médicale des hôpitaux*, février 1879).

Deuxième communication sur l'anurie calculeuse (*Ibid.*, novembre 1879).

Sur la mort subite après la thoracentèse (*Ibid.*, 1880).

Sur un cas de bothriocéphale (*Ibid.*, 1883).

Sur les formes légères de l'ictère infectieux (ictère grave) (*Thèse de doctorat* de M. Dat, 1883).

Sur le traitement d'épreuve de la syphilis cérébro-spinale (*Revue clinique* de M. Éloy. — *Union médicale*, 3 février 1883).

Sur la myocardite scléreuse (*Ibid.*, 24 mars 1883).

Sur le traitement de l'endométrite par les topiques intra-utérins (*Société médicale des hôpitaux*, 1884).

Sur la médication éthérée-opiacée dans la variole (*Bulletin général de thérapeutique*, juillet 1884).

Sur les pulvérisations de chlorure de méthyle contre l'élément douleur. En collaboration avec M. Bègue (*Société médicale des hôpitaux*, 1885).

De l'hémiplégie et de l'épilepsie partielle urémiques. En collaboration avec M. Chantemesse (*Revue de médecine*, novembre 1885).

Sur une variété de pleurésie non décrite, pleurésie massive avec épanchement coagulé en masse (*Société médicale de l'Élysée*, 7 décembre 1885, et *Journal de médecine de Paris*, 14 février 1886).

Observation de sclérose combinée de la moelle. En collaboration avec M. Raymond (*Archives de physiologie*, juillet 1886).

Traitement de l'hyperhidrose des tuberculeux par l'ergot de seigle (*Thèse de doctorat* de M. Mignot, 1886).

Traitement de la pelvi-péritonite enkystée par la ponction capillaire aspiratrice (*Thèse de doctorat* de M. Hervot, 1887).

Deux cas de dermatite herpétiforme de Duhring. En collaboration avec M. Gaston Lyon (*Annales de dermatologie*, mai 1888).

Instrument : Porte-ouate utérin, construit par M. Mathieu, présenté à la *Société médicale des hôpitaux*, 27 juin 1884.

TROISIER, Médecin de l'Hôpital de la Pitié. — Note sur l'état de la moelle épinière dans un cas d'hémimélie thoracique (*Archives de physiologie normale et pathologique*, 1871-1872).

Pied-bot varus congénital double. — Examen de la moelle épinière. Avec M. Coyne (*Archives de physiologie*, 1871-72)

Note sur deux cas de lésions scléreuses de la moelle épinière (*Ibid.*, 1873).

Observation de myélite générale ascendante, publiée par M. Martineau dans une note sur l'inflammation aiguë générale de la substance grise de la moelle (*Société médicale des hôpitaux*, 1874).

Notes sur les lésions anatomiques observées dans un cas d'atrophie musculaire progressive (*Société anatomique*, 1874).

Note sur deux cas d'atrophie musculaire progressive. Avec M. Pierret (*Archives de physiologie*, 1875).

Deux nouveaux cas de myopathie progressive primitive chez le père et la fille. En collaboration avec M. Georges Guinon (*Revue de médecine*, 1888).

Hémiplégie spinale avec anesthésie croisée dans un cas de mal de Pott sous-occipital. Avec M. Letulle (*Archives de neurologie*, 1882).

Un cas de pied tabétique double à la première période du tabes dorsal (*Société médicale des hôpitaux*, 1886).

Attaque apoplectique. — Mort rapide. — Oblitération de l'artère basilaire par un thrombus (*Bulletins de la Société anatomique*, 1869).

Note sur l'anatomie pathologique de la paralysie faciale des nouveau-nés, consécutive à l'application du forceps. Avec M. Parrot (*Archives de tocologie*, 1876).

Hémiplégie complète du côté droit et aphasie dans un cas de ramollissement du lobe sphénoïdal et du lobe occipital de l'hémisphère cérébral gauche (*Société de biologie*, 1873).

Hémorrhagie méningée dans le cours d'une maladie de cœur (*Archives de physiologie normale et pathologique*, 1881).

Sur un cas singulier de monoplégie brachiale survenue six jours après une chute sur l'épaule (*Société médicale des hôpitaux*, 1885).

Paralysie hystérique d'origine traumatique chez un homme (*Ibid*).

Hémiplégie chez un phthisique (*Ibid*).

Note sur un cas d'encéphalopathie syphilitique précoce (*Progrès médical*, 1879, nº 4).

Note sur un cas de pseudo-paralysie syphilitique infantile (*Société médicale des hôpitaux*, 1883).

Note sur la lymphangite cancéreuse de la plèvre et du poumon (*Archives de physiologie*, 1874).

Recherches sur les lymphangites pulmonaires (*Thèse de doctorat*, 1874).

Phlegmatia alba dolens (*Thèse d'agrégation*, 1880).

Varice de la légion hypogastrique (*Société médicale des hôpitaux*, 1884).

Accès d'angine de poitrine déterminé par une aortite subaiguë, avec oblitération presque complète de l'orifice d'une coronaire. Avec M. Hudelo (*Ibid.*, 1888).

Recherche du plomb dans l'encéphale d'un ouvrier étameur. Avec M. Lagrange (*Société de biologie*, 1873).

Intoxication saturnine causée par la manipulation de la braise chimique (*Société médicale des hôpitaux*, 1887).

Sur les altérations du sang dans l'érysipèle (*Société anatomique*, 1873).

Les nodosités sous-cutanées éphémères et le rhumatisme. Avec M. Brocq (*Revue de médecine*, 1881).

Les nodosités rhumatismales sous-cutanées (*Société médicale des hôpitaux*. 1883).

Un cas de ladrerie chez l'homme. — Coïncidence du Tænia solium et de cysticerques (*Ibid.*, 1882).

Contribution à l'histoire de la ladrerie chez l'homme (*Ibid.*, mars et octobre 1885).

Disparition de l'ascite, à la suite d'une diurèse abondante, dans un cas de cirrhose probable du foie (*Ibid.*, 1886).

La cirrhose alcoolique est-elle curable ? (*Ibid*).

Existe-t-il une forme curable de cirrhose alcoolique du foie ? (*Ibid*).

Les ganglions sus-claviculaires dans le cancer de l'estomac (*Ibid*).

L'adénopathie sus-claviculaire gauche dans le cancer abdominal. — Rapport lu à la *Société médicale des hôpitaux*, le 13 janvier 1888, au nom d'une commission composée de MM. Bucquoy, Raymond, Troisier, rapporteur (*Société médicale des hôpitaux*, 1888).

Sur un cas de pleurésie hémorrhagique primitive terminée par guérison (*Ibid*).

Kyste hydatique du foie, guéri par une seule ponction aspiratrice (*Ibid.*, 1886).

Vergetures du thorax chez un phtisique. — Lésions de la peau au niveau des vergetures. Avec M. Ménétrier (*Ibid.*, 1887).

Vergetures de la peau dans la convalescence de la fièvre typhoïde (*Ibid.*, 1888).

Note sur les altérations du réseau élastique de la peau dans les vergetures. Avec M. Ménétrier (*Société de biologie*, 1887).

Histologie des vergetures. Avec M. Ménétrier (*Archives de médecine expérimentale et d'anatomie pathologique*. 1889).

Article : Face (*pathologie médicale*), du *Dictionnaire encyclopédique des sciences médicales*).

Éloge de M. le professeur Parrot (*Société médicale des hôpitaux*, 1883) .

VIDAL, Médecin de l'Hôpital Saint-Louis (Voir l'*Index* de 1878).

Deux observations de sclérodermie généralisée, symétrique, avec asphyxie locale (*Bulletins de la Société médicale des hôpitaux de Paris*, 1878, p. 254).

L'isolement des maladies contagieuses devrait être obligatoire dans les hôpitaux. — Discours prononcé à la Société de médecine publique et d'hygiène professionnelle (*Bulletin de la Société de médecine publique*, 1878, et *Annales d'hygiène publique et de médecine légale*, t. XLIX, 2ᵉ série, 1878, p. 267).

Traitement de l'ecthyma et des ulcérations scrofuleuses par le sparadrap rouge (au minium et cinabre) (*Bulletins et Mémoires de la Société de thérapeutique pendant l'année* 1878, p. 40).

Inoculabilité de quelques affections cutanées. Mémoire lu dans la séance du 15 septembre au Congrès périodique international des sciences médicales, tenu à Genève en 1877 (*Mémoires et comptes rendus du Congrès médical de Genève*, 1877, p. 236).

Anatomie pathologique de la bulle de pemphigus (*Communication à la Société médicale des hôpitaux dans la séance du 14 mars* 1879).

De la couperose. — Leçons recueillies par M. Deschamps, interne des hôpitaux (*La France médicale*, 1879, p. 354 et 441).

Anatomie pathologique de l'urticaire (*Communication à la Société médicale des hôpitaux*, le 25 juillet 1879).

Pityriasis circiné parasitaire (*Communication à la Société de biologie*, juillet 1879).

Points douloureux apophysaires en correspondance avec les affections viscérales (*Communication à la Société de biologie* dans la séance du 29 juin 1879).

Rapport sur les mesures de police sanitaire applicables à la prophylaxie de la variole. Lu dans la séance du 25 juin 1879 à la Société de médecine publique et d'hygiène professionnelle, au nom d'une commission composée de MM. Bouley, Delaunay, Du Mesnil, Koechlin-Schwartz, Laborde, Liouville, Napias, Perrin, Riant, Vallin et Vidal (*Bulletin de la Société de médecine publique et d'hygiène professionnelle*, 1879, et *Revue d'hygiène et de police sanitaire*, juillet 1879).

Du lupus. Leçons faites à l'hôpital Saint-Louis en 1878, recueillies par M. Colson, interne des hôpitaux (*Tribune médicale*, 1879, p. 328 et 353).

Anatomie pathologique de la pelade. *Présentations de pièces histologiques et communications à la Société de biologie*, séances des 11 et 25 mai 1878.

Traitement du lupus par les scarifications linéaires (Mémoire lu à l'Académie de médecine le 18 novembre 1879, publié dans l'*Union médicale*, 25 novembre 1879.

Exposé des titres et travaux scientifiques. Candidature à l'Académie de médecine, (section de thérapeutique, 1879).

Traitement du prolapsus rectal par les injections de solution d'ergotine. Pli cacheté déposé à l'Académie de médecine le 10 juillet 1877; ouvert dans la séance du 8 juillet 1879 (*Communication à la Société de thérapeutique* dans la séance du 10 décembre 1879. — Mémoire lu à l'Académie de médecine le 3 février 1880, publié *in extenso* dans la *Gazette hebdomadaire*, p. 101, et dans la *Tribune médicale*. 7 février 1880).

Des diverses variétés d'épithélioma de la peau. Deux leçons faites à l'hôpital Saint-Louis, résumées dans la *Gazette des hôpitaux*, 30 septembre et 2 octobre 1879.

Des pelades. Deux leçons faites à l'hôpital Saint-Louis, résumées dans la *Gazette des hôpitaux*, nᵒˢ 58 et 59, 1879.

Des syphilides cutanées (Deux leçons faites à l'hôpital Saint-Louis, résumées dans la *Gazette des hôpitaux*, p. 123 et 125, 1879).

De l'eczéma et des eczémateux. Trois leçons faites à l'hôpital Saint-Louis (*Gazette des hôpitaux*, nᵒˢ 3, 9, 14 et 15, 1880).

Traitement du chancre simple et du chancre phagédénique par l'acide pyrogallique (pyrogallol). *Communication à la Société thérapeutique*, 27 janvier 1880. (*Bulletins de la Société de thérapeutique*, 1880).

De l'eczéma marginé. Leçon faite à l'hôpital Saint-Louis (*Gazette des hôpitaux*, nᵒ 50, 1880).

De l'onychomycose trichophytique ou trichophitie unguéale. Leçon faite à l'hôpital Saint-Louis (*Ibid.*, nᵒ 29).

Télangiectasie accidentelle symétrique et généralisée. Présentation des malades et observations (*Société médicale des hôpitaux*, 11 juin 1880).

De l'urticaire. Leçon faite à l'hôpital Saint-Louis, publiées dans les *Annales de dermatologie et de syphiligraphie*, 1880, p. 408).

Des moyens légaux ou d'initiative privée à opposer à la falsification des substances alimentaires. Mémoire lu au Congrès international d'hygiène de Turin, août 1880, publié *in extenso* dans la *Revue d'hygiène et de police sanitaire*, 15 décembre 1880.

Nouvelles observations de guérison rapide des chancres phagédéniques par l'acide pyrogallique (*France médicale*, janvier 1881, p. 18).

Scrofule et tuberculose. *Communication faite à la Société médicale des hôpitaux* dans la séance du 25 mars 1881 (*Bulletins de la Société médicale des hôpitaux*).

Traitement des chéloïdes cicatricielles par les scarifications quadrillées. Communication et présentation de malade (*Société de chirurgie*, séance du 27 janvier 1881).

Des moyens légaux à opposer à la falsification des denrées alimentaires (Rapport à la *Société de médecine publique et d'hygiène professionnelle* au nom d'une commission composée de MM. Rochard, Galippe, A. Gautier, Hogg, Ch. Girard, A.-J. Martin, Napias et Vidal, rapporteur, lu dans la séance du 27 juillet 1881.—*Bulletins de la Société de médecine publique*, p. 243, et *Revue d'hygiène*, août 1881).

Les microbes de l'ecthyma, du pemphigus, de l'impétigo, des bulles de l'érythème polymorphe et des phlyctènes des vésicatoires (Discussion à propos d'une communication de M. Du Castel relative à une épidémie d'ecthyma sur des varioleux. — *Société médicale des hôpitaux*, séance du 28 octobre 1881, et *Union médicale*, 11 décembre 1881, p. 970).

Traitement chirurgical de quelques maladies de la peau (Leçon faite à l'hôpital Saint-Louis. — *France médicale*, 1881, p. 685, 698, 735, 783).

Du pityriasis circiné et marginé. Description de son mycoderme, le microsporon anomacon (microsporon dispar)] (Mémoire lu au Congrès international de Londres (*Transactions of international medical Congress*, 1881, vol. III, p. 133). — *Annales de dermatologie et de syphiligraphie*, 1882).

Communication sur l'anatomie pathologique de la dermatite exfoliatrice généralisée (*Société médicale des hôpitaux*, séance du 24 mars 1882).

De l'hypérépidermotrophie généralisée (pityriasis pilaire de Devergie) (Présentation de malade et communication à la *Société de biologie* dans sa séance du 22 avril 1882. — *Bulletins de la Société de biologie*, p. 299).

Note sur l'étuve à désinfection de l'hôpital Saint-Louis (Lue à la *Société de médecine publique et d'hygiène professionnelle*, séance du 22 avril 1881. — *Revue d'hygiène*, mai 1882).

Discussion sur l'évacuation des vidanges (Question des égouts) (Communication faite à la *Société de médecine pratique*, dans sa séance du 24 mai 1882. — *Revue d'hygiène*, juin 1882).

Contribution à l'étude de la tuberculose cutanée (*Annales de dermatologie et de syphiligraphie*, 25 août 1882, p. 457).

Note sur l'histologie du psoriasis, par E. Vidal et Leloir (*Société de biologie*, 14 mars 1882).

Recherches anatomo-pathologiques sur les acnés, par E. Vidal et Leloir (*Ibid.*, 1er avril 1882).

Anatomie pathologique du lupus. En collaboration avec le docteur Leloir (*Ibid.*, 18 novembre 1882).

Traitement du phagédénisme du chancre simple par l'acide pyrogallique ou pyrogallol (Note lue à l'Académie de médecine dans la séance du 2 janvier 1883, publiée dans la *Gazette hebdomadaire*, 1883, p. 13.)

De la leucoplasie buccale (psoriasis buccal, plaques blanches, plaques opalines de la langue). Leçon faite à l'hôpital Saint-Louis (*Union médicale*, 4 et 9 janvier 1883).

Contribution à l'étude de l'anesthésie locale par l'éther ; moyen de l'obtenir rapidement (*Comptes rendus de la Société de biologie*, 19 mai 1883, p. 374).

Communication sur une nouvelle teinture vésicante (*Société de thérapeutique*, séance du 25 juillet 1883).

Anatomie pathologique du xeroderma pigmentosum. En collaboration avec le docteur H. Leloir (*Société de biologie*, séance du 28 juillet 1883).

Du lupus scléreux (*Annales de dermatologie*, septembre 1883).

De la dermatose de Kaposi. Xeroderma pigmentosum (*Ibid.*, novembre 1883).

De la lèpre et de son traitement. Leçons faites à l'hôpital Saint-Louis (*France medicale*, 1884).

Étude sur le mycosis fongoïde, par E. Vidal et Brocq (*Ibid.*, 1885).

Du lichen (du strophulus, du lichen et du prurigo) (Leçons faites à l'hôpital Saint-Louis. — *Annales de dermatologie et de syphligraphie*, 1886, p. 133).

Du bouton de Biskra (Leçon publiée dans la *Semaine médicale*. 6 avril 1886, p. 133).

De la contagiosité de la lèpre (Communication à l'Académie de médecine dans la séance du 13 octobre 1885. *Discussion*, p. 1369, 1382, 1407. — *Bulletins de l'Académie de médecine*, 1885).

Rapport à M. le Ministre des Travaux publics sur les eaux minérales pendant l'année 1884, lu dans la séance du 9 novembre 1886 (*Mémoires de l'Académie de médecine*, 1887, p. 1 à 23).

Rapport à l'Académie de médecine sur un mémoire de M. Bailly de Chambly « Nouveau moyen d'appliquer le chlorure de méthyle », lu dans la séance du 31 janvier 1888 (*Bulletins de l'Académie de médecine*. 1888, t. XIX, p. 139).

Rapport sur la question de l'Inspectorat des eaux minérales, en réponse à une lettre adressée à l'Académie de médecine par M. le Ministre des Travaux publics, lu dans la séance du 1er mars 1887, p. 228 (*Discussion*, p. 436, 453 et 472. — *Bulletins de l'Académie de médecine*, 1887).

Nouvelle communication sur la contagiosité de la lèpre faite à l'Académie de médecine dans la séance du 19 juin 1888 (*Ibid.*, 1888, p. 888).

MÉDECINS ALIÉNISTES

BOURNEVILLE, Médecin de l'hospice de Bicêtre. — Note sur le poids relatif entre les hémisphères cérébraux des épileptiques (*Journal des connaissances médicales*, 1861).

Notice sur l'asile d'idiots institué à Earlswood en octobre 1847 (*Médecine contemporaine*, 1861).

Traitement des congestions consécutives à l'épilepsie (*Ibid.*).

Note sur un cas de Tænia solium (*Ibid.*).

Congestion hyperémique donnant lieu à des troubles hallucinatoires et à des désordres nerveux insolites (*Archives cliniques des maladies mentales et nerveuses*,1861, p. 178).

Cas d'idiotie profonde. Trois frères idiots (*Ibid.*, p. 289).

Observation d'épilepsie compliquée (*Ibid.*, p. 426).

Observation de tumeur sanguine chez un idiot (*Gazette hebdomadaire*, 1861, p. 69).

Mémoire sur la condition de la bouche chez les idiots (*Journal des connaissances médicales*, 1862).

Étude sur la médecine légale des aliénés, à propos du Traité de médecine légale de CASPER et du livre de LEGRAND DU SAULE intitulé *la Folie devant les tribunaux* (*Ibid.*, 1863-1864).

De quelques anomalies physiologiques observées chez les idiots (*Médecine contemporaine*, 1863).

De la résection du genou. En collaboration avec Bouteiller (*Ibid.*, 1864).

De la rupture du cœur. En collaboration avec le même (*Ibid.*).

Socrate était-il fou ? Réponse à M. Bally (*Journal de médecine mentale*, 1864).

J. V. Townley, ou du diagnostic de la folie. En collaboration avec Teinturier (*Ibid.*, 1865).

Conférence d'Axenfeld sur Jean Wier et les Sorciers. Avec Teinturier. — Conférence de Béclard sur Harvey. Avec Bouteiller (*Mouvement médical*, 1865).

De la création de bibliothèques médicales dans les hôpitaux (*Mouvement médical*, 1865, 1868, 1869, 1871. — *Progrès médical*, 1877-1878-1879).

Leçons de Claude Bernard sur le curare. Avec Teinturier (*Ibid.*, 1865).

Leçons de M⁺ Gavarret sur la transformation des forces. Avec Bouteiller (*Ibid.*, 1866).

Notice biographique sur Parchappe (*Ibid.*).

Observations cliniques et thérapeutiques sur l'emploi du guaco dans le choléra. Épidémie d'Amiens (*Ibid.*).

Anévrysme de la crosse de l'aorte; rupture des deux tuniques internes; anévrysme disséquant; épanchement de sang dans le péricarde, etc. (*Société anatomique*, 1866).

Ramollissement cérébral chez un épileptique (*Ibid.*).

Cas de rupture du cœur chez une femme de 86 ans (*Ibid.*, 1866).

Épilepsie symptomatique d'un ramollissement central ancien; hémiplégie gauche; dégénération secondaire, etc. (*Ibid.*).

Étude sur le choléra à l'hôpital Cochin (*Mouvement médical*, 1866-1867).

Revue critique sur la fève de Calabar. Avec Teinturier (*Ibid.*, 1867).

Épilepsie, stupeur, encéphalite (*Société de biologie*, janvier 1867).

Kyste par inclusion fœtale, ovariotomie, etc., une planche. En collaboration avec Bourgeois (*Ibid.*, 1867).

De l'emploi de la fève de Calabar dans le traitement du tétanos (*Mouvement médical*, 1867-1868).

Tumeur épithéliale de l'arachnoïde; rupture du cœur (*Société anatomique*, 1867).

De la sclérose en plaques disséminées (*Revue critique. Mouvement médical*. 1868).

Nouvelle étude de la sclérose en plaques, à propos du cas du docteur Pennok (*Mouvement médical*, 1868).

Diarrhée et choléra (*Ibid.*).

Ramollissement cérébral aigu; oblitération de l'artère sylvienne gauche; tumeur épithéliale de la dure-mère; anévrysme du cœur (*Ibid.*).

Anévrysme de l'artère sylvienne gauche; ramollissement central; épilepsie symptomatique; dégénération secondaire. En collaboration avec Frémy (*Société anatomique*, 1868).

Hémorrhagie cérébrale dans la couche optique; anévrysmes miliaires (*Ibid.*).

Ulcère de l'estomac cicatrisé; lésions cardiaques anciennes. En collaboration avec Durand (*Ibid.*).

Hémiplégie droite; hémorrhagies cérébrales; anévrysmes miliaires (*Ibid.*).

Attaques successives d'apoplexie; hémiplégie à droite; hémorrhagie de la protubérance, etc.; anévrysmes miliaires (*Ibid.*).

Myélite chronique; corps étranger dans le ventricule droit du cœur (*Ibid.*).

Sclérose en plaques disséminées (*Ibid.*).

Cancer de la dure-mère; perforation du crâne; cancer du foie (*Ibid.*).

Ramollissement cérébral; endocardite végétante des valvules (*Ibid.*).

Apoplexie cérébrale; anévrysmes miliaires; endocardite végétante des valvules. Avec Durand (*Ibid.*).

Anévrysme de l'aorte abdominale; rupture (*Ibid.*).

Hémorrhagie cérébrale et méningite; anévrysmes multiples des artères de l'encéphale, anévrysmes miliaires; procidence du vagin; fracture intra-capsulaire non consolidée du col du fémur (*Ibid.*).

Anévrysme de l'artère sylvienne (*Ibid.*).

Anévrysme de l'aorte abdominale (*Revue photographique des hôpitaux*, 1869).

Atrophie cérébrale; hémiplégie à droite; attaques épileptiques; état de mal; température durant les accès (*Ibid.*).

Hémiplégie incomplète à droite; aphasie; affaiblissement intellectuel; pneumonie; mort; ramollissement cérébral par oblitération vasculaire; intégrité complète de la troisième circonvolution frontale gauche (*Société anatomique*, 1869).

Aphasie sans paralysie; rhumatisme articulaire chronique; pneumonie à gauche; eschares sur les fesses; marche rapide; mort (*Ibid.*).

Tumeur du sternum; abcès tuberculeux; phtisie (*Ibid.*).

Atrophie cérébrale datant de l'enfance; épilepsie; état de mal épileptique; température durant les accès épileptiques; mort (*Ibid.*).

Hémorrhagie cérébrale; ramollissement chez un alcoolique; détails de l'autopsie (*Ibid.*).

Hémorrhagie cérébrale et ramollissement cérébral (*Mouvement médical*, 1869).

Nouvelle étude sur quelques points de la sclérose en plaques disséminées (*Mouvement médical*, 1869).

Traitement des taches érectiles par l'emplâtre stibié (*Revue photographique des hôpitaux*, 1870).

Anencéphalie (*Ibid.*).

Note sur le tænia; ses effets, son traitement (*Ibid.*).

De la syphilide croûteuse en coquillages (*Ibid.*).

De l'antagonisme de la fève de Calabar et de l'atropine (*Ibid.*).

Scrofulides cutanées et osseuses; cicatrices et déformations consécutives (*Ibid.*).

Notes et observations sur la fièvre de lait et sur quelques maladies puerpuérales (*Ibid.*).

Notes sur les tumeurs érectiles (*Mouvement médical*, 1870).

Urticaire ab ingestis (*Ibid.*).

Réunions pour l'enseignement libre (section de médecine). — Comptes rendus. En collaboration avec M. Pascal (*Ibid.*).

Bulletin médical de la guerre (*Ibid.*).

Hémorrhagie de la moelle épinière (*Société de biologie*, 1870).

Étude sur les arthropathies consécutives à quelques maladies de la moelle et du cerveau (*Revue photographique des hôpitaux*, 1871).

Cicatrices vicieuses du cou (*Ibid.*).

Observations d'hémorrhagie cérébrale à foyers multiples (*Mouvement médical*, 1871).

Hémorrhagie cérébrale; perforations (*Ibid.*).

Note et observations sur la température dans l'encéphalite (*Ibid.*).

Notes et observations sur l'hémorrhagie cérébrale (*Ibid.*).

Névralgie sciatique droite, compliquée d'une éruption furonculeuse située sur le trajet du nerf (*Revue photographique et Mouvement médical*, 1871).

Note sur la température dans le tétanos (*Revue photographique*, 1871).

Hémimélie de l'avant-bras droit (*Ibid.*).

De la température dans l'urémie; — comparaison avec la température dans l'éclampsie puerpuérale (*Ibid.*).

Cancer du sein chez l'homme (*Ibid.* .

Cancer primitif du péritoine : — injection iodée (*Ibid.*).

Rhumatisme articulaire chronique. — Ankyloses. — Dégénération graisseuse des extrémités articulaires. — Diarrhée. — Mort. — Thrombose de la partie inférieure de l'aorte, des artères iliaques et fémorales. — Gangrène symétrique des extrémités inférieures (*Société anatomique*, 1872).

De la contracture permanente des muscles chez les hystériques. En collaboration avec P. Voulet (*Mouvement médical*, 1872).

De la température dans l'épilepsie et dans l'hystérie (*Ibid.*).

Affection cardiaque : infarctus des reins et ulcère de l'estomac. En collaboration avec Durand (*Ibid.*).

De l'état de mal épileptique (*Ibid.*).

De l'élévation de la température centrale après la thoracentèse (*Ibid.*).

De la température dans l'urémie, comparée avec la température dans l'éclampsie puerpuérale (*Ibid.*).

Notes historiques sur la contracture hystérique. Avec Voulet (*Ibid.*).

De la température dans le ramollissement du cerveau (*Ibid.*).

Notes sur la température dans les cas de ramollissement du cerveau qui guérissent (*Revue photographique des hôpitaux*, 1872).

Importance de la température du corps pour le diagnostic de l'éclampsie et de l'urémie (*Société de biologie*, 1872).

Urémie. — Abaissement de température (*Société anatomique*, 1873).

De la température dans l'urémie (*Ibid.*).

Cas de molluscum (*Ibid.*).

Des Facultés de médecine provinciales (*Progrès médical*, 1873).

Du service des bains externes dans les hôpitaux (*Ibid.*, 1873, 1874, 1875, etc.).

Le service médical des prisons (*Ibid.*, 1873).

Des troubles moteurs et vaso-moteurs observés chez les hémiplégiques (*Ibid.*, 1873).

De l'hémianesthésie liée à une lésion d'un hémisphère du cerveau (*Ibid.*).

Des douleurs fulgurantes et de la névralgie ano-périnéale (*Ibid.*).

Caractères différentiels entre l'épilepsie et l'hystéro-épilepsie (*Ibid.*).

De la paralysie spinale de l'adulte : étude bibliographique. En collaboration avec M. Teinturier (*Ibid.*).

Affection du larynx. — Mort subite (*Ibid.*).

Des fractures et des luxations spontanées chez les ataxiques (*Ibid.*, 1874).

Des injections sous-cutanées arsenicales (*Ibid.*).

Lésions primitives de l'encéphale et lésions consécutives du poumon (*Ibid.*).

Note sur quelques points physiologiques de l'action du bromure de camphre (*Progrès médical* 1874).

De l'emploi thérapeutique du mono-bromure de camphre (*Ibid.*, 1879 et *Société de biologie*).

Compte-rendu des observations recueillies à la Salpêtrière, concernant l'epilepsie (*Progrès médical*, 1874).

Hémorrhagie de la protubérance. — Paralysie infantile. — Exostose vertébrale. En collaboration avec Debove (*Progrès médical*, 1874, et *Société anatomique*).

Du nitrite d'amyle (*Progrès médical*, 1874).

Empoisonnement par le thon (*Ibid.*).

Adultération des eaux de Paris (*Ibid.*, 1874).

Mémoire sur l'état de mal épileptique, avec planche (*Société de biologie*, 1874).

Mémoire sur l'emploi du sulfate de cuivre ammoniacal dans l'épilepsie (*Ibid.*, 1875).

De l'hystéro-épilepsie. En collaboration avec Regnard (*Ibid.*).

Du coma diabétique. En collaboration avec Teinturier (*Progrès médical*, 1875).

Le pavillon de la Maternité (*Ibid.*).

Notice biographique sur Giraldès (*Ibid.*).

Hémiplégie infantile suivie d'épilepsie partielle ; — état de mal épileptique ; — mort. — Foyer ancien intéressant les circonvolutions frontale et pariétale ascendantes et le lobule paracentral (*Société anatomique*, 1876).

Mémoire sur l'action physiologique du nitrite d'amyle et de son emploi dans le traitement de l'épilepsie (*Société de biologie*, 1876).

Action du bromure de camphre sur la température (*Ibid.*).

Épilepsie partielle (*Ibid.*).

Mémoire sur l'hémiplégie cérébrale spasmodique (*Ibid.*).

Du bromure de camphre (*Progrès médical*, 1876).

Agrandissement de l'École de médecine (*Ibid.*, 1876-1877).

Projet de reconstruction de la Clinique d'accouchement (*Ibid.*, 1876).

De l'athétose (*Ibid*, 1877).

Influence de la compression ovarienne sur la contracture hystérique (*Ibid.*).

Des services d'accouchements dans les hôpitaux de Paris (*Ibid.*).

Le nouvel Hôtel-Dieu (*Ibid.*).

Atrophie cérébrale. — Hémiplégie. — Épilepsie partielle. En collaboration avec Poirier (*Société anatomique*, 1878).

Hémiplégie droite avec aphasie. — Accès épileptiformes. En collaboration avec Poirier (*Ibid.*).

Les écoles d'infirmiers et d'infirmières (*Progrès médical*, 1878-1889).

Opinion de la presse médicale sur l'organisation dans les hôpitaux de services spéciaux consacrés aux accouchements (*Ibid.*).

Isolement de l'hôpital Necker (*Ibid.*).

Rapport présenté au Conseil municipal de Paris sur une proposition tendant à allouer une subvention de 2,000 francs à l'école d'infirmières de la Salpêtrière et à l'école d'infirmiers de Bicêtre (*Ibid.*).

Les autopsies médico-légales (*Ibid.*).

Statistique médico-chirurgicale du nouvel Hôtel-Dieu (*Ibid*).

De l'étude et de l'enseignement de l'anatomie (*Ibid.*).

Cancer latent de l'estomac, de la vésicule biliaire et du foie ; — atrophie sénile du rein ; — rhumatisme déformant ; — endocardite végétante ancienne ; — glycosurie ; — anévrysmes miliaires ; — calculs biliaires. En collaboration avec Haranger (*Société anatomique*, 1879).

Ancien foyer hémorrhagique de la première et de la deuxième circonvolution frontale droite, n'ayant jamais déterminé de troubles du mouvement. — Épilepsie : — vertiges, accès, état de mal. — Affaiblissement ancien de l'intelligence et de la mémoire. — Coqueluche avec fièvre intense ; — déformations crâniennes. En collaboration avec Haranger (*Ibid.*).

Épilepsie, fracture du crâne. Avec Poirier (*Progrès médical*, 1879).

Prophylaxie des maladies vénériennes. — Lourcine. Saint-Lazare (*Ibid.*).

De l'épilepsie partielle. — Contribution à l'étude des localisations cérébrales (*Ibid.*).

La liberté de l'enseignement supérieur (*Ibid.*).

L'hospice Leprince (*Ibid.*).

Des maisons de secours ; des bureaux de bienfaisance (*Ibid.*).

Cerveaux de jeunes idiotes (*Société de biologie*, 1880).

Note sur la maladie bleue ; — température centrale. En collaboration avec d'Ollier (*Société anatomique*, 1880).

Les médecins de l'état civil à Paris (*Progrès médical*, 1881).

Budget des recettes de l'Assistance publique (*Ibid.*, 1880).

Le transport des malades dans les hôpitaux (*Ibid.*).

Les revaccinations dans les hôpitaux (*Ibid.*).

Influence des services de varioleux sur les décès dans les quartiers avoisinants (*Ibid.*).

Casernes et hôpitaux militaires (*Ibid.*).

Les infirmiers (*Ibid.*).

Rapport au Conseil municipal sur la création d'une salle de consultations externes à la Salpêtrière, 1880.

La loi sur l'administration de l'armée (*Progrès médical*, 1880).

La crémation (*Ibid.*).

Des autopsies dans les hôpitaux de Paris (*Ibid.*).

Rapport au Conseil municipal sur un projet de travaux à exécuter pour transformer le bâtiment de la Communauté en logements de surveillantes et de sous-surveillantes (*Ibid.*).

Sur un cas de crétinisme avec myxœdème. Avec d'Ollier (*Ibid.*).

Un idiot jeûneur (*Ibid.*).

Note sur un cas d'hystéro-épilepsie chez l'homme. En collaboration avec d'Ollier (*Ibid.*).

Idiotie complète. — Vertiges et accès épileptiques. — Rougeole. — Broncho-pneumonie consécutive. — Sclérose tubéreuse des circonvolutions cérébrales. En collaboration avec Bonnaire (*Société anatomique*, 1881).

Épilepsie. — Fracture de l'humérus. — Ostéomalacie. — Obstruction intestinale par rétrécissement du bassin. En collaboration avec Féré (*Ibid.*, 1881).

Sclérose tubéreuse ou hypertrophique des circonvolutions. En collaboration avec Bonnaire (*Ibid.*, 1881, et *Progrès médical*).

Embolie cérébrale. — Foyer de ramollissement ancien de l'hémisphère droit. — Destruction du lobule de l'insula. — Dégénérations secondaires. — Sclérose fasciculée des cordons latéraux. — Épilepsie. — Mort par broncho-pneumonie caséeuse. En collaboration avec Bonnaire (*Ibid.*).

Méningo-encéphalite chronique généralisée chez un enfant ; décortication de la substance blanche. En collaboration avec Wuillamié (*Ibid.*).

Note sur deux cas de microcéphalie. Avec le même (*Ibid.*).

De l'influence de la compression ovarienne sur divers accidents hystériques (*Progrès médical*, 1881).

Procédés employés pour déterminer les phénomènes d'hypnotisme. En collaboration avec Regnard (*Ibid.*, 1881)·

Du mode de nomination des médecins des Bureaux de bienfaisance (*Ibid.*).

L'isolement des hôpitaux (*Ibid.*).

Demande d'application d'un service dentaire gratuit dans les écoles de la Ville de Paris (*Ibid.*).

Mémoire sur le bromure d'éthyle dans l'hystérie et l'épilepsie. En collaboration avec d'Ollier (*Société de biologie*, 1881).

Contribution à l'étude de l'idiotie (*Archives de neurologie*, 1880-1881).

Contribution à l'étude de la démence épileptique. En collaboration avec d'Ollier (*Ibid.*).

Contribution à l'étude de l'idiotie. En collaboration avec Brissaud (*Ibid.*, 1881).

Emploi de l'aimantation dans l'épilepsie. En collaboration avec Bricon (*Société de biologie*, 1882).

Idiotie symptomatique d'une méningo-encéphalite chronique chez un enfant de cinq ans (*Ibid.*).

Méningo-encéphalite chronique généralisée chez un enfant. En collaboration avec Wuillamie (*Archives de neurologie* et *Progrès médical*, 1882).

Notes et observations sur la microcéphalie. En collaboration avec Wuillamie (*Ibid.*).

Nouvelles observations d'hystéro-épilepsie chez un jeune garçon. Guérison par l'hydrothérapie. En collaboration avec Bonnaire (*Progrès médical*, 1882).

Rapport au conseil d'hygiène sur la *Cité Doré* et la *Cité des Kroumirs*. (1882).

Relation d'une épidémie de rougeole observée à Bicêtre dans la section des enfants idiots et épileptiques. En collaboration avec Bonnaire (*Progrès médical*, 1882).

Épilepsie. — Ostéomalacie. Avec Féré (*Ibid.*).

Rapport au Conseil municipal sur la création d'un musée municipal d'hygiène (*Ibid.*, 1883).

Du bromure d'or dans l'épilepsie. Avec Dauge (*Ibid.*).

Épilepsie idiopathique. — Rachitisme. — Exostoses multiples et symétriques. — Fracture du crâne. Avec Bricon et Dauge (*Ibid.*).

Nouveau cas d'hystérie chez l'homme. Avec Dauge (*Ibid.*).

Rapport au Conseil sur une demande de subvention en faveur de l'asile de jeunes garçons infirmes de la rue Lecourbe (*Ibid.*).

Du mérycisme. Avec Séglas (*Archives de neurologie*, 1883).

Idiotie et épilepsie partielle consécutives à une méningo-encéphalite chronique. Avec Leflaive (*Ibid.*).

Idiotie congénitale complète. — Tuberculose pulmonaire et intestinale. — Rougeole. — Mort. — Autopsie : rein unique. — Lésion des circonvolutions. En collaboration avec Bricon (*Société anatomique*, 1884).

Appendice à l'histoire du mérycisme (*Archives de neurologie*, 1884).

Épilepsie jacksonnienne. Avec Bricon (*Ibid.*).

Idiotie consécutive à l'hydrocéphalie. Avec Leflaive (*Progrès médical*, 1884).

De l'emploi de l'acide sclérotinique dans l'épilepsie. Avec Bricon (*Ibid.*, 1884).

De la roséole idiopathique ou rubéole. Avec Bricon. (*Ibid.*).

Instabilité mentale, avec perversion des instincts. Avec Budor (*Ibid.*).

Les ateliers de la nouvelle section des enfants idiots et épileptiques de Bicêtre (*Ibid.*).

L'enseignement dans les hôpitaux (*Ibid.*).

Épilepsie tardive. — Amélioration progressive. — Hémorrhagie cérébrale. Avec Dubarry (*Société anatomique*, 1885, et *Progrès médical*).

De l'emploi du curare dans le traitement de l'épilepsie. Avec Bricon (*Archives de neurologie*, 1885).

Des familles d'idiots. Avec Séglas (*Ibid.*).

Idiotie congénitale complète. — Rougeole, tuberculose pulmonaire et intestinale. — Rein unique. — Lésions des circonvolutions. Avec Bricon (*Progrès médical*, 1885).

De l'emploi thérapeutique du bromure de camphre (*Ibid.*).

Inauguration du nouvel hôpital du Havre (*Ibid.*).

Les concours d'agrégation en médecine (*Ibid.*).

Idiotie symptomatique de lésions anciennes du cerveau. Avec Bricon (*Société anatomique*, 1886).

Épilepsie idiopathique. — Démence paralytique. — Obstruction des voies respiratoires par des aliments. — Crico-trachéotomie. — Anciennes fractures des septièmes cartilages costaux. Avec Bricon et Courbarien (*Société anatomique*, 1886, et *Progrès médical*).

Ectromélie unilatérale. — Rein unique. — Inclusion de la verge. — Cloaque vésico-rectal. — Tumeur mixte du périnée. Avec Bricon (*Ibid.*).

Alcoolisme chez un enfant de quatre ans. — Démence et épilepsie symptomatique de méningo-encéphalite. — Diphthérie. Avec Beaumgarten (*Ibid.*).

Idiotie complète, encéphalite avec foyers de ramollissement. Avec Pilliet (*Ibid*).

De l'idiotie compliquée de cachexie pachydermique. Avec Bricon (*Archives de neurologie*, 1886).

Imbécillité et hémiplégie droite symptomatique de méningite tuberculeuse. Avec Pilliet (*Progrès médical*, 1886).

Idiotie complète symptomatique d'une atrophie cérébrale double. Avec Bricon (*Ibid.*).

De la température dans les accès isolés d'épilepsie (*Ibid.*).

De la température centrale dans l'épilepsie (*Archives de neurologie*, 1887).

De l'épilepsie procursive. Avec Bricon (*Ibid.*, 1887, 1888, 1880).

Idiotie symptomatique de sclérose cérébrale diffuse. Avec Pilliet (*Progrès médical*, 1887).

Nécessité d'organiser dans toute la France l'assistance des enfants idiots et épileptiques (*Ibid.*).

Hospitalisation des vénériens et vénériennes (*Ibid.*, 1887-1888).

Tuberculose de la protubérance chez un enfant. Avec Isch-Wall (*Ibid.*, 1887).

De la température dans l'état de mal épileptique (*Ibid.*).

Imbécillité ; malformations congénitales des deux mains et du pied gauche ; polysarcie. Avec Raoult (*Ibid.*).

Un cas d'asphyxie par strangulation. — Abaissement considérable de la température. — Guérison (*Ibid.*).

Concours de l'internat. — Question de la limite d'âge (*Ibid.*).

Des anomalies des organes génitaux chez les idiots et les épileptiques. Avec Sollier (*Ibid.*, 1888).

L'assainissement de la Seine et l'utilisation des eaux d'égout (*Ibid.*).

Épilepsie et asymétrie fronto-faciale. Avec Sollier (*Ibid.*).

Deux cas d'athétose double avec imbécillité. Avec Pilliet (*Archives de neurologie*. 1887-1888).

Notes sommaires sur deux cas d'idiotie, avec cachexie pachydermique (*Ibid.*, 1888).

L'internat des hôpitaux de Paris (*Progrès médical*, 1889)

Le tout à l'égout et l'utilisation agricole des eaux d'égout (*Ibid.*).

Folie de l'adolescence. — Instabilité mentale. — Idées vagues de persécution. — Succube. — Mélancolie des onanistes. Avec Sollier (*Ibid.*).

De l'assistance des enfants idiots (*Ibid.*).

Notices sur les hôpitaux : Beaujon, Belleville, Berk-sur-Mer, Bicêtre, Bichat, Boucherie centrale, Boulangerie centrale, Fondations Boulard et Lenoir-Jousseran, Brévannes. Brezin, Broussais, Bureau des pauvres (Grand), Bureau central, Cave centrale, Chardon-Lagache, Charité, Clamart (amphithéâtre d'anatomie), Clinique d'accouchement, Cochin. En collaboration avec A. Rousselet (*Grande encyclopédie*, 1888-1889).

* De la sclérose en plaques disséminées. En collaboration avec Guérard. — Paris, 1869, 1 vol. grand in-8°, avec 10 figures et une planche.

Études de thermométrie clinique dans l'hémorrhagie cérébrale et dans quelques autres maladies de l'encéphale (*Thèse de Paris*, 1870, 1 vol. in-4°, avec figures).

De la contracture hystérique permanente, ou appréciation scientifique des miracles de Saint-Louis et de Saint-Médard. En collaboration avec Voulet. — Paris, 1872, 1 vol. in-8°.

Études cliniques et thermométriques sur les maladies du système nerveux. — Premier fascicule : Hémorrhagie et ramollissement du cerveau (Paris 1872 in-8°, avec 22 figures). — Deuxième fascicule : Urémie et éclampsie puerpuérale ; épilepsie et hystérie (1873, in-8° avec 5 figures et 3 planches). (Prix Godard à la Société de Bologne).

Notes et observations cliniques et thermométriques sur la fièvre typhoïde (Ouvrage couronné par la *Société de médecine* de Lille). — Paris, 1873, in-8°, avec 10 tracés en chromolithographie.

Recherches cliniques et thérapeutiques sur l'épilepsie et l'hystérie (*Compte-rendu* des observations recueillies à la Salpêtrière de 1872 à 1875). — Paris, 1876, in-8°, avec planches.

* Iconographie photographique de la Salpêtrière. En collaboration avec Regnard. — Paris, 1876-1880, 3 vol. in-4°, avec des photographies. (Prix Lallement à l'Institut).

Science et miracle : Louise Lateau ou la stigmatisée belge. — 1 vol. in-8°, avec 2 figures et une eau-forte (1re édition en 1875 ; 2e édition en 1878).

Bibliothèque diabolique. Sous ce titre, M. Bourneville a publié :

1° Le *Sabbat des sorciers*. En collaboration avec Teinturier. — Paris, 1 vol. in-8° ;

2° *Françoise Fontaine*, possédée de Louviers ;

3° *Jean Wier*, histoires, disputes des magiciens et diables (avec préface).—Paris, 2 vol. in-8°;

4° *Jeanne Fery*, possédée de Mons en Hainaut (avec préface). — In-8°;

5° *Sœur Jeanne des Anges*, possédée de Loudun, par Legué et Gilles de La Tourette. —1 vol. in-8°;

6° *Procès criminel de la dernière sorcière brûlée à Genève* le 6 avril 1652, par Ladame.—1 vol. in-8°.

Écoles municipales des infirmières laïques (*Discours* prononcés en 1880, 1881, 1882, 1883, 1884, 1885, 1886, 1887, 1888; in-8°).

Des services d'accouchements dans les hôpitaux de Paris. En collaboration avec Blondeau.—Paris, 1881, in-8°.

* Recherches cliniques et thérapeutiques sur l'épilepsie, l'hystérie, l'idiotie et les maladies des enfants (*Comptes rendus annuels de la section des enfants de Bicêtre*) : Année 1880, avec d'Ollier, in-8°, t. Ier: — année 1881, avec Bonnaire et Wuillamie, t. II; — année 1882, avec Dauge et Bricon, t. III; — année 1883, avec Boutier, Bonnaire, Leflaive, P. Bricon et Séglas, t. IV; — année 1884, avec Budor, Dubarry, Leflaive et Bricon, t. V; — année 1885, avec Courbarien et Séglas, t. VI: — année 1886, avec Isch-Wall, Baumgarten, Pilliet, Courbarien et Bricon, t. VII;—année 1887, avec Sollier, Pilliet, Raoult et Bricon, t, VIII); — année 1888, avec Courbarien, Durand, Raoult et Sollier, t. IX.

Rapports présentés au nom de la 8° commission (*Assistance publique, Mont-de-Piété*) sur les dépenses de l'Assistance publique pour 1878, 1879, 1880 et 1882. — In-4°.

* *Manuel des injections sous-cutanées*. En collaboration avec Bricon (Cet ouvrage a été traduit en anglais, en italien et en espagnol). — Paris, 1883, 1re édition, 1 vol. in-16 ; 2° édition en 1885.

* *Manuel technique des autopsies*. En collaboration avec Bricon. — Paris, 1885, 1 vol. in-16.

* *Manuel de la garde-malade et de l'infirmière* (Cet ouvrage a été fait en collaboration avec les professeurs des Écoles municipales d'infirmières et comprend 5 volumes). — T. Ier : Anatomie et physiologie;— t. II : Administration et comptabilité hospitalières;— t. III : Pansements,— t IV : Soins à donner aux femmes en couches, soins aux aliénés, médicaments, petit dictionnaire; — t. V : Hygiène.

Œuvres complètes de M. Charcot. — M. Bourneville a recueilli les leçons qui composent les deux premiers volumes du système nerveux, les leçons sur les localisations dans les maladies cérébrales, les leçons sur les maladies du foie et du poumon, et publie actuellement les œuvres de son maître. (8 volumes ont paru).

Rapports sur le budget du Service des aliénés du département de la Seine pour 1878, 1879, 1880, 1881, 1882 et 1883. — Nombreux rapports avec notices historiques sur les hôpitaux et hospices de Paris, de 1877 à 1883.

Rapports sur l'assainissement de la Seine et l'utilisation agricole des eaux d'égout (*Chambre des Députés*, 1885-1889).

Rapport sur la revision de la loi du 30 juin 1838 sur les aliénés (*Ibid.*, 1889).

Rapport sur le personnel médical et administratif des asiles d'aliénés (*Commission ministérielle*, 1882).

Rapport sur le recrutement par le concours des médecins adjoints des asiles (*Ibid.*, 1888)

Nombreux rapports à la Commission de surveillance des asiles d'aliénés de la Seine (1882-1889).

M. BOURNEVILLE a fondé le *Mouvement médical* avec M. Pascal (1865-1873) ; — le *Progrès médical* (1873-1889) ; — les *Archives de neurologie* avec M. Charcot (1880-1889) ; — l'*Année médicale* (1888-1889).

CHARPENTIER (EUGÈNE), **Médecin de l'Hospice de Bicêtre.** — Myxœdème (*Progrès médical*, 25 août 1882).

Ataxie locomotrice consécutive à des accidents de décompression brusque par rupture d'un scaphandre (*Communication lue à la Société de médecine de Paris*, séance du 10 mars 1883, et à la *Société d'hygiène publique et de médecine professionnelle*, séance du 10 février 1883. Publiée dans le tome XIX des *Bulletins de la Société de médecine de Paris* et dans les *Bulletins de la Société de médecine publique* de 1884).

Pachydermie symétrique des membres inférieurs (*Communication lue à la Société de médecine de Paris*, séance du 9 juin 1883. Publiée dans l'*Union médicale* de 1884 et dans le tome XVIII des *Bulletins de la Société de médecine de Paris*).

Ectopie cardiaque thoracique (*Communication lue à la Société de médecine de Paris*, séance du 7 juillet 1883. Publiée dans le tome XVIII des *Bulletins de la Société* et dans l'*Union médicale* de 1884).

Syphilis cérébrale simulant une paralysie générale (*Communication lue à la Société médico-psychologique*, séance du 30 juillet 1883. Publiée dans les *Annales médico-psychologiques* de 1884).

Paralysie du membre inférieur droit consécutive à une injection sous-cutanée d'éther dans un cas de variole simple (*Communication lue à la Société de médecine de Paris*, séance du 10 novembre 1883. Publiée dans le tome XVIII des *Bulletins de la Société* et dans l'*Union médicale* de 1884).

* Du rôle de la profession dans le développement de l'aliénation mentale (*Communication lue à la Société médico-psychologique*, séance du 24 décembre 1883. Publiée dans les *Annales médico-psychologiques* de 1884).

Recherches statistiques sur le doigt mort (*Communiquées à la Société de médecine de Paris*, séance du 24 mai 1884. Publiées dans le tome XIX des *Bulletins de la Société* et dans l'*Union médicale* de 1884).

Sur le doigt à ressort (*Communication à la Société de médecine de Paris*, séance du 9 juillet 1884. Publiée dans le tome XIX des *Bulletins de la Société* et dans l'*Union médicale* de 1884).

* Des troubles mentaux dans la sénilité précoce et rapide (*Communication lue à la Société médico-psychologique*, séance du 21 décembre 1884. Publiée dans la 6e série du tome IX des *Annales médico-psychologiques*).

* De quelques troubles mentaux pouvant indiquer l'épilepsie (*Communication lue à la Société de médecine de Paris*, séance du 4 avril 1885. Publiée dans le tome XX des *Bulletins de la Société* et dans l'*Union médicale* de 1885.

* Troubles cérébraux dans un cas d'intoxication mercurielle professionnelle (*Communication lue à la Société d'hygiène publique et de médecine professionnelle*, séance du 28 janvier 1885. Publiée dans le tome VII de la *Revue de médecine publique*).

Sur les signes physiques, intellectuels et moraux de la folie héréditaire (*Communication lue à la Société médico-psychologique*, séance du 24 avril 1886. Publiée dans les *Annales médico-psychologiques*, 7e série, t. III).

* De la valeur de l'arthritisme et des hémorroïdes dans l'aliénation mentale (*Communication lue à la Société médico-psychologique*, séance du 29 novembre 1886. Publiée dans les *Annales médico-psychologiques*, 7e série, t. V).

Les idées morbides et les délires de persécution (*Communication lue à la Société médico-psychologique*, séance du 31 octobre 1887. Publiée dans les *Annales médico-psychologiques*, 7e série, t. VIII).

CHASLIN, Médecin-Adjoint de l'Hospice de Bicêtre. — Note sur un kyste à épithélium vibratile de la base de la langue (*Communication à la Société anatomique.* — *Bulletins de la Société*, janvier 1886, p. 81).

Du rôle du rêve dans l'évolution du délire (*Thèse de Paris*, 1887).

La catatonie. En collaboration avec M. Séglas (*Archives de neurologie*, nos 44, 45, 46, 1888).

Note sur l'anatomie pathologique de la paralysie générale (*Journal des connaissances médicales*, 1887).

Note sur l'anatomie pathologique de l'épilepsie dite *essentielle*. — La sclérose névroglique (*Communication à la Société de biologie*, séance du 2 mars 1889. — *Comptes rendus de la Société*, 1889, n° 9, p. 169).

Note sur l'anatomie pathologique de l'épilepsie dite *essentielle* (*Journal des connaissances médicales*, 1889, n° 12, p. 91).

DENY, Médecin de l'Hospice de Bicêtre. — Note sur l'épilepsie hémiplégique (*Semaine médicale*, 1882). Des rapports de l'ataxie locomotrice et de la syphilis (*Ibid.*, 1883).

De la maladie de Thomcen (*Ibid.*, 1884).

De l'hospitalisation des épileptiques (*Ibid.*, 1886).

La nouvelle loi sur les aliénés (*Ibid.*, 1887).

Du délire des négations dans la paralysie générale progressive (*Ibid.*, 1888).

*Note sur un cas d'imbécillité (*Nouvelle Iconographie photographique de la Salpêtrière*, 1888).

*De la forcipressure. En collaboration avec Exchaquet. — Brochure in-8°, 1875.

De l'emploi de l'acétanilide dans l'épilepsie. En collaboration avec Faure (*Bulletins de la Société de biologie*, 1887).

FÉRÉ (CH., **Médecin de l'Hospice de Bicêtre.** — *Études sur les orifices herniaires et sur les hernies abdominales des nouveau-nés et des enfants à la mamelle (*Revue mensuelle de médecine et de chirurgie*, 1879).

*Essai d'anthropométrie (comparaison des diamètres bi-trochantérien et bi-iliaque) (*Revue d'antrhopologie*, 2e série, t. III).

*Fractures par torsion de la partie inférieure du corps du fémur (*Bulletins de la Société anatomique*, 1880).

*Note sur la maladie de Ménière, et en particulier sur son traitement par la méthode de M. Charcot, par Ch. Féré, interne, et Achille Demars, externe à la Salpêtrière (*Revue de médecine*, 1881).

*Du cancer de la vessie (Prix Civiale, 1880-1881).

*Contribution à l'étude de la migraine ophthalmique (*Revue de médecine*, 1881).

*Note sur l'étranglement herniaire chez les enfants à la mamelle et sur l'apoplexie du testicule, qui peut en être la conséquence (1881).

*Contribution à l'étude des affections aiguës du cœur chez les vieillards (*Revue de médecine*, 1881).

*Recueil de faits. — Paralysie pseudo-bulbaire par lésion cérébrale bilatérale (*Ibid.*).

*Contribution à l'histoire des phénomènes simulés ou provoqués chez les hystériques (craquements articulaires et synoivaux, par MM. Ch. Féré et Lequermonn).

Notes pour servir à l'histoire de l'hystéro-épilepsie, de l'amblyopie croisée et de l'hémianopsie d'origine cérébrale (*Archives de neurologie*, 1882).

*Contribution à l'étude des troubles fonctionnels de la vision des lésions cérébrales (amblyopie croisée et hémianopsie) (1882).

*Contribution à l'étude de la topographie cranio-cérébrale chez quelques singes (*Journal de l'anatomie et de la physiologie normales et pathologiques de l'homme et des animaux*, 1882).

*Affections osseuses et articulaires des pieds chez les tabétiques (pied tabétique), par MM. Charcot et Ch. Féré (*Archives de neurologie*, 1882).

Description de quelques pièces relatives aux lésions osseuses et articulaires des ataxiques conservées au musée de la Salpêtrière (*Ibid.*).

*Crampe fonctionnelle du cou (*Revue de médecine*, 1883).

*Éclampsie et épilepsie (*Archives de neurologie*, 1883)

*Les hypnotiques hystériques considérées comme sujets d'expérience en médecine mentale (*Ibid.*).

*Note pour servir à l'histoire des actes impulsifs chez les épileptiques (*Revue de médecine*, 1884).

*Note sur un nouveau cas de pied tabétique (*Ibid.*).

*Les troubles urinaires dans les maladies du système nerveux et en particulier dans l'ataxie locomotrice (*Archives de neurologie*, 1884).

*Notes sur les alcoolisables (1885).

*Trois autopsies, pour servir à la localisation cérébrale des troubles de la vision (*Archives de neurologie*, 1885).

*Contribution à l'étude de quelques variétés mophologiques du pavillon de l'oreille humaine (*Revue d'anthropologie*, 1886).

*Deuxième note sur la topographie cranio-cérébrale chez les singes (*Journal de l'anatomie et de la physiologie normales et pathologiques de l'homme et des animaux*, 1886).

*La médecine d'imagination (1886).

*De la symétrie chromatique de l'iris considérée comme stigmate névropathique (1886).

*Le surmenage scolaire (1887)

*Recherches expérimentales sur la physiologie des mouvements chez les hystériques (1887).

*Note sur les rapports de l'imagination et du délire (1887).

*Traité élémentaire d'anatomie médicale du système nerveux (1886).

*Sensation et mouvement, étude expérimentale de psycho-mécanique (1887).

*Sarcome de la dure-mère ayant déterminé la production d'une tumeur osseuse sur la région correspondante de la face externe du frontal (*Société de biologie*, 1887).

*La vision colorée et l'équivalence des excitations sensorielles (*Comptes rendus de la Société de biologie*, 1887).

*De l'état des forces chez les épileptiques (*Comptes rendus des séances de la Société de biologie*, 1888).

*Dégénérescence et criminalité (1888).

*Note pour servir à l'histoire des luxations et des fractures du sternum.

SÉGLAS (J.), **Médecin-Adjoint de l'Hospice de la Salpêtrière.** — *De l'influence des maladies intercurrentes sur la marche de l'épilepsie (*Thèse de doctorat*. Paris, 1881).

*Du mérycisme. En collaboration avec M. Bourneville (*Archives de neurologie*, 1883-1884, et *Recherches sur l'épilepsie, l'hystérie et l'idiotie*, 1884).

*Note sur un cas de mélancolie anxieuse (délire des négations) (*Archives de neurologie*, 1884, n° 22).

*Note sur un cas de pneumonie franche aiguë du côté gauche, avec herpès considérable de la lèvre supérieure, de l'oreille droite et du côté droit du cou (*Progrès médical*, 1885, n° 28)

* Note sur un cas d'épilepsie tardive (*Revue de médecine*, 1885 .

* Fait pour servir à l'histoire de la thérapeutique suggestive (*Archives de neurologie*, n° 30, 1885).

* Étude sur les familles d'idiots. En collaboration avec M. Bourneville (*Archives de neurologie*, n°s 29 et 30, 1885, et *Recherches sur l'épilepsie, l'hystérie et l'idiotie*, 1886 .

* Des variétés morphologiques du pavillon de l'oreille humaine. En collaboration avec M. Féré *Revue d'anthropologie*, avril 1886 .

* Note sur les sillons diaphragmatiques du foie (*Progrès médical*, n° 24, 1886 .

* Une observation de tabes viscéral *Revue de médecine*, 1886).

* Note sur le traitement de l'amblyopie hystérique par l'exercice de la sensibilité spéciale, et des paralysies de même nature par l'exercice musculaire (*Annales médico-psychologiques*, mars 1887, et *Archives de neurologie*, n° 38, 1887).

* Une famille de dégénérés (*Annales médico-psychologiques*, mai 1887 .

* Un cas de mélancolie anxieuse avec délire des négations (*Progrès médical*, n° 46, 1887).

* La Paranoïa, délires systématisés et dégénérescences mentales *Archives de neurologie*, n°s 37, 38, 39, 1887. — Traduit dans le *Journal of nervous and mental diseases*, mars, avril, mai, juin 1888 .

Un cas de vésanies combinées (*Annales médico-psychologiques*, janvier 1888).

* Du délire chronique (*Ibib.*, t. VII, n°s 2 et 3, et t. VIII, n° 1).

* La catatonie. En collaboration avec M. Chaslin (*Archives de neurologie*, n°s 44, 45, 46, 1888).

* L'hallucination dans ses rapports avec la fonction du langage : les hallucinations psycho-motrices (*Progrès médical*, n°s 33 et 34, 1888; reproduit dans les *Archives de médecine mentale de Belgique*, 1888 : traduit dans *The physician and surgeon*, novembre et décembre 1888).

* Les psychoses séniles et tardives : les idées de négation chez le vieillard : les idées de persécution séniles et la forme tardive du délire des persécutions.— Leçon faite à la Salpêtrière le 20 septembre 1888 et recueillie par M. A. Marie, externe des hôpitaux *Progrès médical*, 1888, n° 43).

Les dangers de l'hypnotisme (*Annales médico-psychologiques*, 1889, et *Revue de l'hypnotisme*, 1888).

* Quelques considérations sur l'état mental dans les chorées (*Archives de médecine mentale de Belgique*, 1888 .

* De l'antagonisme des idées délirantes chez les aliénés : l'attaque et la défense, le bien et le mal : le dédoublement de la personnalité. En collaboration avec M. Paul Bezançon (*Annales médico-psychologiques*, 1889).

Deux cas d'onomatomanie ; coexistence chez un malade de l'hystérie et d'une forme spéciale d'onomatomanie écholalie mentale *Bulletins de la Société médicale des hôpitaux*, 1889).

VOISIN (AUGUSTE), **Médecin de l'Hospice de la Salpêtrière.** — (Voir l'*Index* de 1878).

* Traité de la paralysie générale des aliénés (1879).

* De la mélancolie dans ses rapports avec la paralysie générale, par MM. A. Voisin et Burlureaux 1880).

* Étude sur la température des parois de la tête chez les aliénés (Extrait des *Comptes rendus du Congrès international de médecine mentale*, 1880 .

* Traitement de la folie par les injections sous-cutanées de chlorhydrate de morphine (*Bulletin général de thérapeutique*, 1881 .

*De l'utilité de la camisole de force et des moyens de contention dans le traitement de la folie (*Société médico-psychologique*, 1881).

*Aperçu sur les règles de l'éducation et de l'instruction des idiots et des arriérés (*Bulletin général de thérapeutique*, 1882).

*De quelques modifications à apporter à la loi de 1838 concernant les aliénés criminels et les rechutes (Conférences sur les maladies mentales, recueillies par Legard. — Extrait de la *France médicale*, 1882).

*Résultats des traitements de l'asphyxie et de la syncope par summersion dans les nouveaux pavillons de secours de Paris (*Association française pour l'avancement des sciences*. — Congrès de La Rochelle, 1882).

*Du divorce et de la folie (*Communication à la Société médico-psychologique*, 1882).

*Aliénation mentale consécutive à l'intoxication par le sulfure de carbone (1884).

*De l'hypnotisme employé comme traitement de l'aliénation mentale, et des applications de la suggestion chez les aliénés et chez les nerveux (*Association française pour l'avancement des sciences*. Congrès de Grenoble, 1885).

*De l'hypnotisme et de la suggestion hypnotique dans leur application au traitement des maladies nerveuses et mentales (*Revue de l'hypnotisme*, 1886).

*De la thérapeutique suggestive chez les aliénés (*Bulletin général de thérapeutique*, 1886).

*Observations d'aliénation mentale aiguë traitée par l'hypnotisme (*Association française pour l'avancement des sciences*. — Congrès de Nancy, 1886).

*Du traitement de l'aménorrhée par la suggestion hypnotique, et de l'influence de la suggestion sur les vaso-moteurs (1887).

*De la dipsomanie et des habitudes alcooliques et de leur traitement par la suggestion hypnotique (1887).

*Traitement et guérison d'une morphinomane par la suggestion hypnotique (*Revue de l'hypnotisme*, 1887).

*Migraine chez une fille de neuf ans guérie par la suggestion hypnotique (1887).

*Hystérie avec hallucination psychique. — Influence singulière et durable produite par la vue d'un inconnu.

VOISIN (JULES), **Médecin de l'Hospice de la Salpêtrière.** — Note sur un cas d'hémiplégie avec hémianesthésie traitée par l'aimant. — Amélioration. — Aphasie partielle : Cécité et surdité verbales (*Annales médico-psychologiques*, 1880).

*Note sur un cas de grande hystérie chez l'homme avec dédoublement de la personnalité (*Archives de neurologie*, n° 29).

*Note sur un cas de mélancolie avec stupeur à forme cataleptique, avec conservation de l'intelligence ayant duré 6 ans (*Ibid.*, n° 39).

Suggestion mentale et action des médicaments à distance (*Annales médico-psychologiques*, janvier 1887).

*Suggestion et vivacité du souvenir dans le sommeil hypnotique. — Action des médicaments à distance (*Ibid.*, janvier 1888).

Guérison par la suggestion hypnotique d'idées délirantes et de mélancolie avec conscience (*Revue de l'hypnotisme*, février 1888).

CHIRURGIENS

ANGER (Benjamin), Chirurgien de l'Hôpital Beaujon. (Voir l'*Index* de 1878).

Panaris (ARTICLE du *Dictionnaire de médecine et de chirurgie pratiques*).

ANGER (Théophile), Chirurgien de l'Hôpital Cochin. (Voir l'*Index* de 1878).

Traitement des kystes sanguins par les injections de chlorure de zinc, sans évacuation de liquide et sans suppuration (*Congrès d'Amsterdam*, 1880, p. 363).

Enchondrome du testicule (*Bulletins et mémoires de la Société de chirurgie*, t. IV, p. 235, 1878).

Fracture intra-utérine (*Ibid.*, t. IV, p. 243).

Tumeur spongieuse enkystée de l'aine avec grand kyste de la grande lèvre. — Ablation. — Guérison (*Ibid.*, t. IV, p 481, 1878).

Fracture des deux jambes. — Extension exagérée du pied droit. — Emploi du caoutchouc (*Ibid.*, t. IV, p. 701, 1878).

Tuberculose de la choroïde généralisée aux viscères de l'abdomen (*Ibid.*, t. IV, p. 755, 1878).

Pansement antiseptique. — Alcool (*Ibid.*, t. V, p. 192, 1879).

Paralysie infantile (*Ibid.*, t. V, p. 286, 1879).

Observation et rapport sur une malade atteinte de tubercule de l'iris, présentée par M. Parinaud (*Ibid.*, t. V, p. 602, 1879).

Rapport sur deux cas de résection osseuse (*Ibid.*, t. V, p. 658).

Injections de perchlorure de fer (*Ibid.*, t. V, p. 906, 1879).

Éléphantiasis des membres inférieurs ; compression avec l'ouate et le caoutchouc. — Guérison (*Ibid.*, t. VII, p. 217, 1881).

Récidive tardive de la coxalgie (*Ibid.*, t. VII, p. 778, 1881).

Rapport sur une observation de M. le docteur Turgis (de Falaise) relative à un fragment de sonde brisé et arrêté dans la partie membraneuse de l'urèthre (*Ibid.*, t. VII, p. 883, 1881).

Tumeur congénitale de la jambe et du pied (*Ibid.*, t. VIII, p. 136, 1882).

Anévrysme de l'extrémité inférieure du fémur (*Ibid.*, t. VIII, p. 748, 1882).

Genu-valgum double *Ibid.*, t. XI. p. 688, 1885).

Kyste de l'ovaire. — Injection de chlorure de zinc *Ibid.*, t. XII. p. 168. 1886).

Goitre. — Enucléation *Ibid.*, t. XIII, p. 163, 1887).

Rapport sur une observation de lymphangiome de la cuisse, opéré et guéri par M. Nélaton *(Ibid.*, t. XIII, p. 196. 1887 .

Ostéomyélite (*Ibid.*, t. XIV. p. 102, 1888).

Anévrysme de la fémorale transformé en anévrysme artérioso-veineux (*Académie de médecine*, 21 avril 1885).

BERGER (PAUL), **Chirurgien de l'Hôpital Lariboisière**. (Voir l'*Index* de 1878).

Rapport sur une observation de M. le docteur Cabadé, intitulée : Extirpation de la verge (*Bulletins et mémoires de la Société de chirurgie*, N. S., t. IV. p. 500, 7 août 1878).

Présentation de pièces provenant d'un sujet mort de néphrite interstitielle suppurative à la suite d'une uréthrotomie interne (*Ibid.*, p. 563, 28 août 1878).

Présentation d'un malade atteint d'anévrysme artérioso-veineux du pli de l'aine, à la suite d'un coup de couteau (*Ibid.*, p. 605. 11 septembre 1878).

De la trachéotomie par le thermo-cautère (*Ibib.*, p. 641, 2 octobre 1878).

Hernie crurale droite étranglée avec accidents nerveux ; kélotomie ; mort par congestion pulmonaire (*France médicale*. 25e année, p. 681, 26 octobre 1878).

Quelques exemples de fractures compliquées de plaie communiquant avec de grandes articulations traitées par le pansement ouaté de M. Alphonse Guérin (*Ibid.*, nos 58 et 59, 1878).

Luxation ovalaire (ischio-pubienne) du fémur *Bulletins et Mémoires de la Société de chirurgie*, N. S., t. V. p. 146, 5 février 1879).

Sur l'ostéomyélite *Ibid.*, p. 360, 23 avril 1879 .

Présentation de pièces et observations à propos de la discussion sur l'ostéomyélite (*Ibid.*, p. 441, 21 mai 1879 .

Sur l'ostéomyélite : discussion (*Ibid.*, p. 450, 28 mai 1879).

Rapport sur une observation de M. le docteur Eustache, intitulée : Hernie inguinale étranglée ; taxis facile au bout de dix heures : gangrène étendue de l'intestin ; mort *Ibid.*, p. 555. 18 juin 1879 .

Anévrysme faux consécutif guéri par l'application continue de glace sur la tumeur (*Ibid.*, p. 834, 5 novembre 1879).

Sur la mobilisation et l'immobilisation dans les maladies articulaires *Ibid.*, p. 872, 19 novembre 1879 .

Rapport sur une observation communiquée par M. le docteur Eustache et intitulée : Hernie crurale étranglée ; kélotomie ; persistance de l'arrêt des matières fécales malgré le débridement et l'introduction du doigt et des sondes dans l'intestin ; mort (*Ibib.*, p. 974, 31 décembre 1879).

Blépharoplastie par la méthode italienne (*Ibid.*, t. VI. p. 203. 17 mars 1880).

Anesthésie par le bromure d'éthyle (*Ibid.*, p. 231. 7 avril 1880 .

Fracture du crâne avec hernie du cerveau *Ibid.*, p. 253, 14 avril 1880 .

A propos de l'opération du bec-de-lièvre ; modification du procédé opératoire *Ibid.*, p. 358, 9 juin 1880).

Rapport sur une communication de M. le docteur Burq, intitulée : La Métallothérapie en chirurgie (*Ibid.*, p. 440, 7 juillet 1880).

Kyste huileux de l'orbite (*Ibid.*, t. VII, p. 549, 6 octobre 1880).

Trois opérations de laparotomie pour des occlusions intestinales (*Ibid.*, t. VI, p. 599 et 628, 3 et 17 novembre 1880).

Résection du coude ; présentation du malade (*Ibid.*, t. XI. p. 650, 24 novembre 1880).

Rapport sur les mémoires présentés pour le prix Laborie (*Ibid.*, t. VII, p. 36, 5 janvier 1881).

Traitement de l'épithélioma de la langue (*France médicale*, 28e année, p. 133, 29 janvier 1881).

Kyste sanguin du corps thyroïde traité par l'électrolyse, par MM. Berger et Onimus (*Bulletins et mémoires de la Société de chirurgie.*, N. S., t. VII, p. 324, 18 avril 1881).

Kyste développé aux dépens de la racine d'une dent malade et remplissant la cavité du sinus maxillaire gauche (*Ibid.*, p. 422, 1er juin 1881).

Ectropion considérable de la paupière inférieure. Greffe par transplantation d'un lambeau taillé dans la peau du dos combinée avec la blépharorraphie (*Ibid.*, p. 678, 27 juillet 1881).

Sur l'extraction, au moyen des aimants, des corps étrangers métalliques qui ont pénétré dans le corps vitré, à propos d'une observation de M. le docteur Galezowski (*Ibid.*, p. 715, 10 août 1881).

De l'observation du réflexe palpébral dans l'anesthésie chloroformique. Note de M. P. Berger, présentée par M. Gosselin (*Comptes rendus de l'Académie des sciences*, t. XCIII, p. 971, séance du 5 décembre 1881).

Anévrysme artérioso-veineux de l'orbite, communication de l'artère carotide interne avec le sinus caverneux (*Bulletins et mémoires de la Société de chirurgie*, N. S., t. VII, p. 899, 14 décembre 1881).

Sur les altérations du chloroforme (*Ibid.*, p. 902, 21 décembre 1881).

Transplantation d'un lambeau cutané pris sur la jambe gauche et laissé adhérent 23 jours à son point d'implantation, sur l'extrémité d'un moignon d'amputation de la jambe droite (*Bulletins et mémoires de la Société de chirurgie*, N. S., t. VIII, p. 135, 22 février 1882).

Gangrène du pied par embolie (*France médicale*, 19e année, t. I, p. 795, 10 juin 1882).

Traitement du tétanos traumatique (*Bulletins et mémoires de la Société de chirurgie*, N. S., t. VIII, p. 614, 4 octobre 1882).

Ligature de l'artère iliaque externe suivie de guérison pour un anévrysme de la partie supérieure de l'artère fémorale (*Ibid.*, p. 717, 25 octobre 1882).

Présentation d'un appareil prothétique destiné à remplacer la moitié de la mâchoire inférieure chez un sujet sur lequel M. Berger avait pratiqué l'extirpation de la moitié droite de cet os (*Ibid.*, p. 765 ; 15 novembre 1882).

Sur le traitement des névralgies sous-orbitaires (*Ibid.*, p. 810, 6 décembre 1882).

Le pansement à l'iodoforme (Revue générale parue dans la *Revue des sciences médicales*, 11e année, t. XXI, p. 738, 1882).

Des sensations perçues par les femmes pendant les manœuvres d'avortement (*Annales d'hygiène publique et de médecine légale*, t. VII, p. 321, 1882).

Abcès de la fosse iliaque d'origine lymphangitique, par M. Picqué, chef de clinique (*Gazette médicale de Paris*, 6e série, t. V, n° 2, 13 janvier 1883).

Paralysie de l'acoustique et du trijumeau, parésie du facial, carie du rocher (Deux leçons recueillies par M. Maurice Hache (*Recueil d'ophtalmologie*, 3e série, 4e année, n° 1, p. 25, janvier 1883).

Cancer de l'œsophage avec perforation de la trachée, gastrostomie, mort (*Bulletins et mémoires de la Société de chirurgie*, N. S., t. IX, p. 220, 14 mars 1883).

Gangrène spontanée. — Lipôme herniaire (Leçons recueillies par M. le docteur Paul Lucas-Championnière) (*Journal de médecine et de chirurgie pratiques*, 54e année, 3e série. p. 107, mars 1883).

Sur l'action que le traumatisme exerce sur les états pathologiques antérieurs (*Bulletins et mémoires de la Société de chirurgie*, N. S., t. IX. p. 361, 2 mai 1883 .

Ablation du membre supérieur dans la contiguïté du tronc (amputation interscapulo-thoracique) (*Ibid.*, p. 656 ; 1er août 1883).

A propos du traitement des hernies étranglées (*Ibid.*, p. 678, 681, 682, 687, 1er et 8 août 1883).

Rapport sur un travail de M. le docteur Bouilly, intitulé : Coup de pied de cheval ; rupture de l'intestin grêle sans contusion des parois abdominales : péritonite suraiguë, laparotomie, réduction et suture de l'intestin : mort au dixième jour (*Ibid.*, p. 690 ; 8 août 1883 .

Exstrophie complète de la vessie chez une jeune fille (Leçon recueillie par M. Albert Passant) (*Gazette des hôpitaux*, 20 et 22 février 1883. — Voir aussi : *Semaine médicale*, 3e année, n° 2, 11 janvier 1883).

Fracture de la base du crâne : rupture de la carotide interne ; mort (Leçons recueillies par M. le docteur Picqué, chef de clinique (*Progrès médical*, p. 383, 1883).

Pincement latéral de l'intestin dans une hernie crurale étranglée. Persistance du cours des matières (*Semaine médicale*, 3e année, n° 42, 11 octobre 1883).

Hernie irréductible. — Diagnostic du lymphadénome (Leçons recueillies par M. le docteur Paul Lucas-Championnière) (*Journal de médecine et de chirurgie pratiques*, 54e année, 3e série, p. 444, octobre 1883)

Lithiase parotidienne et tumeur érectile de la joue (angiome caverneux) (*Bulletins et mémoires de la Société de chirurgie*, N. S., t. IX. p. 886, 28 novembre 1883).

Rétrécissement syphilitique du rectum (*Semaine médicale*, 3e année, n° 49, 29 novembre 1883).

L'opération d'Estlander; rapport sur une présentation de malade faite par M. le docteur Bouilly (*Bulletins et mémoires de la Société de chirurgie*, N. S., t. IX, p 958, 26 décembre 1883).

Pleurésie purulente datant de deux ans et ponctionnée à plusieurs reprises : incision antiseptique de l'empyème ; affaiblissement rapide. Résection, 2 mois et demi après, des 3e, 4e, 5e, 6e, 7e, 8e, 9e, 10e et 11e côtes ; mort, autopsie (*Ibid.*, t. X, p. 85, 23 janvier 1884).

Tumeur occupant le lobe droit du corps thyroïde, avec exophtalmie et perte de la vision de l'œil correspondant. Présentation de malade (*Ibid.*, p. 277, 26 mars 1884).

Anévrysme cirsoïde de la main, guéri par les injections de perchlorure de fer (*Ibid.*, p. 309, 16 avril 1884).

De l'oblitération des narines produite par la saillie de l'extrémité antérieure du vomer, et du moyen d'y remédier par une opération (*Ibid.*, p. 390, 7 mai 1884 .

Rapport sur deux communications de M. Kirmisson intitulées : Anévrysme inguinal du côté droit : ligature de l'iliaque externe, guérison : et Mémoire sur les anévrysmes inguinaux et la ligature de l'iliaque externe (*Ibid.*, p. 471, 11 juin 1884).

Quelques faits d'ectrodactylie (*Ibid.*, p. 721, 29 octobre 1884).

*Sur une variété de fausse réduction des hernies (fausse réduction par refoulement de l'intestin sous le péritoine à travers l'incision pratiquée pour le débridement dans l'opération de la hernie étranglée (*Revue de chirurgie*, t. IV, p. 786, avec figures, octobre 1884 .

Pleurésie purulente, empyème pulsatile total, fistule pleurale consécutive, opération d'Estlander, guérison, par M. Féréol (*Bulletin de l'Académie de médecine*, 2e série, t. XIII, p. 262, 12 février 1884, et *Présentation de malade*, par le même, *ibid.*, même volume, p. 217, 5 février 1885 .

Sur l'ostéomyélite (*Bulletins et mémoires de la Société de chirurgie*, N. S., t. X, p. 866, 3 décembre 1884).

Rapport sur deux observations de M. le docteur Houzel, intitulées : Polydactylie ; amputation des doigts surnuméraires ; — et bec-de-lièvre compliqué (gueule de loup) ; opération, guérison (*Ibid.*. p. 885, 3 décembre 1885).

Des luxations de l'épaule compliquées de fracture de l'extrémité supérieure de l'humérus (*France médicale*, n°ˢ 132, 133 et 134, 1884).

Observations de laparotomies pratiquées pour des étranglements internes (*Bulletins et mémoires de la Société de chirurgie*, N. S., t. XI, p. 194, 25 mars 1885).

Des tumeurs cartilagineuses du maxillaire supérieur (*Ibid.*, p. 293, 6 mai 1885).

Note sur un cas d'inclusion scrotale, par MM. Cornil et Berger (*Bulletin de l'Académie de médecine*, 2ᵉ série, t. XIV, p. 275, 3 mars 1885, et *Archives de physiologie normale et pathologique*, 3ᵉ série, t. V, n° 4, 15 mai 1885, p. 398, avec 3 figures).

Corps étrangers de l'urèthre et de la vessie (fragments de tuyau de pipe en terre). Extraction par par la voie périnéale, guérison (*Bulletins et mémoires de la Société de chirurgie*, N. S., t. XI, p. 345. 20 mai 1885).

Sur l'insuffisance de la considération des caractères physiques pour le diagnostic de certaines tumeurs ulcérées de la langue (*France médicale*, 32ᵉ année, t. I, p. 737, 30 mai 1885).

Rapport sur une observation présentée par M. le docteur Kirmisson et intitulée : Plaie de la région dorsale de la moelle par un instrument tranchant (*Bulletins et mémoires de la Société de chirurgie*, N. S., t. XI, p. 857, 9 décembre 1885).

Sur un cas d'imperforation congénitale de l'hymen, rapport sur une communication de M. le docteur Segond (*Ibid.*, p. 831, 9 décembre 1885).

Même sujet : Rapport sur une observation de M. le docteur Jeannel (*Ibid.*, séance du 27 juillet 1887).

Arrêt de développement du membre inférieur consécutif à une pseudarthrose des os de la jambe remontant à l'enfance (*Ibid.*, N. S., t. XI, p. 930, 30 décembre 1885).

Fracture du col anatomique de l'humérus, ou luxation sous-coracoïdienne compliquée de fracture (*France médicale*, 33ᵉ année, t. I, 5 janvier 1886).

Rapport sur quatre observations de laparotomie adressées par le docteur Jeannel (*Bulletins et mémoires de la Société de chirurgie*, N. S., t. XII, p. 2, 6 janvier 1886).

Rapport sur un travail de M. le docteur Quénu, intitulé : Étranglement interne ; laparotomie, guérison (*Ibid.*, p. 172, mars 1886).

Modèle de ceinture abdominale avec pelote et ressorts pour contenir certaines hernies abdominales : présentation d'appareil (*Ibid.*, p. 219, 17 mars 1886).

Rapport sur deux observations communiquées par M. le docteur Dubar et intitulées : Luxation en arrière et en dehors de la phalangette du pouce droit, et périostite suppurée sans nécrose de la moitié du fémur droit (*Ibid.*, p. 334, 28 avril 1886).

Réparation d'une perte de substance du talon au moyen d'un lambeau pris sur la jambe opposée et laissé adhérent à son pédicule jusqu'au 24ᵉ jour — Lecture et présentation de malade (*Bulletin de l'Académie de médecine*, 2ᵉ série, t. XV, p. 838, 22 juin 1886.— Voir aussi *Gazette hebdomadaire*, numéro du 25 juin 1886, p. 428).

Résection totale du maxillaire supérieur gauche ; appareil prothétique ; présentation du malade et de l'appareil (*Bulletins et mémoires de la Société de chirurgie*. N. S., t. XII, p. 688, 28 juillet 1886).

Suture des tendons des muscles de la région antérieure de la jambe (*Ibid.*, p. 362, 5 mai 1886, et p. 754, 13 octobre 1886).

De l'amputation du membre supérieur dans la contiguïté du tronc : manuel opératoire (*Congrès français de chirurgie*, 2ᵉ session, 1886, p. 498).

* Considérations à propos d'une fracture insolite du crâne (fracture par contre-coup) compliquée : 1° d'un épanchement sanguin sans signes apparents de compression cérébrale; 2° d'une hémorrhagie cérébrale au point opposé à la fracture; 3° d'aphasie sans lésion appréciable du centre de Broca, par M. Paul Berger et Mˡˡᵉ A. Klumpke (*Revue de chirurgie*, t. VII, février 1887, p. 85, avec de nombreuses figures).

* Résection des fragments et suture osseuse dans le traitement des pseudarthroses du fémur (Avivement cunéiforme et enclavement des fragments. — Suture métallique à fils perdus) (*Mémoire lu à l'Academie de médecine* dans la séance du 9 août 1887, avec présentation de deux malades opérés par ce procédé. — Voir aussi *Revue de chirurgie*, novembre 1887).

Plaie de l'abdomen avec issue et blessure du colon transverse et de l'épiploon par un coup de couteau. Suture de l'intestin, réduction, guérison (*Communication à l'Academie de médecine*, avec présentation de malade, le mardi 18 octobre 1887.— Observation publiée dans la *France médicale* du 20 octobre 1887).

Rapport sur un travail de M. le docteur Reynier, intitulé : De la valeur pronostique du réflexe rotulien dans le diabète au point de vue chirurgical (*Bulletins et mémoires de la Société de chirurgie*, N. S., t. XIII, p, 444, juillet 1887).

Rapport sur une observation d'amputation interscapulo-thoracique communiquée par M. le docteur Jeannel (*Ibid.*, 27 juillet 1887).

Sur deux observations de tumeurs des os maxillaires supérieurs (Chondrome. — Kyste dermoïde), communiquées par M. Jeannel; rapport (*Ibid.*, N. S., t. XII, p. 622, 21 juillet 1886, et t. XIII, p. 69, 2 février 1887).

* L'amputation du membre supérieur dans la contiguïté du tronc (Amputation interscapulo-thoracique). Paris, Masson, 1887, grand in-8°, de 380 pages, avec figures dans le texte et 2 planches.

Balle de revolver ayant séjourné quatre ans dans le crâne (*Bulletins et mémoires de la Société de chirurgie*, N. S., t. XIII, 1887, p. 592).

Sur la cure radicale des hernies (*Communication à la Société de chirurgie. — Ibid.*, p. 665).

Pieds-bots congénitaux, traités par l'extirpation des deux astragales (*Ibid.*, p. 701).

Rapport sur une observation communiquée par M. le docteur Ovion, intitulée : Volvulus de l'intestin grêle ; péritonite généralisée ; laparotomie ; mort (*Ibid.*, t. XIV, p. 26, 1888). —

De l'autoplastie par la méthode italienne modifiée. Rapport sur deux observations communiquées par M. le docteur Poncet (*Ibid.*, p. 29. — Paris, G. Masson, 1888).

De l'ostéomyélite infectieuse aiguë développée chez l'adulte (*Communication à la Société de chirurgie. — Ibid.*, p. 77).

Traumatisme et grossesse (*Ibid.*, p. 97).

Sur le traitement chirurgical des plaies pénétrantes de l'abdomen (*Communication à la Société de chirurgie. — Ibid.*, p. 281).

Amputation ostéo-plastique du pied par la méthode de M. Le Fort : présentation de malade (*Ibid.*, p. 352).

Rapport sur une observation communiquée par M. le professeur Van Iterson (de Leyde), intitulée : Ostéo-sarcome de l'humérus ; amputation interscapulo-thoracique ; guérison (*Ibid.*, p. 481).

Rapport sur les communications de M. le docteur Rohmer (de Nancy), intitulées : 1° Kyste hydatique de la face inférieure du foie, ayant envahi toute la cavité abdominale ; ouverture large au bistouri ; suppuration ; guérison en deux mois ; — 2° De la cystotomie sus-pubienne dans le cours de l'hypertrophie de la prostate ; — 3° De la suture primo-secondaire des plaies (*Ibid.*, p. 487).

Résection tibio-tarsienne ; présentation de malade (*Ibid.*, p. 639).

Mémoire sur la recherche et l'extraction des balles de revolver logées dans les cavités de l'oreille (*Ibid* , p. 697. — Paris, G. Masson, 1888).

Sur la taille sus-pubienne (*Ibid.*, p. 713).

Des kystes hydatiques de l'aisselle (*Semaine médicale*, 23 mai 1888, p. 206).

*Fracture longitudinale de la voûte du crâne sans enfoncement, siégeant à gauche, avec attrition profonde des zones motrices de l'hémisphère cérébral correspondant. — Hémiplégie droite totale avec aphasie motrice. — Plus tard, phénomènes spasmodiques et convulsions occupant les muscles non paralysés. — Trépanation. — Encéphalocèle consécutive. — Guérison avec retour partiel de la parole et de la motilité (*France médicale*, 24 et 27 novembre 1888, p. 1661 et 1673).

Épingle implantée dans le vestibule du larynx ; extraction par les voies naturelles (*Ibid.*, 8 septembre 1888, p. 1265)

De la transmissibilité du tétanos traumatique de l'homme à l'homme (*Communication à l'Académie de médecine*, séance du 19 juin 1888. — Rapport de M. le professeur Verneuil. — *France médicale*, jeudi 21 juin 1888, p. 866).

*L'autoplastie par la méthode italienne modifiée (*Communication à l'Académie de médecine. — France médicale*, septembre 1887. — Paris, Delahaye et Lecrosnier, 1887).

*La cure radicale des hernies (*Revue des sciences médicales*, octobre 1888. — Paris, G. Masson, 1888).

Des suppurations chroniques de la plèvre et de leur traitement (opérations de Letiévant et d'Estlander) (*Congrès français de chirurgie*, 3ᵉ session, mars 1888, p. 242).

BLUM (A.), **Chirurgien de l'Hôpital Tenon**. — Suture des nerfs (*Archives générales de médecine*, 1868).

Fièvre traumatique primitive (*Ibid.*, 1869).

Études sur la pyohémie (*Ibid.*, 1870).

Septicémie chirurgicale aiguë (*Thèse de Strasbourg*, 1870).

Arthropathies d'origine nerveuse (*Thèse d'agrégation*, Paris 1875).

Tumeurs de l'ombilic (*Archives générales de médecine*, 1876).

Shock traumatique (*Ibid.*).

Affections de l'urèthre chez la femme (*Ibid.*, 1877).

Élongation des nerfs (*Ibid.*, 1878).

Doigt à ressort (*Ibid.*, 1881).

Extirpation du larynx (*Ibid.*, 1882).

Résection de l'estomac (*Ibid.*).

Chirurgie de la main (In-8° de 200 pages. Paris, Asselin, 1882.

Extirpation de la rate (*Archives générales de médecine*, 1883.

Cancroïde de la peau (*Ibid.*.

De la gastrostomie (*Ibid.*.

Orteil à marteau (*Ibid.*, 1884).

Guérison de l'anévrysme poplité par la méthode d'Antyllus (*Ibid.*, 1886)

Splénotomie (*Ibid.*).

De la tarsalgie (*Ibid.*).

Anévrysme de l'artère tibiale postérieure (*Ibid.*).

Des ruptures de la vessie (*Ibid.*, 1888).

Chirurgie du pied (In-8°, de 400 pages. Paris, Asselin, 1888).

BOUILLY, Chirurgien-adjoint de la Maternité, chargé du service d'accouchements de l'Hôpital Cochin.
— Des lésions traumatiques portant sur les tissus malades (*Thèse de doctorat*, 1877. — Médaille d'argent).

Comparaison des arthropathies rhumatismales, scrofuleuses et syphilitiques (*Thèse d'agrégation*, 1878).

Des tumeurs aiguës et chroniques de la cavité prévésicale (cavité de Retzius) (*Thèse d'agrégation*, 1880).

COMMUNICATIONS AUX SOCIÉTÉS SAVANTES :

1° *Société anatomique*:

Lymphadénome du cou. — Hypertrophie cérébrale (*Bulletins de la Société anatomique*, 1871).

Plaie du fémur par arme à feu (pièce déposée au musée Dupuytren) (*Ibid.*).

Adhérence du ventricule gauche au péricarde ; dilatation du ventricule droit ; insuffisance tricuspide secondaire (*Ibid.*, 1872).

Altération du foie chez un alcoolique (*Ibid.*).

Cancer encéphaloïde du trigone vésical ; hydronéphrose ; abcès dans les reins ; œdème pulmonaire : mort (*Ibid.*).

Kystes séreux du foie suppurés ; infection purulente consécutive (*Ibid.*).

Cancer de l'utérus ; kyste de la trompe de Fallope (*Ibid.*).

Altérations articulaires et viscérales diverses observées chez un goutteux (*Ibid.*)

Anévrysme de la valvule mitrale ; souffle d'insuffisance ; infarctus rénaux (*Ibid.*).

Kyste hydatique du foie communiquant avec la vésicule biliaire, considérablement distendue (*Ibid.*)

Mélanodermie ; tuberculisation de la capsule surrénale droite (*Ibid.*).

Sur les déformations de la trachée causées par le goitre (*Ibid.*, 1873).

Fistule vésico-vaginale opérée sans succès ; péritonite suraiguë, sans rapport direct avec cette lésion ni avec l'opération ; difficultés du diagnostic (*Ibid.*, 1874).

Sarcome de l'ethmoïde ayant envahi les cavités orbitaire et crânienne ; abcès du cerveau (*Ibid.*).

2° *Société de chirurgie*.

Ablation d'un goitre hypertrophique simple ; infiltration purulente du médiastin : mort (*Bulletins de la Société de chirurgie*, 1882).

Perforation de l'artère poplitée dans un foyer purulent ; ligature de la fémorale ; mort (*Ibid.*).

Coup de pied de cheval ; rupture de l'intestin grêle sans contusion des parois abdominales ; péritonite suraiguë ; laparotomie ; résection et suture de l'intestin ; mort au 10ᵉ jour (*Ibid.*, 1883).

De la corde épiploïque (*Ibid.*).

Opération d'Estlander ; empyème chronique ; résection d'une portion de la 6ᵉ et de la 7ᵉ côte ; guérison (*Ibid.*).

Empyème chronique ; fistule pleuro-cutanée datant de 5 ans ; résection des 6ᵉ, 7ᵉ, 8ᵉ, 9ᵉ et 10 côtes ; guérison rapide (Présentation du malade) (*Ibid.*, 1884).

Traitement des consolidations vicieuses de la fracture de l'extrémité inférieure du radius (*Ibid.*).

Rapport sur une observation de M. Jeannel ; kyste paraovarique du côté droit ; injection iodée, etc. (*Ibid.*).

Discussion sur l'opération d'Estlander (*Ibid.*).

Fistule stercoro-purulente ; suture intestinale ; insuccès de la suture ; mort rapide (*Ibid.*, 1885).

Rapport sur une observation du docteur Grynfelt : injections intra-uréthrales de cocaïne pour faciliter le cathétérisme (*Ibid.*).

Prostatite tuberculeuse suppurée, fistules périnéales ; grattage et ablation de la prostate à la cuiller tranchante ; guérison (Avec présentation du malade) (*Ibid.*).

Discussion sur le traitement des kystes hydatiques du foie par la laparotomie (*Ibid.*, 1886).

Kyste hydatique intra-péritonéal enlevé par la laparotomie ; guérison (*Ibid.*).

Kyste hydatique du poumon ; ouverture ancienne dans les bronches ; suppuration abondante et fétide ; pneumotomie ; guérison (*Ibid.*).

Grossesse extra-utérine datant d'environ 8 mois ; laparotomie ; guérison (*Ibid.*).

Discussion sur le traitement des plaies de l'intestin (*Ibid.*, 1887).

Présentation d'ovaires suppurés enlevés par la laparotomie (*Ibid.*).

Rétroflexion de l'utérus à angle aigu, douleurs continuelles ; opération d'Alexander ; guérison (*Ibid.*).

Hémato-salpingite ; fibrome utérin ; ablation des annexes ; guérison (Avec présentation de pièces) (*Ibid.*)

Kystes hydatiques de l'épiploon et du petit bassin ; laparotomie ; ablation.

Opération d'Estlander datant de 22 mois ; guérison complète (présentation du malade) (*Ibid.*).

Discussion sur le traitement des salpingo-ovarites (*Ibid.*).

Discussion sur l'ostéomyélite des adultes (*Ibid.*, 1888).

Discussion sur le drainage de la cavité péritonéale (*Ibid.*).

Six cas de salpingo-ovarite traités par la laparotomie avec extirpation des annexes ; guérison (*Ibid.*).

Discussion sur le traitement des fibromes de l'utérus par l'ablation des annexes ; observations personnelles (*Ibid.*).

Tumeur maligne de la région iléo-cœcale de l'intestin ; résection et suture immédiate de l'intestin ; guérison (Présentation de l'opérée) (*Ibid.*).

Discussion sur l'ascite compliquant les tumeurs abdominales (*Ibid.*).

Traitement du cancer de l'utérus par l'hystérectomie vaginale totale. — Discussion et observations personnelles (*Ibid.*).

Opération césarienne ; enfant vivant ; guérison de la mère (*Ibid.*, 1889).

Du traitement des déviations de l'utérus en arrière, discussion (*Ibid.*).

PUBLICATIONS. — MÉMOIRES.

De la marche de la température dans la pleurésie séreuse (*Mouvement medical*, 1873).

Recherches sur les rapports qui existent entre les signes de la pleurésie et la quantité de l'épanchement (*Archives generales de medecine*, 1876).

Des rapports du traumatisme et des affections constitutionnelles (*Ibid.*, 1877).

De la cellulite pelvienne diffuse (*Ibid.*, 1879).

Sarcome du sciatique, résection du nerf; mal perforant ; variole (*Ibid.*, 1879).

De la contusion du nerf sciatique et de sa conséquence (*Ibid.*, 1880).

De l'ostéomyélite pendant la croissance (*Gazette medicale*, 1879).

De la phosphaturie ; rapport avec certaines affections chirurgicales (*Ibid.*).

De l'ostéomyélite et des abcès des os (*Ibid.*).

De l'ankylophobie (*Ibid.*).

Traité des corps étrangers en chirurgie, par A. Poulet (Analyse (*Ibid.*).

Chirurgie d'urgence : ligature simultanée de l'artère et de la veine fémorales (*Ibid.*).

Le traitement de l'ankylose du genou par la résection (*Ibid.*).

Des froidures (*Ibid.*, 1880).

La chirurgie et le pansement antiseptique en Allemagne et en Angleterre, par J. Du Pré (Analyse (*Ibid.*).

Du diagnostic de la pierre dans la vessie, par Ancelin (Analyse) (*Ibid.*).

Chirurgie pratique : hématocèle ancienne de la tunique vaginale ; excision et cautérisation (*Ibid.*).

La néphrectomie (*Ibid.*).

L'épithélioma de la langue et son traitement (*Ibid.*, 1881).

De l'enterectomie (*Ibid.*).

L'anthrax et son traitement chirurgical (*Ibid.*).

Précis de manuel opératoire, par Farabeuf (Analyse (*Ibid.*).

Synovite fongueuse des péroniers latéraux (*Ibid.*).

Clinique chirurgicale : hernie crurale étranglée chez une malade cancéreuse (*Ibid*).

Déchirure du poumon sans fracture de côtes ; hémopneumothorax ; thoracentèse ; guérison rapide (*Ibid.*)

Nécrose syphilitique de la clavicule gauche; fracture spontanée (*Ibid*).

Rétention d'urine au troisième mois de la grossesse ; rétroflexion de l'utérus ; réduction de l'organe; guérison rapide (*Ibid.*).

L'anesthésie chloroformique (*Ibid.*, 1882).

De la conduite immédiate dans le cas de blessure par balle de révolver (*Ibid.*)

Note sur le manuel opératoire de l'ovariotomie (*Ibid.*).

Rétrécissement congénital du rectum (*Ibid.*).

Tumeur blanche du genou; résection et amputation (*Ibid.*).

Quatre cas d'adénopathie cervicale (*Ibid.*).

Quatre cas d'étranglement interne traités par la laparotomie (*Ibid.*, 1883).

De la taille hypogastrique ou sus-pubienne (*Ibid.*).

Indications de la taille ; appréciation et choix des méthodes et des procédés (*Ibid.*).

La tuberculose chirurgicale (*Ibid.*).

Des périodes tardives des arthrites et de leur traitement (*Ibid.*).

Des épanchements sanguins traumatiques de la plèvre (*Ibid.*, 1884).

Abcès de la cavité de Retzius ; ouverture spontanée dans le péritoine : mort rapide (*Ibid.*).

Du traitement des ganglions tuberculeux (*Ibid.*).

Sur un cas de fistule stercorale (*Ibid.*).

Hernie inguino-scrotale double incoercible ; opération de cure radicale : guérison (*Ibid.*, 1885).

De la fièvre de croissance des enfants et des adolescents (*Revue mensuelle de médecine et de chirurgie*, 1879).

De la fièvre de croissance (*Gazette des hôpitaux*, 1883).

De l'hémostase dans la castration (*Revue de chirurgie*, 1881).

De l'entérectomie et de l'entérorraphie (*Ibid.*, 1882).

De la résection circulaire et de la suture de l'intestin dans la cure des hernies étranglées gangrenées, et de l'anus contre nature (*Ibid.*, 1883).

Note sur la présence des bacilles dans les lésions chirurgicales tuberculeuses (*Ibid.*).

Six observations de salpingo-ovarites traitées par la laparotomie. — Guérison (*Nouvelles archives d'obstétrique*, 1887).

Du diagnostic du cancer de l'utérus (*Semaine médicale*, 1887).

De la déchirure et des ulcérations du col de l'utérus (*Ibid.*, 1888).

Des résultats immédiats et éloignés du traitement des abcès froids (*Congrès français de chirurgie*, 1885).

Discussions sur les indications opératoires dans les blessures profondes de l'abdomen (*Ibid.*).

Opérations de néphrotomie et de néphrectomie (*Ibid.*, 1886).

Discussion sur l'intervention opératoire dans les luxations irréductibles (*Ibid.*, 1886).

Opération d'Estlander (*Congrès de chirurgie*, 1888).

ARTICLES dans les *Dictionnaires et l'Encyclopédie internationale de chirurgie* : Taille (*Nouveau Dictionnaire de médecine et de chirurgie pratiques*. — Urèthre (*Ibid.*). — Voies urinaires (*Ibid.*). — Affections chirurgicales de l'utérus (*Encyclopédie internationale de chirurgie*).

Manuel de pathologie externe, en 4 vol. En collaboration avec les docteurs Reclus, Kirmisson, Peyrot. — Organes génito-urinaires et membres. t. IV, par M. Bouilly.

BRUN, Chirurgien du Bureau Central. — De la phlébite et de la lymphangite utérines *Revue mensuelle de médecine et de chirurgie*, 1879).

Sur une forme particulière et encore imparfaitement décrite d'arthrite blennorrhagique. En collaboration avec le professeur S. Duplay (*Archives générales de médecine*, 1880).

De l'arthrite aiguë d'origine blennorrhagique (*Thèse de doctorat*, 1881.

De l'intervention chirurgicale dans quelques affections des voies biliaires (*Archives générales de médecine*. 1885).

Des accidents imputables à l'emploi chirurgical des antiseptiques (*Thèse d'agrégation*, 1886).

Contribution à l'étude du bec-de-lièvre complexe de la lèvre supérieure, avec dessin et pièces destinés à montrer le siège de la fissure en avant de l'incisive précanine (*Communication à la Société de chirurgie*. 1887).

Sur un cas de pyélonéphrite suppurée. traitée par la néphrotomie. — Fistule urinaire persistante Néphrectomie secondaire. — Guérison (*Ibid*.).

Un cas d'orteil en marteau, traité et guéri par la résection phalango-phalanginienne (*Ibid.*. 1888).

Sur deux cas d'anévrysmes poplités, traités et guéris par la ligature antiseptique de l'artère fémorale (*Ibid.*.

ARTICLE : Pénis. En collaboration avec le docteur Ch. Monod (*Dictionnaire encyclopédique des sciences médicales*).

CHAPUT, Chirurgien du Bureau Central. — De la suture des nerfs (*Revue critique*. — *Archives générales de médecine*, 1884).

Des fractures anciennes de la rotule (anatomie et physiologie pathologiques, pronostic et traitement (*Thèse de Paris*. 1885.
Étude sur l'anatomie et la pathogénie des prolapsus génitaux, par MM. Duplay et Chaput (*Archives générales de médecine*. 1889.

Étude expérimentale et clinique sur les fractures de la rotule (*Bulletins de la Société anatomique*, 1888).

Caractères cliniques des modes de consolidation de fractures de la rotule (*Ibid.*, p. 460).

Fracture ancienne de la rotule avec cal long. souple. permettant une flexion normale. Type 5. Inconvénients de la suture osseuse. par MM. Broca et Chaput *Ibid.*. 1887, p. 315.

Fracture ancienne de la rotule. Type 4 modifié, par MM. Chaput et Poirier (*Ibid.*. 1886. p. 88).

Fracture ancienne de la rotule ; existence d'un ligament en éventail réunissant le fragment supérieur au bord supérieur de la trochlée fémorale, par MM. Gaudineau et Chaput (*Ibid.*, p. 477.

Anatomie pathologique des fractures de la rotule, par M. Chaput (*Ibid.*. 1885. p. 525.

Considérations sur le mécanisme des mouvements du pied, suivies de l'étude anatomique et physiologique d'une pièce de pied-bot varus équin congénital *Ibid.*. 1886. p. 125).

Étude anatomo-pathologique de deux pièces de pied plat valgus guéris par ankylose. suivie de quelques considérations sur la pathogénie et le mécanisme de ces lésions *Ibid.*, p. 429)

DESPRÈS (ARMAND), **Chirurgien de l'Hôpital la Charité.** (Voir l'*Index* de 1878.
ARTICLES : Maladies des oreilles (*Dictionnaire de médecine et de chirurgie pratiques*).

Désarticulation du bras avec l'omoplate. — Amputation scapulo-humérale. — Guérison (*Bulletin de l'Académie des sciences*. août 1882.

Kyste de l'ovaire plusieurs fois ponctionné et récidivé. — Guérison par l'injection iodée (*Bulletin de la Société de chirurgie*, 1882).

— 157 —

Ablation de la langue. — Ligature préalable des deux linguales (*Ibid.*).

Ablation de la partie médiane du maxillaire inférieur. — Fixation des deux moitiés de l'os par un fil de fer temporaire. — Moyen d'éviter la chute de la langue sur la glotte (*Ibid.*).

Résection du maxillaire supérieur (*Ibid.*).

Calcul vésical de 154 grammes. — Taille hypogastrique (*Ibid.*, 1883).

Cancer de l'ombilic. — Laparotomie ombilicale. — Guérison (*Ibid.*).

Fracture itérative de la colonne vertébrale (*Ibid.*).

Anévrysme diffus de la fémorale. — Ligature des deux bouts par la méthode ancienne (*Ibid.*, 1884).

Gangrène de pied. — Amputation de la cuisse à distance. — Procédé de choix (*Ibid.*).

Corps étranger de l'urèthre et de la vessie. — Uréthrotomie externe et taille bilatérale (*Ibid.*, 1885).

Fracture de la rotule. — Traitement par la compression du genou et l'élévation du membre. — Un cas de cal osseux (*Ibid.*).

Paralysie des muscles de l'abdomen simulant une tumeur (*Ibid.*, 1887).

Kyste dermoïde de la racine du nez (*Ibid.*).

Infection purulente sans plaie. — Forme éruptive. — Guérison (*Ibid.*, 1888).

Luxation du coude en dedans. — Irréductibilité de cette luxation (*Ibid.*).

De la suture à distance. — Nouveau procédé de suture (*Ibid.*).

Kyste dermoïde du plancher de la bouche (*Gazette des hôpitaux*, 1885).

Kyste dermoïde de la fourchette sternale (*Ibid.*, 1888).

Extirpation totale de la clavicule pour un ostéo-sarcome. — Guérison (*Bulletin de la Société de chirurgie*, 1889).

* La *Chirurgie journalière*, 3° édition, 1888, augmentée de six nouveaux chapitres.

Dictionnaire de thérapeutique médicale et chirurgicale. En collaboration avec Bouchut, 5° édition 1889.

GUÉNIOT, Chirurgien de l'Hospice des Enfants-Assistés. — (Voir l'*Index* de 1878).

* Mémoire sur le prolapsus graisseux de l'abdomen chez la femme (Brochure grand in-8° de 24 pages, 1878, et *Archives de tocologie*, t. V, même année).

* Mémoire sur le prolapsus de la paroi abdominale chez la femme (Brochure grand in-8° de 15 pages, 1885, et *Archives de tocologie*, t. XII, même année).

* Article Crâniotomie du *Dictionnaire encyclopédique des sciences médicales* (Brochure grand in-8° compacte, de 22 pages, mars 1879).

* Article Embryotomie, du *Dictionnaire encyclopédique des sciences médicales* (Brochure grand in-8° compacte de 13 pages, mars 1886).

* Sur l'allaitement artificiel des nouveau-nés (Brochure grand in-8° de 25 pages, 1886. — *Communication faite à l'Académie de médecine en 1882*, et publiée intégralement dans les *Archives de tocologie*, t. XIII, 1886).

Rapport sur un travail du docteur Dezanneau, d'Angers, intitulé : « Contribution à l'étude de l'ovariotomie ; résumé statistique de quinze opérations » (*Bulletins et mémoires de la Société de chirurgie*, 1879, t. V, p. 961).

Bandage spécial contre la hernie ombilicale de l'enfance (Voir *Études sur les orifices herniaires et sur les hernies abdominales des nouveau-nés*, par Ch. Féré, 1879, p. 26).

Mémoire sur la luxation congénitale du genou, avec renversement de la jambe sur la cuisse (*Bulletins et mémoires de la Société de chirurgie*, 1880, t. VI, p. 442 et suivantes).

Rapport sur une note du docteur E. Périer ayant trait à la luxation congénitale du genou avec renversement complet de la jambe sur la cuisse *Ibid.*, t. VI, p. 682 .

Note sur un cas de déformation avec raccourcissement considérable de la jambe chez une petite fille de sept ans *Ibid.*, p. 557 .

Rachitisme congénital, développé et guéri avant la naissance (*Ibid.*, 1883, t. IX, p. 553 et 948).

Rapport sur un travail du docteur Eustache, de Lille, intitulé : « Amputation du col de l'utérus à l'aide du thermo-cautère » *Ibid.*, 1880, t. VI, p. 213).

Sur les méthodes opératoires applicables à l'ablation des polypes utérins, et en particulier sur un procédé d'excision à l'aide du constricteur ou serre-nœud (*Communication suivie de discussion à l'Académie de médecine*. — Voir *Bulletins*, 1881, t. X, 2ᵉ série, p. 1248 et 1289).

Céphalotripsie et opération césarienne (*Bulletins et mémoires de la Société de chirurgie*, 1882, t. VIII, p. 381).

Rapport sur un travail du docteur de Closmadeuc, de Vannes, intitulé : « Trois opérations césariennes » (*Bulletins de l'Académie de médecine*, 1885, t. XIV, 2ᵉ série, p. 827).

Dystocie par cloisonnement transversal de l'utérus à sa partie inférieure (*Bulletins et mémoires de la Société de chirurgie*, 1882, t. VIII, p. 422).

Considérations pratiques sur le forceps *Bulletins et mémoires de la Société obstétricale et gynécologique de Paris*, 1886, t. II, p. 93 .

Sur un cas de version par manœuvres internes (*Ibid.*, 1888, t. IV, p. 254).

Rapport sur le concours du prix Capuron, la question traitée étant ainsi formulée : « Traumatisme et grossesse ; leur influence réciproque (*Bulletins de l'Académie de médecine*, 1885, t. XIV, 2ᵉ série, p. 134 .

Mémoire sur les rétrécissements cicatriciels du vagin *Bulletins et mémoires de la Société obstétricale et gynécologique de Paris*, 1886, t. II, p. 1, et *Nouvelles Archives d'obstétrique et de gynécologie*, 1886, p. 127).

Sur un placenta double dans un cas de grossesse simple (*Bulletins de l'Académie de médecine*, 1888, 2ᵉ série, t. XVII, p. 564 .

Note sur un cas de nœud complexe affectant deux cordons gémellaires, avec mort des deux fœtus dans le huitième mois de la grossesse *Communication suivie de discussion à l'Académie de médecine*. — Voir *Bulletins*, 2ᵉ série, 1880, t. IX, p. 1335, et 1881, t. X, p. 11).

Ptomaïnes, leucomaïnes et théorie microbienne *Discours à l'Académie de médecine*. — Voir *Bulletins de l'Académie de médecine*, 1888, 2ᵉ série, t. XV, p. 304).

Septicémie puerpérale : son traitement par les injections et le curetage intra-utérins (*Ibid.*, t. XVII, p. 420 .

Gourme et vaccine, ou relation d'un cas de pullulation vaccinale chez un enfant atteint d'eczema généralisé *Ibid.*, 1882, t. XI, 2ᵉ série, p. 584 .

Hydrocéphalie compliquant le travail de l'accouchement (Deux observations ; voir *Thèse d'agrégation* du docteur Alph. Herrgott Paris, 1878, p. 33 et 41).

Note sur le phlegmon diffus intra-pelvien consécutif à certains accouchements artificiels *Thèse d'agrégation* du docteur Budin, Paris, 1878, p. 119 .

Rapport sur un travail du docteur Zuède, relatif à la « version dans le cas de tétanos ergotique de la matrice » (*Bulletins et mémoires de la Société de chirurgie*, mai 1878, et *Annales de gynécologie*, 1878, t. X, p. 50).

Rapport sur un travail du docteur Cauvy, intitulé : « De la brachiotomie dans les cas de présentation de l'épaule, où la version se trouve contre-indiquée » (*Bulletins et mémoires de la Société de chirurgie*, 1879, t. V, p. 611).

Rapport sur un mémoire du docteur Jude Hüe, intitulé : « Contribution à l'étude du traitement de l'inversion totale ancienne de l'utérus » (*Ibid.*, p. 522).

Nouveau cas d'ostéite suppurée des extrémités diaphysaires des os, chez un enfant du premier âge (*Ibid.*, p. 3).

Rapport sur deux notes du docteur Prouff, ayant trait : 1° aux variations de la température rectale chez le nouveau-né ; 2° à l'emploi de la bande d'Esmarch comme moyen préservatif de la syncope hémorrhagique (*Ibid.*, p. 299).

GUYON (F.), Chirurgien de l'Hôpital Necker. — (Voir l'*Index* de 1878).

Étude clinique sur les troubles digestifs chez les urinaires (*Revue de médecine et de chirurgie*, 1878, t. II, p. 42 et 121).

Des phlegmons prévésicaux (*Gazette des hôpitaux*, juillet 1879, p. 593).

Leçons cliniques sur les maladies des voies urinaires (1881, 1re édition).

Contribution clinique à l'étude de la taille hypogastrique. Leçon clinique (*Annales des maladies des organes génito-urinaires*, 1883, t. I, p. 1 et 97).

Cystite blennorrhagique aiguë datant de deux mois. Persistance de tous les symptômes malgré le traitement. Guérison rapide sous l'influence des instillations au nitrate d'argent (*Ibid.* — *Revue clinique*, 1883, t. I, p. 317).

Des uréthrites blennorrhagiques. Leçons cliniques (*Ibid.*, 1883, t. I, p. 333, 405, 477, 533, 597).

De l'aspiration des fragments après la lithotritie. En collaboration avec M. Desnos (*Ibid.*, p. 165 et 212).

Des injections intra-vésicales. Leçon clinique (*Ibid.*, 1884, t. II, p. 266).

Des hématuries dans les rétentions d'urine. Leçon clinique (*Ibid.*, p. 40).

Du traitement de la cystite chronique douloureuse par les instillations de nitrate d'argent. Leçon clinique (*Ibid.*, p. 330).

Étude clinique sur le diagnostic des néoplasmes de la vessie (*Ibid.*, p. 650).

De l'intervention chirurgicale dans les tumeurs douloureuses de la vessie. Leçon clinique (*Ibid.*, p. 457).

De l'intervention chirurgicale dans les tumeurs de la vessie. Leçon clinique (*Ibid.*, 1884, p. 141).

De l'extraction des corps étrangers de la vessie chez l'homme. Leçon clinique (*Ibid.*, p. 201).

Les faux urinaires. Leçon clinique (*Semaine médicale*, 1884).

Suppuration de la prostate et pyohémie. Leçon clinique (*Annales des maladies des organes génito-urinaires*, 1884, t. II, p. 521).

De l'infiltration d'urine. Leçon clinique (*Ibid.*, p. 713).

De la sensibilité de la vessie au contact et à la distension dans l'état physiologique et pathologique. Leçon clinique (*Ibid.*, p. 91).

Diagnostic différentiel de la cystite tuberculeuse et de la cystite blennorrhagique. Leçon clinique (*Ibid.*, p. 585).

Du diagnostic des calculs vésicaux. Leçon clinique (*Ibid.*, p. 394).

Nouveau procédé pour la cure du varicocèle (*Ibid.*, 1884).

*Leçons cliniques sur les maladies des voies urinaires (2e édition, 1885).

Tumeur de la vessie (*Communication à l'Académie de médecine*, séance du 8 septembre 1885).

Tuberculose vésicale. Leçon clinique (*Semaine médicale*, 1885, p. 367).

Les prostatiques (*Annales des maladies des organes génito-urinaires*. 1885, p. 1, 65, 137, 201, 265, 329, 518).

De l'uréthrotomie interne (*Bulletins et Mémoires de la Société de chirurgie*. Paris, 23 juin 1886, p. 542).

Des cystites : Cystite blennorrhagique, — tuberculeuse, — calculeuse ; — des rétrécis, — des prostatiques, — des néoplasiques, — chez la femme (*Annales des maladies des organes génito-urinaires*, 1886, p. 1, 51, 131, 195, 323, 387, 451, 514, 578, 635).

Sur le diagnostic et le traitement des tumeurs de la vessie (*Congrès français de chirurgie* et *Annales des maladies des organes génito-urinaires*, 1886, p. 651).

Rétrécissements de l'urèthre. Leçon clinique (*Semaine médicale*, 1886, p. 217).

Des indications et des contre-indications de la lithrotritie rapide (*Congrès des chirurgiens français* et *Annales des maladies des organes génito-urinaires*, décembre 1886, p. 703).

Atlas des maladies des voies urinaires. En collaboration avec M. Bazy (1886, tome I).

Physiologie de la vessie (*Communication à l'Académie des sciences*, 14 mars 1887, et *Gazette hebdomadaire de médecine et de chirurgie*, 18 mars 1887, p. 179).

Note sur quelques perfectionnements apportés à l'opération et au pansement de la taille hypogastrique (*Congrès français de chirurgie*, 1887, p. 523).

Note sur le traitement chirurgical de la tuberculose de la vessie (*Ibid.*, p. 363).

De la cystite douloureuse (*Annales des maladies des organes génito-urinaires*, 1887, t. V, p. 1 et 92).

De la prostatite chronique (*Ibid.*, p. 321).

De la cystite membraneuse (*Ibid.*, p. 385 et 445).

Les prostatiques : traitement de la 3e période (*Ibid.*, p. 509).

Note sur la sensibilité de la vessie à l'état normal et pathologique (*Ibid.*, p. 931).

Leçons sur les cystites (*Ibid.*, p. 573, 637, 701).

Pyélo-néphrite calculeuse : taille du rein (*Semaine médicale*, 1887, p. 58).

De la taille rénale (*Annales des maladies des organes génito-urinaires*, 1887, t. V, p. 129).

Du pansement de la taille hypogastrique. En collaboration avec MM. Clado et Nourric (*Ibid.*, p. 103 et 225).

Diagnostic des rétrécissements (*Ibid.*, p. 257).

Du diagnostic et des indications du traitement dans les affections du tube digestif (1887).

Article : Torticolis (*Dictionnaire encyclopédique des sciences médicales*, 1887).

*Leçon clinique sur les affections chirurgicales de la vessie et de la prostate (1888, 1 volume de 1100 pages).

De la lithrotritie chez la femme (*Semaine médicale*, 1888, p. 61).

Étude clinique de la carcinose prostato-pelvienne (*Bulletin médical*, 1887, t. I, p. 1339 et 1375; 1888, t. II, p. 22 et 25).

Leçon sur les cystites (*Annales des maladies des organes génito-urinaires*, 1888, t. VI, p. 1).

Séméiologie des affections rénales (*Ibid.*, p. 225 et 305).

Hématuries rénales (*Ibid.*, p. 385).

Traitement chirurgical de la pyonéphrose. Fistules rénales consécutives (1888, t. VI, p. 513).

Tuberculose rénale (*Annales des maladies des organes génito-urinaires*, 1888, t. VI, p. 577).

Séméiologie et examen clinique des tumeurs du rein (*Ibid.*, p. 641).

Fausses routes de l'urèthre (*Ibid.*, p. 769).

De l'uréthrotomie externe (*Gazette des hôpitaux*, 1888).

Diagnostic et traitement de l'étranglement interne (*Semaine médicale*, 1888 p. 150).

Physiologie chirurgicale du rein. En collaboration avec le docteur Tuffier (*Annales des maladies des organes génito-urinaires*, 1888, t. VI, p. 705).

Note sur deux cas de néphrorraphie (*Bulletins de l'Académie de médecine*, 19 février 1889, 3e série, t. XXI, p. 239).

Traitement de l'hématurie (*Annales des maladies des organes génito-urinaires*, 1889, t. VII. p. 1).

Prostatisme vésical (*Ibid.*, p. 65).

De la sonde à demeure (*Journal de médecine de Paris*, 6 et 13 janvier 1889).

Comment meurent les malades atteints d'affections des voies urinaires (*Bulletin médical*, 1889, t. III, p. 131).

Examen chirurgical du rein (*Ibid.*, p. 291 et 307).

Traitement des fistules urinaires périnéales et périnéo-scrotales (*Annales des maladies des organes génito-urinaires*, 1889, t. VII, p. 193).

Note sur les conditions de réceptivité de l'appareil urinaire à l'invasion microbienne (*Note présentée à l'Institut* le 12 avril 1889).

HORTELOUP, Chirurgien de la Maison municipale de Santé. — (Voir l'*Index* de 1878).

Du virus syphilitique et de sa transmissibilité (*France médicale*, 1881. — Leçons recueillies par M. Leprévost).

De l'albuminurie syphilitique (*Annales de dermatologie*, 1886).

De la syphilis héréditaire (*Société de chirurgie*, 1881).

Du traumatisme chez les syphilitiques (*Société de chirurgie*, 1881. — *France médicale*. 1881-1884).

Leçons sur le bubon chancreux (*France médicale*. 1882).

Note sur le chancre simple et sur l'adénite chancreuse (*Annales de dermatologie*, 1882).

De la virulence des bubons (*Société de chirurgie*, 1884).

Des complications inflammatoires du chancre simple (*Semaine médicale*, 1883).

Des arthrites blennorrhagiques (*Société de chirurgie*, 1885).

Note sur la blennorrhagie et sur les déviations du processus blennorrhagique (*Annales de dermatologie*, 1884).

Des maladies des voies urinaires (1882, t. V de la 2e édition de la *Pathologie externe de Nélaton*).

De l'uréthrotomie externe (*France médicale*, avec planches, 1883).

De l'uréthrotomie externe sans conducteur (*Société de chirurgie*, 1882).

De l'uréthrotomie interne et de l'uréthrotomie externe (*Ibid.*, 1886).

De l'opération du phimosis (*Ibid.*, 1880).

De la compression dans le traitement de l'hydrocèle (*Gazette hebdomadaire*, 1880).

De la cure radicale du varicocèle par la résection du scrotum et des veines postérieures du cordon (*Académie de médecine*, 1885).

Plaie du testicule par une aiguille (*Société de médecine de Paris*, 1886).

Tumeur de la vessie. — Boutonnière périnéale (*Progrès médical*, 1886).

Sarcome sous-cutané de la joue (*Société de chirurgie*, 1885).

Nouvelle liqueur antiseptique (*Société de médecine de Paris*, 1881).

Des abcès de la marge de l'anus (*Société de chirurgie*, 1887).

Restauration d'une perforation du voile du palais par autoplastie de la luette (*Ibid.*, 1880).

Note sur le cancer de la verge. — Nouveau procédé d'amputation (*Académie de médecine*, 1887).

Malformation congénitale des membres (*Société de chirurgie*, 1887).

Hernie ventrale. — Cure radicale (*Semaine médicale*, 1887).

Anus contre nature. — Laparotomie. — Entéroraphie (*Congrès de chirurgie*, 1888).

Notices bibliographiques et éloges de Chassaignac, Voillemier, Broca, Sédillot (*Société de chirurgie*, 1880-1884).

HUMBERT, Chirurgien de l'Hôpital du Midi. — De la septicémie intestinale (*Thèse inaugurale*, 1873).

Des néoplasmes des ganglions lymphatiques (*Thèse d'agrégation*, 1878).

Note sur un cas de luxation en arrière du deuxième métacarpien (*Union médicale*, 1868).

Des matières putrides au point de vue de la septicémie en général (*Ibid.*, 1871).

De la gangrène vulvaire chez les nouvelles accouchées (*Ibid.*, 1875).

De l'ulcération des artères au contact du pus (*Bulletins de la Société de chirurgie*, 1882).

Kyste tendineux à grains riziformes (*Ibid.*).

Fracture spontanée du fémur (*Ibid.*, 1885).

Ostéosarcome des côtes avec adhérence au diaphragme : blessure de ce muscle pendant l'ablation de la tumeur (*Revue de chirurgie*, 1886).

ARTICLE : Ongles, anatomie, physiologie et pathologie (*Dictionnaire encyclopédique des sciences médicales*).

— Déplacements (*Ibid.*).

KIRMISSON, Chirurgien de l'Hospice d'Ivry. — Des malformations congénitales de l'articulation de l'épaule (*Revue mensuelle de médecine et de chirurgie*, juillet 1878). — De l'intégrité du faisceau claviculaire du trapèze dans la paralysie infantile du membre supérieur (*France médicale*, 22 octobre 1879). — Ces deux mémoires ont trait au même sujet.

Des opérations préliminaires en général (*Thèse de doctorat*, 1879).

De l'anémie consécutive aux hémorrhagies traumatiques, et de son influence sur la marche des blessures (*Thèse d'agrégation*, 1880).

Remarques sur l'ablation des tumeurs du sein (*Société de chirurgie*, 16 novembre 1881). — Note sur la topographie des ganglions axillaires (*Bulletins de la Société anatomique de Paris*, 1882, p. 453). — Ces deux mémoires se complètent l'un par l'autre.

Note sur un cas de conicité physiologique du moignon (*Société de chirurgie*, 4 octobre 1882).

Note sur quelques expériences faites dans le but de contrôler les propriétés septiques du liquide des kystes hydatiques (*Gazette hebdomadaire*, 15 décembre 1882).

Des modifications modernes de la lithotritie (*Thèse d'agrégation*, 1883).

Cirrhose du foie s'étant manifestée pour la première fois à la suite d'une opération de hernie crurale étranglée (*Gazette hebdomadaire*, 16 novembre 1883).

De l'influence du traumatisme sur le développement des kystes hydatiques; nouvelle observation (*Archives de médecine*, novembre 1883).

Contribution à l'étude des affections du tendon d'Achille; cellulite péritendineuse du tendon d'Achille; fibrome double du tendon d'Achille (*Archives de médecine*, janvier 1884).

Chondro-sarcome de la mâchoire supérieure; résection des deux tiers de la mâchoire supérieure; guérison (*Société de chirurgie*. 31 octobre 1883).

Note sur un cas de trépanation du crâne; coïncidence entre les traumatismes crâniens et certains états pathologiques du côté de l'encéphale, notamment le tubercule (*Ibid.*, 30 juillet 1884).

Ligature de l'iliaque externe pour un anévrysme inguinal; guérison (*Ibid.*. 15 novembre 1882). — Mémoire sur les anévrysmes inguinaux et la ligature de l'iliaque externe (*Ibid.*, 11 juin 1884). — Ces deux mémoires se font suite l'un à l'autre.

Note sur deux cas de périnéorraphie faite avec succès par le procédé d'Emmet, avec quelques remarques sur ce procédé (*Ibid.*, 11 février 1885).

Hémorrhagie dentaire d'origine paludéenne; lettre à M. le professeur Verneuil (*Gazette hebdomadaire*, 10 octobre 1884).

Du mal perforant chez les diabétiques (*Archives de médecine*, janvier 1885).

De l'extirpation des tumeurs du triangle de Scarpa (*Société de chirurgie*, 1885, et *Revue de chirurgie*, 1886).

De l'urée dans le cancer (*Mémoire présenté au premier Congrès français de chirurgie*, avril 1885).

Manuel de pathologie externe. En collaboration avec MM. Reclus, Peyrot et Bouilly, Paris, 1885. — Le second volume, dont la rédaction a été confiée à M. Kirmisson, traite des maladies de la tête et du rachis. — Une seconde édition de cet ouvrage a été publiée en 1888.

ARTICLES : Phlegmon, Périostite, Périnéorraphie, Tumeurs, Kystes, Rétrécissement de l'urèthre et Uréthrotomie, publiés dans le *Dictonnaire encyclopédique* de Dechambre. — Les deux derniers articles en collaboration avec le docteur Desnos.

Étude critique sur quelques points de l'histoire des néoplasmes. En collaboration avec M. le professeur Verneuil (*Revue de chirurgie*, 1884).

Relation d'un voyage chirurgical à Londres (*Ibid.*, 1885).

Voyage chirurgical en Suisse et sur les bords du Rhin *(Ibid.*, 1887).

Voyage chirurgical à Vienne, Pesth et Munich (*Bulletin médical*, 1888).

Des réformes urgentes dans les services de chirurgie (*Revue scientifique*, 1888).

De la nature microbienne du cancer (*Bulletin médical*, 1888).

Laparotomie dans les plaies pénétrantes de l'abdomen (*Ibid.*, 1887-1888).

LANNELONGUE, Chirurgien de l'Hôpital Trousseau. — (Voir l'*Index* de 1878).

Ganglions lymphatiques placés entre la vessie et le rectum de l'homme et sur le trajet des uretères (*Société de chirurgie*, 1878, p. 600).

* De l'ostéomyélite aiguë pendant la croissance. — Paris. 1 vol., 1879.

* De l'ostéomyélite chronique ou prolongée (*Archives générales de médecine*, 1 vol., 1879).

Abcès froids et tuberculose osseuse. — Paris. 1 vol., 1881.

* Étude sur les caractères et la nature de l'arthrite dite *fongueuse*. — Tuberculose osseuse et articulaire (*Société de chirurgie*, 1882, p. 491).

Mémoire sur la syphilis osseuse congénitale (*Ibid.*, p. 371).

Recherches expérimentales sur la greffe de l'os mort dans l'os vivant. — Résorption des séquestres (*Ibid.*, 1882, p. 373).

Fractures du coude chez les enfants (*Ibid.*, 1888, p. 234).

Sur les solutions de continuité congénitales de la lèvre inférieure (*Société de chirurgie*, 1879, p. 517).

Sur les fistules et les dépressions cutanées congénitales paravertébrales inférieures (*Ibid.*, 1882, p. 185).

Mémoire sur les appendices congénitaux de la face (*Ibid.*, p. 234).

Sur les amputations congénitales (*Académie de médecine*, 1881, et *Archives générales de médecine*, 1882, p. 46 et 157).

* Quelques exemples d'anomalies congénitales au point de vue de leur pathogénie (*Archives générales de médecine*, 1883).

Pathogénie des rétrécissements du rectum. Variété consécutive à un prolapsus rectal (*Société de chirurgie*, 1878, p. 801).

Relation de dix-huit cas de corps étrangers de l'œsophage chez les enfants (*Ibid.*, 1880, p. 309).

Recherches expérimentales sur la transmission du virus rabique de l'homme au lapin (*Académie de médecine*, 18 janvier 1881).

* Mémoire sur les tumeurs congénitales de l'ombilic (*Archives générales de médecine*, 1884).

Traitement de la coxalgie : indication d'un appareil en usage à l'hôpital Trousseau (*Thèse* de Simonneaux, 1883).

* Coxotuberculose (*Leçons faites à la Faculté de médecine*. Paris. 1 vol. in-8°, 1886).

* Traité des kystes congénitaux. — (Paris, 1 vol. in-8°, 1886).

* Tuberculose vertébrale (*Leçons faites à la Faculté de médecine*. Paris, 1 vol. in-8°, 1888).

* De l'ectocardie et de sa cure par l'autoplastie (*Académie des sciences*, 7 mai 1888, et *Bulletin médical*, 9 mai 1888).

* Blessure et maladie de M. Gambetta (*Gazette hebdomadaire de médecine*, 1883).

* Disjonction des sutures du crâne chez les enfants (*Congrès français de chirurgie*, 1886).

* Tumeur sanguine du crâne (*Ibid.*).

* Des kystes dermoïdes de la fontanelle (*Ibid.*, 1888).

* Résection du bord inférieur du thorax (*Ibid.*).

LE DENTU, Chirurgien de l'Hôpital Saint-Louis. — (Voir l'*Index* de 1878).

APPAREIL URINAIRE :

Technique de la néphrectomie (*Revue de chirurgie*, 1880, p. 1-30 et 104-129).

Taille sus-pubienne sur un homme de 71 ans, nécessitée par un calcul. Guérison. Réflexions à propos du manuel opératoire et des soins consécutifs (*Gazette médicale*, 1882, p. 298).

Contribution à l'histoire de l'extraction des calculs du rein (*Bulletins de l'Académie de médecine*, 1881, p. 194, et *Bulletins de thérapeutique médicale et chirurgicale*, 1882, p. 337).

Présentation d'un instrument pour la taille vésico-vaginale (*Bulletins de la Société de chirurgie*, 1881, p. 207).

Calcul vésical développé autour d'une épingle à cheveux. Extraction par l'urèthre (*Bulletins de la Société de chirurgie*, 1878, p. 488, et *Traité des maladies des voies urinaires*, par Voillemier et Le Dentu, t. II, p. 454).

Néphrectomie pour une fistule urinaire inguinale résultant de l'incision d'une hydronéphrose, suivie de guérison (*Bulletins de l'Académie de médecine*, 1881, p. 1412, et *Archives générales de médecine*, 1884, p. 641).

De la trépanation de l'os iliaque comme moyen de traitement de certaines fistules rénales (*Annales des maladies des voies urinaires*, 1885, p. 457).

Suture du périnée après une uréthrotomie externe (*Bulletins de la Société de chirurgie*, 1886, p. 775).

Extraction par la voie périnéale d'un fragment de tube de caoutchouc contenu dans la vessie (*Ibid.*, 1885).

Deux cas de taille vésico-vaginale pour cystite purulente douloureuse. Restauration ultérieure de la cloison vésico-vaginale. Guérison (*Ibid.*, 1887, p. 102).

Présentation d'un malade ayant subi la néphrectomie avec succès (*Bulletins de l'Académie de médecine*, 1884. — Voyez *Technique de la néphrectomie*, obs. I).

Présentation d'un rein calculeux extirpé avec succès (*Bulletins de l'Académie de médecine*, 1885, séance du 17 mars. — Voyez *Technique de la néphrectomie*, obs. II).

Présentation d'un malade ayant subi la néphrectomie avec succès (*Bulletins de la Société de chirurgie*, 1885, p. 401. — Voyez *Technique de la néphrectomie*, obs. II).

Présentation de calculs du rein enlevés par la néphrotomie sur deux sujets (*Bulletins de la Société de chirurgie*, 1887, p. 63).

RÉGIONS DIVERSES : TÊTE, COU, MEMBRES.

Rapport sur une observation de trépanation, accompagnée de considérations sur le rôle des pieds des circonvolutions frontales, au point de vue des phénomènes moteurs, communiquée par M. Chalot (*Ibid.*, 1878, p. 486).

Rapport sur un cas de corps étrangers multiples de l'orbite (fragments de verre) communiqué par M. Baudry, de Lille (*Ibid.*, 1885, p. 880).

Rapport sur quatre cas de trachéotomie avec chloroformisation, communiqués par le docteur Houzel, de Boulogne-sur-Mer (*Ibid.*, 1887, p. 212).

Analyse critique des leçons sur les tumeurs de la vessie par sir Henry Thompson (*Annales des maladies des organes génito-urinaires*, 1885, p. 190).

Compte rendu des travaux de la Société de chirurgie pendant l'année 1881 (*Bulletins de la Société de chirurgie*, 1882, p. 2).

Rapport sur un cas d'extraction de balle de revolver logée dans le rocher, communiqué par M. Terrillon (*Ibid.*, 1878, p. 708).

Rapport sur un travail du docteur Vieusse intitulé : « Contribution à l'étude des fractures des os longs par balles de revolver » (*Ibid.*, 1881, p. 866).

Plaie de la région frontale et du cerveau par arme à feu. Encéphalite suppurée tardive (*Bulletins de la Société de chirurgie*, 1885, p. 771).

Kyste dermoïde huileux congénital du front (*Ibid.*, 1879, p. 865).

Cas de grenouillette intermittente (*Discours à la Société de chirurgie*, 1880, p. 275).

Fibrome lacunaire de la mamelle chez un homme (*Bulletins de la Société de chirurgie*, 1885, p. 900).

Thérapeutique. Pansements. Appareils.

Des pansements antiseptiques (*Bulletins de la Société de chirurgie*, 1879, p. 229).

Du pansement à l'iodoforme et de ses dangers (*Leçons cliniques* faites à l'hôpital Saint-Louis, recueillies par M. Delapersonne. — *France médicale*, 1882, p. 329 et 361).

De l'emploi des anesthésiques dans la trachéotomie (*Bulletins de la Société de chirurgie*, 1887, p. 267).

De la blépharoraphie dans le traitement de l'ectropion (*Ibid.*, 1881, p. 683).

Des contre-indications de la réunion immédiate dans les amputations (*Discours à la Société de chirurgie*; *Bulletins de la Société de chirurgie*, 1881, p. 627).

Traitement des anthrax (*Ibid.*, p. 305).

Appareil inamovible *à claire-voie* pour tous les traumatismes de l'épaule et de l'extrémité supérieure de l'humérus (Gillette, *Chirurgie journalière des hôpitaux*, p. 488).

Aiguille spéciale pour faciliter le passage de la chaîne de l'écraseur ou de l'anse galvanique dans l'amputation de la langue (*Bulletins de la Société de chirurgie*, 1880, p. 699).

Traitement de la grenouillette par les injections de chlorure de zinc pur (*Bulletin de la Société de chirurgie*, 1881, p. 459).

Bec-de-lièvre double avec tubercule saillant de l'os intermaxillaire et division complète de la voûte et du voile du palais. Opération : guérison (*Ibid.*, 1878, p. 388).

Élongation du nerf lingual dans un cas de tic douloureux de la face et de la langue datant de trois ans. — Cessation de tous les phénomènes douloureux (*Ibid.*, 1881, p. 795).

Énorme polype naso-pharyngien, ayant occasionné une cécité presque complète et une double exophthalmie, détruit en une séance par deux flèches de chlorure de zinc. Retour de la cécité et persistance de certains symptômes (*Ibid.*, p. 515).

Extraction d'une balle logée dans le muscle iliaque, au moyen de la trépanation de l'os iliaque (*Bulletin de la Société clinique*, 1878, p. 43).

De la myotomie sous-cutanée comme moyen de traitement des douleurs causées par certaines exostoses (*Bulletin de la Société de chirurgie*, 1879, p. 408).

Plusieurs cas de ligature atrophiante de l'artère linguale (*Ibid.*, p. 806).

Présentation d'un malade ayant subi la résection de l'extrémite interne de la clavicule (*Ibid.*, 1882, p. 545).

Cas de laryngotomie intercricothyroïdienne (*Discours à la Société de chirurgie*, 1886, p. 241).

De l'œsophagotomie interne en plusieurs séances. — Modifications à l'instrument de Maisonneuve (*Communication à l'Académie de médecine*, séance du 22 juin 1887).

Résection tibio-tarsienne traumatique (*Bulletin de la Société de chirurgie*, 1880, p. 301).

Résection du genou. — Présentation de l'opéré (*Ibid.*, 1879, p. 896).

Corps mobile de l'articulation du genou fixé par l'instrument du professeur Richet. —Guérison des accidents (Berthod, *Gazette médicale*, 1885, p. 329).

Rupture d'un cal vicieux de fracture sus-malléolaire (*Bulletin de la Société de chirurgie*, 1880, p. 419).

De l'opportunité de la suture dans le cas de plaies de l'intestin par arme à feu (*Gazette médicale*, 1889, p. 25).

De la laparotomie dans l'étranglement interne (*Bulletin de la Société de chirurgie*, 1879, p. 660).

De la laparo-entérostomie dans l'obstruction intestinale (*Ibid.*, 1887, p. 301).

De l'anus artificiel sur le cæcum (*Ibid.*, p. 335).

Observation de gastrotomie pour rétrecissement cicatriciel de l'œsophage (*Traité de la gastrotomie* de L.-H. Petit, p. 249, et *Bulletin de la Société anatomique*, 1878, p. 29).

Hernie ombilicale étranglée chez une femme enceinte de trois mois. -- Kélotomie. — Mort (Berthod, *Gazette médicale*, 1886, p. 103).

Corps étranger du rectum (couteau de table) extrait par la fesse (*Bulletin de la Société de chirurgie*, 1879, p. 594).

APPAREIL GÉNITAL DES DEUX SEXES

De la cure dite radicale du varicocèle, d'après quinze observations personnelles. — Exposé d'un procédé d'excision du scrotum (*Annales des maladies des organes génito-urinaires*, 1887, p. 14 et 92, et brochure in-8°, typographie Chamerot, 1887).

Présentation d'un moulage de verge atteinte d'hypertrophie éléphantiasique, avec fistules urinaires multiples (*Bulletin de la Société de chirurgie*, 1886, p. 400).

Plusieurs cas d'uretérite et de périuretérite (*Thèse de doctorat* de M. Tourneur, Paris, 1886).

Traitement des fistules péniennes. Leçon clinique recueillie par M. Berthod, interne à l'hôpital Saint-Louis (*Gazette médicale*, 1885, p. 243).

Sur un cas d'hydrocèle graisseuse (*Bulletin de la Société de chirurgie*, 1881, p. 874).

Des accidents occasionnés par la filaire du sang. — De son rôle pathogénique dans l'hydrocèle graisseuse (*Ibid.*, 1884, p. 800-818).

Hystérectomie vaginale; observation suivie de l'exposé d'un procédé de ligatures multiples des ligaments larges au moyen d'un porte-fil spécial (*Ibid.*, 1885, p. 738).

Du péritonisme, envisagé comme indication de l'ovariotomie (*Bulletin de l'Académie de médecine*, 5 novembre 1878, et *Revue de chirurgie*, t. V, 1885, p. 1).

Tubercules de la mamelle (*Revue de chirurgie*, 1881, p. 26).

Aiguille spéciale pour conduire la chaîne de l'écraseur dans l'amputation du col de la matrice (*Bulletin de la Société de chirurgie*, 1880, p. 217).

Pelvi-péritonite suppurée. — Guérison à la suite de deux ponctions aspiratrices ayant donné issue en deux fois à plus de trois litres de pus (*France médicale*, 1880, p. 666).

Torsion du pédicule d'un kyste de l'ovaire. — Ovariotomie. — Guérison. (Mémoire de M. Terrillon sur la torsion du pédicule des kystes de l'ovaire) (*Revue de chirurgie*, 1887, p. 261, obs. IV).

Végétations de la vulve traitées par le grattage (*Thèse de doctorat* de Castilhon, Paris, 1886).

Cas de disjonction de la symphyse pubienne (*Bulletin de la Société de chirurgie*, 1878, p. 5).

Hydarthrose intermittente (*Ibid.*, p. 242 et 255).

Rétrécissement généralisé et graduel du système artériel *Ibid.*, 1886, p. 498).

Des hernies en général (*Nouveau dictionnaire de médecine et de chirurgie pratiques*, t. XVII, p. 513-629).

Kyste hydatique très volumineux du foie, guéri par une seule ponction. — Présentation de la malade (*Bulletin de la Société de chirurgie*, 1886, p. 411).

Kyste suppuré de la prostate (*Ibid.*, 1879, p. 27, et *Traité des maladies des voies urinaires* de Voillemier et Le Dentu, t. II, p. 138).

Examen comparatif de 24 uréthrotomies internes et de 24 divulsions (*Ibid.*, 1886, p. 367, et *Annales des maladies des organes génito-urinaires*, 1886, p. 471).

Réplique dans la discussion sur l'uréthrotomie interne. — Deux divulsions nouvelles (*Ibid.*).

Traité des affections chirurgicales des reins, des uretères et des capsules surrénales. Ouvrage en cours d'impression.

Rapport sur un cas d'ectopie périnéale du testicule, communiqué par M. Baudry, de Lille (*Bulletin de la Société de chirurgie*, 1882, p. 537).

Rapport sur un cas d'imperforation de l'hymen, communiqué par M. Osiecki (*Ibid.*, 1886, p. 735).

Rapport sur divers travaux du docteur Bruch (*Ibid.*, p. 638).

Rapport sur une autre série d'observations du docteur Bruch (*Ibid.*, 1885, p. 881).

Rapport sur un travail du docteur Ortega, de Buenos-Ayres, intitulé : « Observations sur plusieurs cas de syphilis héréditaire sur des enfants de la même famille » (*Ibid.*, 1882, p. 579).

PATHOLOGIE GÉNÉRALE. — SÉMÉIOTIQUE.

Du phlegmon (*Nouveau Dictionnaire de médecine et de chirurgie pratiques*, t. XXVII, p. 131-184).

Des amputations dans la gangrène foudroyante (*Revue mensuelle de médecine et de chirurgie*, 1878, p. 739).

Périostose diffuse non syphilitique des os de la face et du crâne (*Congrès international des sciences médicales d'Amsterdam*, 1879, et *Revue mensuelle de médecine et de chirurgie*, 1879, p. 871).

Cas de fibromes et de lipomes de la paroi abdominale (*Discours à la Société de chirurgie*. — *Bulletins et mémoires*, 1886, p. 181).

Pathologie du système lymphatique (*Nouveau Dictionnaire de médecine et de chirurgie pratiques*, t. XXI, p. 4-105).

Syphilis des os du crâne et du cerveau. — Trépanation. — Accidents convulsifs et dépressifs. — Guérison (*Bulletins de la Société clinique.* 1884, p. 119, et *France médicale*, 1884, p. 1769 et 1781).

Présentation d'un kyste séreux provenant de la transformation d'un ancien abcès froid d'origine costale (*Bulletins de la Société de chirurgie*, 1881, p. 491).

Luxation simultanée des deux genoux. — Tiraillement du nerf sciatique à droite. — Troubles trophiques, paralysie musculaire et anesthésie cutanée (*Ibid.*, 1880, p. 591).

Des abcès lymphangitiques profonds à marche chronique (*Ibid.*, p. 162).

LE FORT, Chirurgien de l'Hôpital Necker. (Voir l'*Index* de 1878).

De l'opération du bec-de-lièvre compliqué de saillie de l'os intermaxillaire (*Bulletin de thérapeutique*, 1878).

De la valeur thérapeutique des résections articulaires dans les plaies par arme à feu (*Ibid.*, 1880).

Extirpation du rein pour une fistule de l'uretère (*Ibid.*).

Le germe ferment et le germe contage (*Ibid.*, 1882).

La laparotomie pour l'étranglement interne (1882).

Des luxations récidivées de l'épaule et de la mâchoire. — Appareils pour les prévenir (*Bulletin de thérapeutique*, 1884).

Fistule branchiale thyro-hyoïdienne, guérie par l'électrolyse (*Ibid.*, 1885).

Sur un cas rare de hernie pré-inguinale (*Ibid.*. 1886).

Note sur une variété non décrite de fracture verticale de la malléole externe par arrachement (1886).

De la valeur thérapeutique de l'extirpation du larynx (*Bulletin médical*, 1888).

Les pansements et la mortalité (Brochure in-8°. Alcan, éditeur, 1885).

De la prostitution dans ses rapports avec la propagation des maladies vénériennes (Brochure in-8°. Masson, 1888).

Manuel de médecine opératoire (9e édition, 2e vol., Alcan, 1889).

LUCAS-CHAMPIONNIÈRE, Chirurgien de l'Hôpital Saint-Louis. (Voir l'*Index* de 1878).

Étude historique et clinique sur la trépanation du crâne. La trépanation guidée par les localisations cérébrales. — Paris, Delahaye, 1878.

Contribution à l'étude de l'anesthésie par le chloroforme. — Chloroformes impurs ; accidents. — Procédés d'examen et de purification ; expériences avec ce chloroforme purifié (*Revue de chirurgie*, 1881, p. 373).

Sur le traitement de certaines fractures par le massage (*Ibid.*, 1886).

Extirpation totale de l'épaule après un traumatisme (clavicule, omoplate et muscles de l'omoplate) (*Ibid.*, t. VI, juillet, 1886, p. 529).

Cure radicale des hernies. — (Paris, 1887. Delahaye).

Contribution à l'étude de l'hystérie chez l'homme. — Troubles de la sensibilité chez les Orientaux les Aïssaoua (*Archives de neurologie*, n° 40).

Sur la désinfection d'un service de varioleux (pavillons en bois) et sa transformation en service chirurgical (*Revue d'hygiène*, t. X, n° 3. 1888).

Sur les accidents réflexes post-opératoires consécutifs aux opérations utéro-ovariennes et sur le réflexe guttural ou crachotement (*Communication à la Société obstétricale* le 8 mars 1888).

Sur une série de vingt cas de trépanation du crâne. Innocuité de cette opération. Quinze cas pour accidents cérébraux en dehors du traumatisme (*Société de chirurgie*, 27 juin 1888).

Sur une opération nouvelle faite pour remédier à une luxation ancienne de la rotule (*Congrès français de chirurgie*, 3ᵉ session. 1888).

Étude sur la cure radicale de la hernie non étranglée, avec une statistique de cent vingt opérations. — (Paris, 1889. A. Coccoz).

MARCHANT (GÉRARD), **Chirurgien du Bureau Central.** — Considérations cliniques, anatomiques, expérimentales et thérapeutiques, sur les ruptures de l'artère méningée moyenne, principalement dans les fractures directes des parties latérales du crâne non compliquées de plaie (In-8° de 53 pages. — (*Revue mensuelle de médecine et de chirurgie*, 1880).

*Des épanchements sanguins intra-craniens consécutifs au traumatisme (In-8° de 205 pages, J. Baillière. — *Thèse inaugurale*. Paris, 1881, médaille d'argent de la Faculté).

Note sur les kystes dermoïdes du plancher buccal (In-8° de 31 pages. — *Société anatomique*, 1887).

*Des troubles nerveux consécutifs aux fractures de l'extrémité supérieure du péroné et de leur traitement (In-8° de 15 pages. — *France médicale*, 1889)..

*Du diagnostic et de l'intervention chirurgicale dans les déchirures du rein. En collaboration avec M. Aldibert, interne des hôpitaux (In-8° de 53 pages. — Lecrosnier et Babé, 1889).

*De la résection dans l'ostéomyélite, et spécialement dans les névroses diaphysaires (In-8ᵉ de 45 pages, avec planches. — Steinheil. Paris, 1889, et *Société anatomique*).

Des lymphatiques des téguments des organes génitaux chez l'homme (Avec planches. — Steinheil, 1889, et *Société anatomique*).

ARTICLES : Thymus : anatomie ; physiologie ; développement ; pathologie (*Dictionnaire de médecine et de chirurgie pratiques*).
   — Thyroïde : anatomie ; physiologie ; développement ; tumeurs (*Ibid.*).
   — Artères thyroïdiennes ; anomalies (*Ibid.*).
   — Joues, lèvres, face (*Encyclopédie internationale de chirurgie*).

En préparation pour le traité de Duplay et Reclus :

ARTICLES : Crâne (chirurgie).
   — Fosses nasales (maladies).

MONOD (CHARLES), **Chirurgien de l'Hôpital Saint-Antoine.** (Voir l'*Index* de 1878).

Sur les tumeurs à myéloplaxes (sarcomes angioplastiques). En collaboration avec le docteur Malassez (*Archives de physiologie normale et pathologique*. Paris, 1878, 2ᵉ série, t. V, p. 375).

Note sur les angiomes douloureux (*Bulletins et mémoires de la Société de chirurgie*. Paris, 1879, nouvelle série, t. V, p. 652).

Essai sur le lymphadénome du testicule. En collaboration avec le docteur Terrillon (*Archives générales de médecine*. Paris, 1879, 7ᵉ série, t. IV, p. 34).

De la castration dans l'ectopie inguinale. En collaboration avec le docteur Terrillon (*Même recueil*, t. V, p. 129).

Anévrysme. Hémorrhagie. Acupressure. Rapport sur une observation de M. Pozzi (*Bulletins et mémoires de la Société de chirurgie*. Paris, 1881, nouvelle série, t. VII, p. 232).

Contribution à l'étude de l'hématocèle traumatique (*Ibid.*, p. 261).

De la greffe cutanée. Rapport sur une observation de M. Meyer (*Ibid.*, p. 647 et 685).

De la taille hypogastrique. Rapport sur deux observations de M. Bois (*Ibid.*, p. 758).

Éloge de Paul Broca. Lu à la séance annuelle de la Société anatomique (*Bulletins de la Société anatomique*, 1881, 4e série, t. VI, p. 94).

De la contusion du testicule et de ses conséquences. En collaboration avec le docteur Terrillon (*Archives générales de médecine*. Paris, 1881, 7e série, t. VIII, p. 431).

De la perforation des artères au contact des foyers purulents ou inflammatoires (*Bulletins et mémoires de la Société de chirurgie*. Paris, 1882, nouvelle série, t. VIII, p. 666, 737, 741, 754. — Voir aussi même recueil, 1887, t. XIII, p. 484).

De la cure des fistules recto-vulvaires et recto-vaginales inférieures par l'incision et la périnéorrhaphie immédiate (*Annales des maladies des organes génito-urinaires*, 1883, t. I, p. 46 et suivantes, et *Bulletins et mémoires de la Société de chirurgie*. Paris, 1882, nouvelle série, t. VIII, p. 655).

Trois observations de taille hypogastrique et remarques (*Bulletins et mémoires de la Société de chirurgie*. Paris, 1883, nouvelle série, t. X, p. 87).

De la hernie à double sac ou à sac intra-vaginal de Bourgent (d'Aix) (*Ibid.*, p. 218).

De l'intervention chirurgicale dans les tumeurs de la vessie chez l'homme. Rapport sur un travail de M. Bazy (*Ibid.*, p. 630).

Leçons de clinique chirurgicale faites à l'hôpital Necker. — Brochure in-8°. Paris, 1884.

De la périnéorrhaphie (*Bulletins et mémoires de la Société de chirurgie*. Paris, 1884, nouvelle série, t. X, p. 357).

De la résection de l'extrémité terminale du nerf dentaire inférieur dans les névralgies rebelles de ce nerf. Observations et remarques (*Ibid.*, p. 580. — V. aussi 1886, t. XII, p. 782).

Taille hypogastrique chez les enfants (*Ibid.*, p. 950).

Pathogénie et structure des petits kystes de l'épididyme. En collaboration avec le docteur Arthaud (*Archives de physiologie normale et pathologique*. Paris, 1885, 3e série, t. V, p. 233, et *Compte rendu du premier Congrès français de chirurgie*, 1885, p. 275 et 152).

Du traitement des cystalgies chez la femme, par la dilatation forcée et rapide de l'urèthre. En collaboration avec M. H. Gauthier (*Annales des maladies des voies génito-urinaires*, 1885, t. III, p. 289 et suivantes).

Statistique d'amputations du sein pour cancer (*Bulletins et mémoires de la Société de chirurgie*, 1885, nouvelle série, t. XI, p. 25).

De la position des corps étrangers de forme allongée dans la vessie. Rapport sur un travail de M. Henriet (*Ibid.*, p. 160).

Des sutures tendineuses. Rapport sur un travail de M. Schwartz (*Ibid.*, p. 332 et p. 359).

Des calculs enchatonnés de la vessie. Rapport sur les travaux de MM. Maréchal et Pousson (*Ibid.*, p. 504).

ARTICLE Pénis (anatomie et pathologie). En collaboration avec le docteur Brun (*Dictionnaire encyclopédique des sciences médicales*. Paris, 1886, 2e série, t. XXII, p. 531).

Du cathétérisme rétrograde (*Annales des maladies des voies génito-urinaires*, 1886, t. IV, p. 259 et 367, et *Bulletins et mémoires de la Société de chirurgie*. Paris, 1886, t. XII. p. 254 et 401).

De la trachéotomie préventive dans l'ablation des tumeurs du plancher de la bouche (*Bulletins et mémoires de la Société de chirurgie*. Paris, 1886, t. XII. p. 126, 140, 507, 570 et 607).

Sur une des causes de la mort prompte post-opératoire, faussement attribuée au choc traumatique (œdème cérébral consécutif à une néphrite interstitielle (*Ibid.*, p. 222).

Considérations sur la classification des tumeurs du testicule. En collaboration avec le docteur Arthaud (*Revue de chirurgie*, 1887, t. VII, p 165).

De la greffe tendineuse. Transplantation chez l'homme d'un tendon de lapin (*Bulletins et mémoires de la Société de chirurgie*. Paris, 1887, nouvelle série, t. XIII, p. 392, 397).

Observation de castration inguinale, avec remarques sur le procédé employé et l'état anatomique du testicule ectopique (*Ibid.*, p. 510).

Remarques sur les lymphangiomes. Du lymphangiome circonscrit (*Comptes rendus du Congrès français de chirurgie*, 1888).

Contribution à l'étude du panaris analgésique (maladie de Morvan). En collaboration avec M. Reboul (*Archives générales de médecine*, 1888, 7° série, t. XX, p. 28).

Traité des maladies du testicule et de ses annexes En collaboration avec le docteur Terrillon. — Paris, 1889. 1 vol. in-8°. G. Masson, éditeur.

NICAISE, Chirurgien de l'Hôpital Laënnec. (Voir l'*Index* de 1878).

Note sur les fibromes aponévrotiques et périostiques du tronc (*Revue mensuelle de chirurgie*, 1878, p. 752).

Pince tire-langue (*Bulletin de la Société de chirurgie*, 1878, p. 625).

Laryngotomie inter-crico-thyroïdienne (*Ibid.*, p. 738).

De l'ostéo-périostite séreuse; des abcès séreux (*Revue mensuelle*, 1879, p. 780).

Des épanchements séreux inflammatoires dans le tissu cellulaire (*Ibid.*, 1879, p. 610).

Hernie obturatrice (*Dictionnaire encyclopédique des Sciences médicales*, 1880).

Des hémorrhagies consécutives à l'emploi de la bande d'Esmarch; leur arrêt par la compression avec une éponge (*Congrès de l'Association française*, 1880).

Variété de rétrécissement de l'intestin consécutif à un étranglement herniaire. Rétrécissement par adhérence des deux portions d'une anse (*Revue de chirurgie*, 1881, p. 257).

Du choix des tubes à drainage dits tubes de Chassaignac (*Ibid.*, p. 1007).

Ombilic (*Dictionnaire encyclopédique*, 1881).

Entérectomie par section oblique de l'intestin (*Revue de chirurgie*, 1881, p. 265).

Du panaris (*Gazette médicale*, 1881, p. 382, 410).

De l'arthrotomie (*Bulletin de la Société de chirurgie*, 1881, p. 306, 734, 829).

Abcès séreux sous-périostique (*Ibid.*, p. 492).

Kyste dermoïde canaliculé de la bouche (*Ibid.*, p. 498).

Crochet pour l'élongation (*Ibid.*, p. 539).

Tumeurs solides des ovaires (*Ibid.*, p. 554).

Ostéomyélite et séquestres successifs (*Ibid.*, p. 565)

Speculum ani (*Ibid.*, p. 568).

Atrophie testiculaire consécutive à l'orchite blennorrhagique (*Ibid.*, p. 714).

De l'érysipèle (*Gazette médicale de Paris*, 1882, p. 346, 357).

Des amputations sous-périostées (*Bulletin de la Société de chirurgie*, 1882, p. 139, 275).

Résection sous-périostée de l'humérus en 1871. Reproduction osseuse. Ostéite de l'os nouveau. Désarticulation de l'épaule. Guérison (*Ibid.*, 719).

Nécrose aseptique et réunion immédiate (*Revue de chirurgie*, 1882. p, 43).

De l'arthrite plastique ankylosante (*Ibid.*, 317).

Fibromes du genou. Arthrotomie. Guérison (*Bulletin de la Société de chirurgie*, 1883, p, 12).

Tumeur interstitielle de la paroi recto-vaginale (*Ibid.*, 185).

Tumeur de la cicatrice ombilicale (*Revue de chirurgie*, 1883, p. 29).

Pathogénie des kystes dermoïdes (*Ibid.*, p. 806).

De la greffe cancéreuse (*Ibid.*, p. 841).

Traitement des fractures ouvertes (*Semaine médicale*, 1884).

Traitement du varicocèle par la ligature et la section des veines (*Revue de chirurgie*, 1884, p. 364).

Maladies des nerfs (*Encyclopédie internationale de chirurgie*, 1884).

De l'arthrite fongueuse tibio-tarsienne. Anatomie des ligaments tibio-tarsiens (*Gazette médicale*, 1884, p. 265, etc.).

Mal perforant plantaire (*Semaine medicale*, 1885. p. 147).

Rétrécissement cancéreux de l'œsophage. Gastrotomie (*Ibid.*, p. 304, etc.).

Cure radicale de la hernie inguinale. — Rapports du sac herniaire avec la tunique fibreuse des bourses (*Revue de chirurgie*, 1886, p. 568).

Du paraphimosis (*Semaine médicale*, 1886, p. 50, etc.)

Gouttière à valves mobiles (*Revue de chirurgie*, 1888, p. 56).

Traitement de l'hydrocèle par le décollement et l'excision de la tunique vaginale (*Ibid.*, p. 89).

Hydrohématocèle par rupture des tuniques vaginale et fibreuse (*Ibid.*, p. 213).

Longueur à donner au speculum vagini et aux valves et écarteurs (*Société de chirurgie*, 1888).

De la température du spray (*Revue de chirurgie*, 1888, 709).

Traitement hygiénique de la phtisie (*Revue de médecine*, 1888, 752).

Cystotomie sus-pubienne. Déchirure du rectum par le ballon de Petersen (*Société de chirurgie*, 1888).

PANAS, Chirurgien de l'Hôtel-Dieu. (Voir l'*Index* de 1878).

Leçons cliniques sur les rétinites (Vol. de 258 pages, avec figures et planches chromolithographiques. — Paris, Adrien Delahaye. 1878).

Leçon d'ouverture de la clinique ophtalmologique de l'Hôtel-Dieu, concernant l'histoire de cette branche. — Paris, chez Martinet, 1879.

Mémoire sur la paralysie du nerf moteur oculaire externe consécutive aux traumatismes du crâne (*Archives d'ophtalmologie*, 1881, t. I, p. 1).

Mémoire sur la nature et le traitement du goitre exophtalmique (*Ibid.*, p. 97).

Sur l'élongation des branches du trijumeau dans le traitement du blépharospasme douloureux (*Ibid.*, p. 386).

Considérations sur la nature et le traitement de la kératite interstitielle diffuse (*Ibid.*, p. 576).

Sur la cataracte nucléaire de l'enfance, simulant la cataracte stratifiée ou zonulaire. — Déductions opératoires qui en découlent (*Ibid.*, p. 481).

A propos de deux nouvelles observations d'angiomes caverneux de l'orbite (*Ibid.*, 1883, t. III, p. 1).

De l'inflammation de la bourse celluleuse rétro-oculaire ou ténonite (*Ibid.*, p. 202).

Des exostoses fronto-orbitaires (*Ibid.*, p. 289).

L'irido-sclérotomie. — Opération nouvelle (*Ibid.*, p. 481).

Étude expérimentale sur la tuberculose de la cornée, par Panas et Vassaux. — Mémoire avec trois planches chromolithographiques (*Ibid.*, 1885, t. V, p. 193).

Du choix du meilleur procédé d'extraction de la cataracte (*Congrès des chirurgiens français*, et *Archives d'ophtalmologie*, 1885, p. 283).

Considérations sur le traitement du kératocone, avec une observation nouvelle à l'appui (*Archives d'ophtalmologie*, 1885, p. 348).

Phlébite suppurée des veines ophtalmiques et des deux sinus caverneux. — Leçon de clinique et observation, publiées par de Lapersonne (*Ibid.*, p. 436).

D'un nouveau procédé opératoire applicable au ptosis congénital et au ptosis paralytique (*Ibid.*, 1886, t. VI, p. 1, avec figures).

Notice historique d'actualité (à propos d'un mode de section du lambeau cornéen dans l'opération de la cataracte (*Ibid.*, p. 97 et 195).

Nouvelle seringue pour le lavage intra-oculaire (*Ibid.*, p. 471).

Considérations sur la pathogénie des kystes dits séreux de l'orbite, à propos d'une nouvelle observation (*Ibid.*, 1887, t. VII, p. 1, avec planche chromolithographique. — Voir aussi *Bulletins de l'Académie de médecine*, 11 décembre 1886).

Mémoire intitulé : *Études sur la nutrition de l'œil*, d'après des expériences faites avec la fluorescéine et la naphtaline, avec 5 planches chromolithographiques (Voir aussi *Bulletins de l'Académie de médecine*, 8 février 1887, et *Archives d'ophtalmologie*, 1887, t. VII, p. 97, 244 et 552).

Des manifestations oculaires de la lèpre et du traitement qui leur convient (*Ibid.*, p. 481).

Fondateur des *Archives d'ophtalmologie* en 1881 ; cette publication est à sa huitième année d'existence.

Des opérations de cataracte par extraction pratiquées à la clinique de l'Hôtel-Dieu dans les trois dernières années, avec lavage de la chambre antérieure (*Ibid.*, 1888, t. VIII, p. 64, et *Bulletins de l'Académie de médecine*).

Hématomes spontanés de l'orbite, avec un nouveau fait clinique à l'appui (*Ibid.*, p. 153, et *Congrès français de chirurgie*, séance du 13 mars 1888).

Sur la valeur de l'érythrophléine en ophtalmologie (*Ibid.*, p. 161, et *Bulletins de l'Académie de médecine*, 1888).

De l'énucléation dans la panophtalmie (*Ibid.*, p. 316, et *Société française d'ophtalmologie*, 1888).

PÉAN, Chirurgien de l'Hôpital Saint-Louis. (Voir l'*Index* de 1878).

Leçons de clinique chirurgicale, professées à l'hôpital Saint-Louis, suivies des observations recueillies par l'auteur et de la statistique des observations de gastrotomie pratiquées par lui.

Tome deuxième, comprenant les observations du 1er juin 1875 au 1er janvier 1877, la statistique des gastrotomies de 1875 à 1878, les considérations histologiques, par M. André, sur les tumeurs enlevées dans cette période, et le catalogue de la collection des pièces anatomo-pathologiques de M. Péan, à l'hôpital Saint-Louis. 1 fort vol. in-8°, avec figures dans le texte, 1879.

Tome troisième, comprenant les observations du 1er janvier 1877 au 1er janvier 1879, la statistique des gastrotomies du 1er janvier 1878 au 1er janvier 1881, et le catalogue de la 2e partie du catalogue des pièces déposées au musée de l'hôpital Saint-Louis. 1 fort vol. in-8°, avec figures dans le texte, 1882.

Tome quatrième, comprenant les observations du 1er janvier 1879 au 1er janvier 1881, et la statistique des gastrotomies du 1er juillet 1881 au 1er janvier 1885, avec 46 figures dans le texte et 7 planches coloriées hors texte, 1886.

Tome cinquième, comprenant les observations du 1er janvier 1881 au 1er janvier 1883, et la statistique des gastrotomies du 1er janvier 1885 au 1er janvier 1886. 1 fort vol. in-8°, avec figures dans le texte, 1887.

Tome sixième, comprenant les observations recueillies dans le service de l'auteur du 1er janvier 1883 au 1er janvier 1885, et la statistique des opérations de gastrotomie du 1er janvier au 31 décembre 1886. 1 fort vol. in-8°, avec figures dans le texte, 1888.

Catalogue du musée particulier de M. Péan à l'hôpital Saint-Louis. In-8°, Paris, 1879.

De l'intervention chirurgicale dans les petites tumeurs de l'ovaire et de l'utérus. Paris, 1883.

Des tumeurs végétantes du péritoine pelvien, à forme colloïde ou myxomateuse. Paris, 1885.

Diagnostic et traitement des tumeurs de l'abdomen et du bassin (t. I et II).

PÉRIER, Chirurgien de l'Hôpital Lariboisière. (Voir l'*Index* de 1878).

* Deux observations de taille hypogastrique par la méthode de Pétersen (*Société de chirurgie*, novembre 1881).

* Compte rendu des travaux de la *Société de chirurgie de Paris* pendant l'année 1883-1884.

* De la ligature à tractions élastiques appliquée au traitement de l'inversion utérine (*Société de chirurgie*, 1886).

* Du salol ou salicylate de phényle pour remplacer l'iodoforme en chirurgie, par Périer et Patein (*Ibid.*).

PEYROT, Chirurgien de l'Hôpital Lariboisière. — Étude sur le thorax des pleurétiques et sur la pleurotomie. — Paris, J.-B. Baillère et fils, 1876.

* De la valeur thérapeutique et opératoire de l'iridectomie. — Paris, J.-B. Baillère et fils, 1878.

* De l'intervention chirurgicale dans l'obstruction intestinale. — Paris, G. Masson, 1880.

* Tome III du *Manuel de pathologie externe*, en 4 volumes, par MM. Reclus, Kirmisson, Peyrot, Bouilly (*Maladies chirurgicales du cou, de la poitrine et de l'abdomen*. 1re édition, 1885; 2e édition, 1888). — Paris, G. Masson.

Étude sur les pressions intra-thoraciques dans la pleurésie (*Archives générales de médecine*, 1876).

ARTICLE Cryptorchidie, dans le *Dictionnaire encyclopédique des sciences médicales*. En collaboration avec le professeur Trélat.

PICQUÉ, Chirurgien du Bureau Central.

ARTICLES : Urèthre ; ruptures (*Dictionnaire Dechambre*).
    —   Tumeurs blanches (*Ibid.*).
    —   Poitrine (*Ibid.*).

Hernies en général et en particulier (*Encyclopédie internationale*).

Chirurgie des organes génitaux externes de la femme (*Ibid.*).

MÉMOIRES ORIGINAUX.

Essai de géographie médicale au point de vue de l'alcoolisme (*Annales d'hygiène et de médecine légale*, 1877).

Trois interventions primitives dans les plaies par balles de revolver (*Gazette médicale* 1880).

Amyotrophies en chirurgie (*Ibid.*).

Intervention dans le cancer utérin (*Thèse*, 1880).

Transfert des blessés en wagon (*Compte rendu d'une mission officielle. — Revue d'hygiène*, 1880).

De la réunion immédiate (*Bulletin de thérapeutique*, 1882).

Réflexions cliniques sur le corset de Sayre (*Gazette médicale*, 1883).

Réflexions cliniques sur les fractures de la rotule (*Union médicale*, 1883).

Réflexions cliniques sur les fractures de la clavicule (*Gazette médicale*, 1884).

Sur quelques cas de fractures spontanées (*Ibid.*, 1885).

Considération sur le mécanisme des fractures du radius (*Mémoire présenté à la Société anatomique*, 1885).

De l'emploi du sublimé en chirurgie (*Bulletin de thérapeutique*, 1885).

Traitement du varicocèle par la cautérisation (*Revue de chirurgie*, 1885).

De la perinéorraphie (*Gazette des hôpitaux*, 1887, et *Annales des maladies génito-urinaires*, 1887).

Anomalies de développement et maladies congénitales du globe de l'œil (*Thèse* présentée au concours pour l'agrégation, 1886).

Du traitement de la rétroflexion utérine (*Journal de thérapeutique*, 1889).

Goître volumineux. Extirpation (*Annales des maladies du larynx*, 1889).

Note sur un cas de hernie obturatrice (*Société de chirurgie*, 1888).

Sur un cas de cure radicale (*Ibid.*).

Traitement de la rétroflexion adhérente par la ventro-fixation (*Ibid.*, 17 octobre 1888).

OBSERVATIONS PRÉSENTÉES A LA SOCIÉTÉ ANATOMIQUE :

Note sur un cas d'abcès froid périlaryngé (*Gazette médicale*, 1882).

Note sur un cas de cancer colloïde de l'S iliaque (*Société anatomique*, 1882).

Note sur un cas d'anévrysme de la fémorale au pli de l'aine traitée par la ligature de l'iliaque externe (*Troisième congrès de chirurgie*, 1888).

Anatomie pathologique et pathogénie des névrites optiques (*Archives d'opht.*, 1888).

Note sur l'innervation de l'iris (*Congrès d'opht.*, 1888).

Pathogénie du glaucome. Étude critique et expérimentale (*Archives d'opht*, 1887).

Des mouvements de la pupille. Étude expérimentale (Brochure in-8°, chez Steinheil).

Note sur un cas de cancer de l'extrémité inférieure de l'œsophage (*Ibid.*, 1882).

Note sur un cas de fracture de la voûte crânienne (*Progrès médical*, 1883).

Sur un cas d'abcès de la fosse iliaque d'origine ganglionnaire (*Gazette médicale*, 1883).

Hypertrophie prostatique (*Société anatomique*, 1883).

Sur un cas de kyste hydatique du biceps huméral (*Gazette médicale*, 1883).

Sur un cas de fistules urinaires multiples (*Société anatomique*, 1883).

Sur un cas intéressant d'anus contre nature (*Ibid.*).

Sur un cas de pleurésie purulente consécutive à une opération de cancer du sein (*Ibid.*).

Sur un cas de gangrène foudroyante chez un hépatique (*Ibid.*).

Sur un cas de périnéphrite suppurée (*Ibid.*).

Ostéomyélite aiguë du tibia (*Ibid.*).

Sur un cas de rupture de la rate, avec mort par hémorrhagie interne (*Ibid.*).

Sur un cas d'ostéite tuberculeuse de l'extrémité inférieure du fémur (*Ibid.*).

Fracture par écrasement de l'extrémité inferieure du tibia (*Ibid.*).

Fracture du péroné. Cirrhose du foie. Mort (*Congrès de Rouen*, 1883).

Note sur trois cas d'ostéite vertébrale (*Société anatomique*, 1883).

Note sur un cas de calcul prostatique (*Progrès médical*, 1884).

Sur un cas d'infection purulente guérie (*Ibid.*).

Contusion du globe de l'œil chez un hépatique. Mort (*Gazette médicale*, 1884).

Syphilis et trauma (*Ibid.*).

Ostéite tuberculeuse du rocher (*Ibid.*, 1885).

Cancer du sein. Récidive dans le frontal (*Ibid.*).

POLAILLON, Chirurgien de l'Hôpital de la Pitié. — (Voir l'*Index* de 1878).

Kystes de l'ovaire. Ovariotomie (*France médicale*, p. 194, mars 1879, et p. 554, 1881. — *Bulletins de la Société de chirurgie*, t. VII, p. 340, 1881 ; t. VIII, p. 370, 1882 ; t. IX, p. 565, 1883 ; t. XI, p. 182, 254 et 290, 1885 ; t. XIV, p. 612, 1888. — *Annales de gynécologie*, p. 81, février 1882. — *Gazette des hôpitaux*, p. 953, octobre 1883 ; p. 498, juin 1885. — *Archives de tocologie*, mars 1885. — *Union médicale*, n° 134, p. 625, novembre 1888. — *Annales des maladies des organes génito-urinaires*, septembre 1888).

Hernies. — Étranglement herniaire. — Kélotomie (*Union médicale*, p. 27, janvier 1879 ; p. 388, 1880. — *Bulletins de la Société de chirurgie*, t. VII, p. 29, 1881).

Note sur un fait de cure radicale d'une hernie inguinale (*Bulletins de l'Académie de médecine*, 28 août 1883, p. 1016).

Cure radicale des hernies (*Bulletins de la Société de chirurgie*, t. XI, p. 281, 1885 ; t. XII, p. 179, 1886 ; t. XIII, p. 713, novembre 1887).

Cure radicale d'une hernie de la ligne blanche, occasionnant des troubles digestifs (*Journal médical quotidien*, n° 3, 20 octobre 1883).

Embolie cardiaque, avec mort subite dans le cours d'une psoïtis suppurée (*Bulletins de la Société de chirurgie*, t. V, p. 329, 1879. — *Union médicale*, p. 573 et 629, 1879. — Brochure de 15 pages, avec une figure, 1879).

Étranglement interne. Occlusion intestinale. Gastrotomie. Anus artificiel (*Bulletins de la Société de chirurgie*, t. V, p. 631, 1879 ; t. XI. p. 182, 215 et 213, 1885. — *France médicale*, n° 8, janvier 1883. — *Union médicale*, n° 2, p. 14, 1884. — *Gazette médicale de Paris*, n° 17, p. 193, 1885).

Sur l'emploi d'une injection de chlorure de zinc en solution au 10mo pour la cure de l'hydrocèle vaginale (*Bulletins de la Société de chirurgie*, t. V, p. 648, 1879).

Sur divers points de la physiologie du muscle utérin (*Communication à l'Académie de médecine*, 27 janvier 1880 ; à l'*Académie des sciences*, 2 février 1880).

Recherches sur la physiologie de l'utérus gravide (*Archives de physiologie*, mai 1880. — Mémoire de 39 pages et 26 figures).

Cubitus (anatomie et pathologie) (*Dictionnaire encyclopédique*, t. XXIV, 1re série, 1880. — Article de 16 pages).

Ablation totale de la parotide. Ablation partielle de la parotide (*Bulletins de la Société de chirurgie*, t. VII, p. 128, 1881. — *Union médicale*, n° 97, p. 104, 1882).

Note sur l'absence congénitale d'une portion du diaphragme (*Annales de gynécologie*, p. 267, 1881, avec une figure).

Synonite fongueuse de la gaine des fléchisseurs des doigts, guérie par le raclage des fongosités et le pansement de Lister (*Bulletins de la Société de chirurgie*, t. VII, p. 405, 1881, et t. VIII, p. 428, 1882).

Sur la suture des tendons (*Union médicale*, p. 191, 1881. — *Gazette médicale de Paris*, 361 et 373, 1885. — *Bulletin médical*, p. 959, 1888).

Statistique de la Maternité de Cochin (*France médicale*, n° 42 et suivantes, 1881. — Brochure in-8° de 24 pages).

Sur une modification au procédé ordinaire de la résection tibio-tarsienne (en conservant la malléole externe) (*Bulletins de l'Académie de médecine*, p. 1153, 20 septembre 1881, et p. 1422, 22 novembre 1881. — *Bulletins de la Société de chirurgie*, t. VIII, p. 64 et 433, 1882, et t. XI, p. 330, 1885).

Sur l'élongation du nerf dentaire inférieur et l'arrachement de son bout périphérique, dans le cas de névralgie épileptiforme (*Bulletins de la Société de chirurgie*, t. VII, p. 802, 1881 ; t. VIII, p. 450, 1882 ; t. IX, p. 83, 118 et 296, 1883 ; t. X, p. 508, 1884).

Périnéorraphie (*France médicale*, n° 73, p. 867, 1881. — *Bulletins de la Société de chirurgie*, t. X. p. 362, 1884 ; t. XI, p. 242, 1885. — *Archives de tocologie*, mars 1885).

Abcès chauds et pansements antiseptiques (*Union médicale*, n° 28, p. 326, 1882).

De la section sous-cutanée des adhérences dans la réduction des anciennes luxations de l'épaule (*Bulletins de la Société de chirurgie*, t. VIII, p. 129, 22 février 1882. — *Bulletins de l'Académie de médecine*, p. 921, 1882).

Quelques considérations sur le traitement du cancer de l'utérus. — Brochure de 40 pages in-8°, 1882, publiée dans les *Annales de gynécologie*, t. XVII, juillet 1882).

Sur l'opportunité de l'ablation totale de l'utérus cancéreux (*Bulletins de la Société de chirurgie*, t. X, p. 456, 459, 570 et 579, 1884 ; t. XI, p. 35, 1885 ; t. XIV, novembre 1888).

Résection totale du poignet droit par le procédé de deux incisions latérales, et conservation de tous les tendons (*Ibid.*, t. IX, p. 36, 1883 ; t. XI, p. 823, 1885).

Sur la réduction des luxations irréductibles de la hanche par la méthode sanglante (*Ibid.*, t. IX, p. 101, 1883).

Sur quelques cas de guérison du mal de Pott (*Union médicale*, n° 87, p. 1074. 1883).

Sur le rétablissement des fonctions après la suture des nerfs (*Bulletins de la Société de chirurgie*, t. IX, p. 449, 1883 ; t. XIII, p. 186, 316, 339 et 347, 1887).

Sur le retour immédiat de l'innervation après la suture des nerfs (Brochure in-8°, extrait de la *Gazette médicale de Paris*, p. 349 et suiv., 1887).

Kystes hydatiques de la paroi abdominale et du foie (*Union médicale*, n° 25, p. 300, 1884. — *Bulletins de la Société de chirurgie*, t. XI, p. 804, 1885 ; t. XII, p. 349, 1886).

Panaris (*Dictionnaire encyclopédique*, 1884. — Article de 12 pages).

Hystérectomie abdominale (*Bulletins de la Société de chirurgie*, t. X, p. 614 ; t. XIV, p. 465, 1888).

Chirurgie du doigt (Extrait du *Dictionnaire encyclopédique*. Vol. in-8° de 240 pages avec figures, 1884).

Rhinoplastie (*Bulletins de la Société de chirurgie*, t. X, p. 435, 1884 ; t. XI, p. 1, 1885 ; figure).

Influence des pansements antiseptiques sur la diminution de l'érysipèle (*Bulletins de l'Académie de médecine*, p. 446, 1885).

Sur la néphrectomie (*Ibid.*, p. 621, 1885, et p. 29, 1886. — *Bulletins de la Société de chirurgie*, t. XI, p. 788, 1885. — *Annales des maladies génito-urinaires*, p. 152, mars 1886, figure).

Étude clinique sur le traitement de l'anévrysme artério-veineux (*Bulletins de la Société de chirurgie*, t. XII, p. 430, 1886).

Quelques réflexions sur les larges ablations des cancers de la bouche, de l'isthme du gosier et du pharynx (Mémoire in-8°, avec 4 figures, 1886, extrait de la *Gazette médicale de Paris*).

Extraction d'une fourchette de fer par la taille stomacale. Utilité de l'aiguille aimantée et de l'électro-aimant pour reconnaître la présence de ce corps étranger dans l'estomac (*Bulletins de l'Académie de médecine*, t. XVI, p. 172, 197 et 240, 1886).

Constriction des mâchoires par large bride cicatricielle. Restauration de la joue. Résection d'une portion du maxillaire inférieur pour permettre l'écartement des mâchoires (*Bulletins de la Société de chirurgie*, t. XIII, p. 92, 1887).

Traitement de l'anthrax (*Union médicale*, 1887).

Note sur le gigantisme utérin ; ses accidents ; son traitement (*Ibid.*, n° 144, p. 745, novembre 1887).

Sur un danger du lavage du péritoine pendant les ovariotomies, et les opérations analogues sur la cavité abdominale (*Bulletins de l'Académie de médecine*, t. XX, p. 327, 28 août 1888).

POZZI, Chirurgien de l'Hôpital de Lourcine. (Voir l'*Index* de 1878.)

' Mémoires sur le cerveau de l'homme et des primates, par Paul Broca, publiées par S. Pozzi (1888).

' Congrès français de chirurgie (*Procès-verbaux, Mémoires et discussions*, années 1885, 1886, 1888. 3 volumes publiés sous la direction du docteur S. Pozzi, secrétaire général).

QUÉNU, Chirurgien du Bureau Central.

ANATOMIE.

Développement du cœur (*Thèse d'agrégation*, 1883).

Des arcs branchiaux chez l'homme (*Ibid.*, 1886).

Anatomie et physiologie de l'urèthre (*Dictionnaire encyclopédique des sciences médicales*).

Limites de la matrice de l'ongle (*Bulletin de la Société de chirurgie*, 1887).

Nerfs du canal thoracique chez le chien. En collaboration avec Darier (*Société de biologie*, 1887).

ANATOMIE ET PHYSIOLOGIE PATHOLOGIQUES.

Anatomie pathologique des kystes non dermoïdes de l'ovaire (*Thèse de Paris*, 1881).

Artérite chronique dans le cancer. En collaboration avec Mayor (*Revue de chirurgie*, 1881).

Étude sur la pathogénie des ulcères variqueux (*Ibid.*, 1882).

Étude sur une luxation sous-astragalienne (*Progrès medical*. 1882).

De l'ascite dans les tumeurs de l'abdomen (*Revue de chirurgie*, 1886).

De l'ascite dans les tumeurs de l'ovaire (*Ibid.*, 1887).

Étude de la locomotion pathologique. En collaboration avec Demeny (*Académie des sciences*, 1888).

CHIRURGIE.

Traitement de l'ongle incarné (*Bulletin de la Société de chirurgie*, 1887).

Luxation ancienne de la hanche (*Revue de chirurgie*, 1887).

Rupture du rectum (*Ibid.*, 1886, et *Semaine médicale*, 1887).

De la réunion dans l'opération de la fistule à l'anus (*Bulletin de la Société de chirurgie*. 1887).

De la néphrectomie (*Archives de médecine*, 1882).

Suture des nerfs (*Bulletin de la Société de chirurgie*, 1887).

De la névrite sciatique chez les variqueux, et varices des nerfs (*Ibid.*, 1888).

Maladie kystique de la mamelle (*Société de chirurgie*, 1888).

Du traitement des fistules du sinus maxillaire (*Ibid.*).

De la trépanation dans les fractures du crâne (*Ibid.*).

Des salpingites (*Ibid.*).

RECLUS (P.), Chirurgien de l'Hôpital Broussais. — * Clinique et critique chirurgicales (1884).

  * De la syphilis du testicule (1887).

  * Cliniques chirurgicales de l'Hôtel-Dieu (1888).

  * Manuel de pathologie externe (Tome 1, 1888).

REYNIER (Paul), Chirurgien du Bureau Central. — * Recherches cliniques et expérimentales sur le bruit de moulin, symptôme des épanchements intra et extra-péricardiques (*Thèse inaugurale*. 1880).

De la luxation sus-épineuse de l'extrémité externe de la clavicule (*France medicale*, 1877).

Rétrécissements valvulaires congénitaux du rectum (*Gazette hebdomadaire*, 1878).

Du sarcocèle gommeux (*Archives de médecine*, 1879).

Mort par ulcération de l'artère vertébrale dans un mal de Pott sous-occipital (*Société anatomique*, 1877).

Mal de Pott. Paraplégie incomplète et passagère. Pachyméningite externe (*Ibid*, 1879).

Rétrécissement de l'urèthre. Pyélonéphrite. Disparition presque complète de la cavité vésicale par épaississement des parois (*Archives de médecine*, 1880).

Recherche du micrococcus dans l'ostéomyélite juxta-épiphysaire (*France médicale*, 1887).

Traitement du goitre par la teinture d'iode (*Archives du larynx*, 1878).

Périostite externe (*Archives de médecine*, 1880).

* Leçon d'ouverture de la conférence de physiologie (1887).

Myosite syphilitique (*Archives de médecine*, 1879),

Expériences relatives au choc péritonéal (*Académie des sciences*, 1880).

* Des nerfs du cœur (*Thèse d'agrégation*, 1880).

* Du développement du tube digestif (*Ibid.*, 1883).

* Contribution à l'étude de l'articulation scapulo-humérale (*Journal d'anatomie*, 1887).

* Périostites et ostéites rhumatismales (*Archives de médecine*, 1886).

* Pustule maligne (*Ibid.*, 1884).

RICHELOT (L. G.), **Chirurgien de l'Hôpital Tenon.** — De la péritonite herniaire et de ses rapports avec l'étranglement (*Thèse inaugurale.* — J.-B. Baillière, 1873).

Pathogénie, marche, terminaison du tétanos (*Thèse d'agrégation.* — J.-B. Baillière, 1875).

Nature et traitement du tétanos (*Revue des sciences médicales.* 1877 et 1878).

Des tumeurs kystiques de la mamelle (*Thèse d'agrégation.* — J.-B. Baillière, 1878).

ARTICLE Fémur (*Dictionnaire encyclopédique des sciences médicales*).
  —   Flèches caustiques (*Ibid.*).

Polydactylie incomplète du pied gauche (*Union médicale*, 1868).

Anévrysme diffus du creux poplyté (*Ibid.*).

Étude clinique sur la septicémie (*Ibid.*, 1871).

Observation de gangrène foudroyante (*Ibid.*, 1875).

Des causes de la mort dans les tumeurs malignes (*Ibid.*).

Note sur la distribution des nerfs collatéraux des doigts et sur les sections nerveuses du membre supérieur (*Archives de physiologie*, 1875).

Note sur un cas de blessure du nerf médian (*Union médicale*, 1877).

Note sur un cas de blessure incomplète du nerf médian (*Société de chirurgie* et *Union médicale*, 1879).

Remarques sur la sensibilité collatérale, à propos de trois nouvelles observations de plaies nerveuses (*Société clinique* et *France médicale*, 1881).

Note sur l'innervation collatérale à propos d'une résection du nerf médian (*Union médicale*, 1883).

La suture des nerfs et la régénération chez l'homme (*Ibid.*),

Note sur deux cas de tumeur de la mamelle (*Ibid.*, 1879).

Note sur les résultats du pansement de Lister (*Ibid.*, 1880).

Abcès chauds et pansement de Lister (*Ibid.*, 1882).

De l'extirpation des angiomes pulsatiles (*Société de chirurgie* et *Union médicale*, 1881).

Thyroïdectomie (*Ibid.*).

De la thyroïdectomie (*Union médicale*, 1885).

Sur un cas de laryngotomie inter-crico-thyroïdienne (*Union médicale* et *Société de chirurgie*, 1882).

Laryngotomie inter-crico-thyroïdienne (*Union médicale*, 1886).

Fistule salivaire du canal de Sténon, procédé nouveau (*Société de chirurgie* et *Union médicale*, 1882).

Sur l'état fonctionnel du membre inférieur à la suite des fractures transversales de la rotule (*Union médicale*, 1885).

Sur le traitement des adénites chroniques simples par les injections interstitielles de teinture d'iode (*Ibid.*).

Abcès tuberculeux sous-ombilical (*Ibid.*, 1883).

Amputation d'un orteil surnuméraire (*Ibid.*).

Déchirure totale du périnée; restauration par le procédé de Bichat (*Ibid.*).

Ablation d'un épithéliome intra-buccal chez un diabétique (*Union médicale* et *Société de chirurgie*, 1883).

Sur l'étranglement herniaire (*Union médicale*, 10 juin 1883).

Sur l'étranglement herniaire (*Ibid.*, 9 octobre 1888).

De l'occlusion génitale dans les fistules vésico-vaginales compliquées (*Ibid.*, 1883).

De l'énucléation des myomes utérins (*Ibid.*, 1884).

Plaie et suture des tendons fléchisseurs de l'index dans leur gaine digitale (*Ibid.*, 1884).

Traitement chirurgical du varicocèle (*Ibid.*, 1885).

Calcul uréthral et calcul enchatonné de la prostate (*Ibid.*).

Uréthrotomie interne : instillation (*Ibid.*).

Sur un cas d'hématurie (*Ibid.*).

Traumatisme et tuberculose (*Union médicale* et *Société de chirurgie*, 1885).

Traitement des kystes hydatiques du foie (*Union médicale*, 1886).

Note sur l'occlusion intestinale (*Société de chirurgie* et *Union médicale*, 1887).

Hystérectomie vaginale (*Ibid.*, 1886).

Sur un cas d'hystérectomie vaginale (*Académie de médecine* et *Union médicale*, 1886).

Trois observations d'hystérectomie vaginale (*Union médicale*, 1886).

Deux observations d'hystérectomie vaginale (*Ibid.*).

Prolapsus utérin, hystérectomie vaginale (*Ibid.*).

Traitement chirurgical du cancer de l'utérus, indication et manuel opératoire de l'hystérectomie vaginale (*Thèse inaugurale* du docteur de Madec, 1887).

Six nouveaux cas d'hystérectomie vaginale (*Union médicale*, 1887).

L'hystérectomie vaginale et les pinces à demeure en France et à l'étranger (*Ibid.*).

Sur un cas d'hystérectomie vaginale, question de la récidive (*Société de chirurgie* et *Union médicale*, 1887).

Rapport sur une observation d'hystérectomie vaginale du docteur Rohmer, de Nancy (*Société de chirurgie* et *Union médicale*, 1887).

Sur un cas d'ovario-hystérectomie vaginale (*Semaine médicale*, 1888).

Fibromes utérins, hystérectomie vaginale, coma urémique (*Union médicale*, 1888).

De l'amputation sus-vaginale irrégulière (*Ibid.*).

Sur le traitement des fibromes utérins (*Ibid.*).

De la récidive du cancer utérin après l'hystérectomie vaginale (*Congrès français de chirurgie*, 1888).

Sur un cas d'exstrophie de la vessie (*Union médicale*, 1886).

Epispadias chez une petite fille (*Ibid.*, 1887).

Sur un procédé d'ablation du cancer de la langue (*Ibid.*, 1886).

L'antisepsie chirurgicale (*Ibid.*, 1888).

De la cure des hernies et hydrocèles congénitales (*Société de chirurgie* et *Union médicale*, 1888).

De la valeur de la cure radicale des hernies au point de vue de la guérison définitive (*Congrès français de chirurgie*, 1888).

Cure radicale de hernie inguinale gauche congénitale avec ectopie testiculaire (*Union médicale*, 1888).

Sur la nature infectieuse du tétanos (*Académie de médecine*, 1888).

ROUTIER (ARMAND), **Chirurgien des Hôpitaux.** — Plaie du cœur; hémiplégie (1875).

Paraplégie bizarre, survenue à la suite de l'entrée d'une balle de revolver dans l'aorte abdominale (*Gazette des hôpitaux*, 1875).

Calcification de la plèvre (*Société anatomique*, 1877).

Mémoire sur la cure du blépharospasme par la cautérisation linéaire des paupières. En collaboration avec Arnozan (1877).

Tuberculose génito-urinaire (*Société anatomique*, 1877).

Compte rendu du traité d'anatomie pathologique du professeur Laboulbène.
     — d'un aspirateur modifié (*Bulletin thérapeutique*, 1878).

Leçons cliniques du professeur Laboulbène (*France médicale*, 1878).

Mémoire sur la dactylite scrofuleuse (*Ibid.*, 1879-1880).

Modification du procédé de Ziegler pour la syndactylie (*Ibid.*).

Observation de trachéotomie dans un cas de mort apparente. — Guérison (*Société clinique*, 1880).

Les pieds-bots accidentels (*Thèse inaugurale*, 1881).

Leçons de M. Terrillon à la Charité (*Progrès médical*, 1883).

Hématocèle dans un kyste du cordon avec vaste poche abdominale. Incision, grattage, guérison (*Ibid.*, 1884).

Note sur les fractures du péroné par diastase (*Ibid.*).

Leçons de M. Terrillon (*Ibid.*, 1885).

Trépanation pour accès épileptiformes à la suite d'un traumatisme du crâne. Guérison (*Société de chirurgie*, 1886).

Névralgie mammaire ; extirpation d'un lobule du sein déjà atteint d'adénome (*Ibid.*).

Des dangers de la morphine dans l'étranglement herniaire, à propos de deux kélotomies ombilicales (Lu au *Congrès de chirurgie*, 1886).

Cure radicale d'une épiplocèle douloureuse de la ligne blanche (*Société de chirurgie*, 1886).

Technique de la cure radicale des hernies (*Bulletin de thérapeutique*, 1886).

Hygroma prérotulien calcifié, longtemps pris pour une carie de la rotule. — Extirpation, guérison (*Progrès médical*, 1886).

— 184 —

Sarcome des fosses nasales; ozène opératoire. — Guérison (*Revue de chirurgie*, 1887).

Résection pour la troisième fois du maxillaire supérieur pour sarcome (*Société de chirurgie*, 1887).

Rétrécissement généralisé du système artériel; gangrène du pied; amputation; réunion (*Société de chirurgie*, 1886).

Résection du genou pour tumeur blanche; guérison sans raccourcissement ((*Ibid.*).

Tétanos partiel guéri (*Progrès médical*, 1887).

Cure radicale des hernies épigastriques (*Société de chirurgie*, 1887).

Pseudarthrose de la mâchoire; guérison par l'enchevillement avec une cheville d'os frais de veau (*Ibid.*).

Pyosalpingite double opérée, guérie (Pièces présentées à la *Société de chirurgie*, 1887).

Traitement de l'hydrocèle par l'incision et la résection de la vaginale (*Revue de chirurgie*, 1887).

Fausse tuberculose développée autour d'un corps étranger dans le doigt. — Extirpation de la tumeur; guérison (le corps étranger était une écaille d'huître) (*Société de chirurgie*, 1887).

Cancer de la muqueuse du corps de l'utérus; hystérectomie; présentation de la pièce (*Ibid.*).

Kyste dermoïde du plancher de la bouche (Présentation des pièces à la *Société de chirurgie*, 1888).

Indications et résultats de la cure radicale des hernies (*Congrès de chirurgie*, 1888).

Diagnostic et indications thérapeutiques du cancer de la muqueuse du corps de l'utérus : trois hystérectomies, trois succès (*Ibid.*).

Fistule sacro-coccygienne congénitale, soignée depuis 14 ans, guérie par extirpation (*Société de chirurgie*, 1888).

Rectum perforé au 18ᵉ jour d'une taille hypogastrique. On s'était servi du ballon de Petersen, peu gonflé (*Ibid.*).

Cure radicale de l'hématocèle rétro-utérine (*Semaine médicale*, 1888).

Un cas de survie remarquable par l'amputation sus-vaginale irrégulière pour un col cancéreux (*Union médicale*, 1888).

Sept hystérectomies vaginales; sept guérisons (*Société de chirurgie*, 1888).

Étude sur la suppuration du bassin chez la femme : 10 salpingo-ovarites traitées par laparotomie, 8 guérisons (1888).

SAINT-GERMAIN (Dʳ), Chirurgien de l'Hôpital des Enfants-Malades. — De l'anesthésie chez les enfants. Trois leçons professées à l'Hôpital des Enfants-Malades (*France médicale*, 1878, nᵒˢ 96, 97 et 98).

Pronostic et traitement de la coxalgie. Leçon professée à l'Hôpital des Enfants-Malades (*Gazette des hôpitaux*, 1878, p. 972).

Traitement des fractures chez les enfants. Leçons cliniques professées à l'Hôpital des Enfants-Malades (*France médicale*, 1879, nᵒˢ 3, 4, 6, 12, 29, 32 et 41).

D'un traitement des tumeurs blanches au moyen du pansement de Scott, modifié par M. Suchard (*Société de chirurgie*, séance du 30 avril 1879)

Traitement du mal de Pott et de la scoliose par la suspension et les appareils plâtrés. Lettre à M. Labric, médecin de l'Hôpital des Enfants-Malades (*Union médicale*, 6 septembre 1879).

De l'amygdalotomie. Leçons cliniques à l'Hôpital des Enfants-Malades (*France médicale*, 1879, p. 569 et 577).

Traitement des hernies chez l'enfant. Conférence clinique à l'Hôpital des Enfants-Malades (*Ibid.*, p. 769, 777).

Du traitement du phimosis congénital et d'un procédé fort simple d'amputation de la verge (*Société de chirurgie*, séance du 27 octobre 1880).

Sur le moyen d'extraire les corps étrangers de l'oreille (*Ibid.*).

Guérison d'une pseudarthrose chez un malade de 35 ans par l'électro-puncture (*Ibid.*, séance du 2 février 1881).

Du torticolis. Leçons cliniques à l'Hôpital des Enfants-Malades (*Gazette des hôpitaux*, 1881, p. 339, 343).

De l'obésité. Leçon clinique à l'Hôpital des Enfants-Malades (*Union médicale*, 1881, p. 889).

Du traitement de la scoliose. Leçons cliniques professées à l'Hôpital des Enfants-Malades (*Ibid.*, 1882, nᵒˢ 47, 50 et 54).

Tumeurs malignes de l'enfance (*Revue mensuelle des maladies de l'enfance*, 1ᵉʳ janvier 1883).

* Chirurgie orthopédique. Thérapeutique des difformités congénitales ou acquises. Leçons cliniques professées à l'Hôpital des Enfants-Malades, recueillies et publiées par le docteur Pierre-J. Mercier, médecin-consultant à Bourbonne-les-Bains — Paris, J.-B. Baillière et fils, 1883).

Du traitement du phimosis congénital par la dilatation préputiale (*Revue mensuelle des maladies de l'enfance*, avril 1883).

Alimentation par la sonde après la trachéotomie (*Ibid.*, juillet 1883).

Diagnostic et traitement des abcès rétro-pharyngiens. Leçon clinique à l'Hôpital des Enfants-Malades (*Ibid.*, p. 308).

Observations relatives à l'ostéotomie cunéiforme et linéaire (*Ibid.*, décembre 1883).

Redressement manuel dans les déviations rachitiques du membre inférieur (six observations) (*Ibid.*, janvier 1884).

Du genu valgum et de l'ostéoclasie (Communication faite à la *Société de chirurgie*, séance du 2 janvier 1884).

Traitement de l'anévrysme cirsoïde par la cautérisation avec les flèches de Canquoin (*Revue mensuelle des maladies de l'enfance*, mars 1884).

Opérations de l'empyème chez les enfants (*Ibid.*, avril 1884).

* Chirurgie des enfants. Leçons cliniques professées à l'Hôpital des Enfants-Malades, recueillies et publiées par le docteur Pierre-J. Mercier, médecin-consultant aux eaux de Bourbonne-les-Bains. — Paris, H. Lauwereyns, libraire-éditeur : G. Steinheil, successeur. 1884).

Observation d'un spina-bifida opéré et guéri (*Revue des maladies de l'enfance*, août 1884).

Diagnostic et traitement des diverses formes de la boiterie. Leçons cliniques à l'Hôpital des Enfants-Malades (*Ibid.*, avril 1885).

De l'ignipuncture dans l'hypertrophie des amygdales (*Ibid.*, novembre 1884).

Du traitement du bec-de-lièvre congénital (*Ibid.*, octobre et novembre 1885).

Traitement du strabisme (*Ibid.*, janvier 1886).

Traitement des végétations de l'ombilic (*Ibid.*, juillet 1886).

Des accidents consécutifs à la trachéotomie. Leçon clinique professée à l'Hôpital des Enfants-Malades (*Ibid.*, août 1886).

*Traité pratique des maladies des yeux chez les enfants. En collaboration avec le docteur Valude, chef de clinique ophtalmologique de la Faculté (Mention honorable de l'*Académie de médecine*, 1888). — Paris, G. Steinheil, éditeur, 1887.

De l'emploi du chloroforme dans la trachéotomie. Leçon professée à l'Hôpital des Enfants-Malades (*Bulletin médical*, 6 avril 1887).

De l'extinction de la diphtérie. Leçon clinique (*Le Temps*, 8 avril 1887).

De la prophylaxie de la rage. Lettre adressée au docteur Ollivier (*Revue mensuelle des maladies de l'enfance*, 1888).

SCHWARTZ (Ed.), **Chirurgien de l'Hospice de Bicêtre.** — Recherches anatomiques et cliniques sur les gaines synoviales de la face palmaire de la main (*Thèse de doctorat en médecine*, 1878).

Des ostéosarcomes des membres (*Thèse d'agrégation*, 1880).

Des différentes espèces de pieds-bots et de leur traitement (*Ibid.*, 1883).

Des tumeurs du larynx (*Ibid.*, 1886).

Collaboration au *Dictionnaire de médecine et de chirurgie pratiques* (J.-B. Baillière). ARTICLES : Os, poplité. — Parotide (anatomie et physiologie). — Tendons (anatomie, physiologie, pathologie). — Utérus (médecine opératoire). — Veines (pathologie chirurgicale).

Collaboration à l'*Encyclopédie internationale de chirurgie*. ARTICLES : Pathologie chirurgicale des organes génitaux de l'homme (pénis, testicule, vésicules séminales, scrotum, etc., t. VII, p. 385 et 574).

Du trépan appliqué aux traumatismes du crâne (*Revue des sciences médicales*, 1879, t. XIV, p. 332).

De l'hystérectomie (Revue générale) (*Revue de chirurgie*, t. II, p. 486, 1882).

De l'hystérectomie appliquée aux tumeurs fibreuses et fibro-kystiques de l'utérus (Revue générale) (*Ibid.*, 1883, t. III, p. 125 et 195).

Tumeur fibro-kystique de l'utérus insérée sur le fond de la matrice. Opération. Guérison (*Ibid.*, 1884, t. IV, p. 287).

Faits pour servir à l'histoire de l'influence du traumatisme sur les diathèses (*Ibid.*, p. 821).

Note sur la réparation des tendons extenseurs du pouce (*Ibid.*, 1885, t. V, p. 901).

De la périnéorraphie secondaire (*Ibid.*, p. 966).

Sarcome kystique télangiectasique de la tête de l'humérus. Ligature préliminaire de l'artère sous-clavière entre les scalènes. Désarticulation (*Ibid.*, 1887, t. VII, p. 738).

Sur quelques formes rares de tétanos. Tétanos céphalique. Trismus hémiplégique. En collaboration avec le docteur Terrillon (*Ibid.*, 1888, t. VIII, p. 44).

Des kystes du corps thyroïde; de leur traitement par l'énucléation (*Ibid.*, 1888, t. VIII, p. 988).

Traumatisme et kystes hydatiques (*Archives générales de médecine*, 1884, t. XIII, 7e série, p. 605).

Du traitement des rétrécissements de l'œsophage (*Semaine médicale*, 1888, p. 209).

Des tumeurs polypoïdes papillaires de l'urèthre chez la femme (*Ibid.*, 1889).

Du traitement des abcès chauds par l'incision et le drainage antiseptique (*Revue générale de clinique et de thérapeutique*, 1887, p. 63),

Du traitement des abcès froids consécutifs au mal de Pott (*Ibid.*, p. 303).

Plaies de l'abdomen et réaction du péritoine (*Ibid.*, p. 117).

Du traitement des épanchements sanguins articulaires (*Ibid.*, p. 420).

Du traitement de l'hématocèle vaginale (*Ibid.*, p. 142).

Du traitement chirurgical des hémorrhoïdes (*Ibid.*, p. 659 et 680).

Du traitement de l'hydrocèle par l'incision antiseptique (*Ibid.*, p. 569).

Indications thérapeutiques du cancer du larynx (*Ibid.*, p. 651).

Du traitement chirurgical de l'orteil en marteau (*Ibid*, p. 321).

Traitement des kystes synoviaux du poignet (*Ibid.*, p. 223).

Du traitement de la glossodynie (*Ibid.*, 1888, p. 356).

Du traitement des varices par la ligature et l'extirpation (*Ibid.*, p. 65).

De l'emploi de la cocaïne dans la cure de l'hydrocèle (*Ibid.*, p. 551).

Diagnostic des tumeurs liquides de la mamelle (*Ibid*, p. 521).

Arthrites suppurées et arthrotomie (*Ibid.*, p. 151),

Traitement des hygromas prérotuliens, (*Ibid.*, p. 698).

Traitement chirurgical de l'ongle incarné (*Ibid.*, p. 410).

De la cure rapide des fistules à l'anus (*Ibid.*, p. 313).

Nature et traitement des hydarthroses en général (*Ibid.*, 1889).

De la nature tuberculeuse des synovites à grains riziformes (*Ibid.*).

Des plaies pénétrantes du crâne. Diagnostic et traitement (*Ibid.*).

Trépanation : fracture du crâne (*Bulletins et Mémoires de la Société de chirurgie*, 1882, p. 701).

Hernie inguinale étranglée; fausse réduction (*Ibid.*, 339).

Goitre migrateur. Thyroïdectomie. Guérison (*Ibid.*).

Thyroïdectomie. Paralysie des récurrents. Leur pathogénie.

Taille hypogastrique. Guérison (*Ibid.*, 1883).

Synovite à grains riziformes. Incision antiseptique. Guérison définitive (*Ibid.*).

Torticolis spasmodique. Résection du spinal. Guérison (*Ibid.*, 1884, p. 293).

Thyroïdectomie. Rapport de M. Richelot (*Ibid.*, p. 781).

Plaie des tendons extenseurs du pouce. Suture tendineuse par anastomose. Guérison (*Ibid.* 1885, p. 23),

Suture immédiate du nerf médian. Insuccès (*Ibid.*, 1886, p. 943).

Anévrysme de l'artère poplitée. Ligature de la fémorale. (*Ibid.*, p. 819.

Synovite à grains riziformes de l'index. Opération. Guérison (*Ibid.*, 1887, p. 714).

Extirpation de l'astragale pour une luxation ancienne (*Ibid.*, p. 329).

Plaie de l'utérus gravide (*Ibid.*, p. 627).

Section du fléchisseur du pouce. Suture au bout de six semaines. Guérison (*Ibid.*, 1888, p. 372).

Sarcome du sein développé autour d'un fibrome (*Ibid.*, p. 434).

Résection articulaire pour orteils déviés (*Ibid.*, p. 584).

Pelvi-péritonite suppurée ouverte dans le rectum. Hémorrhoïdes internes (*Ibid.*, p. 580).

Du raccourcissement des ligaments ronds pour le traitement des rétro-déviations utérines (*Ibid.*, mars 1889).

Note sur un cas de néphrotomie transpéritonéale pour un abcès du rein gauche. Guérison (*Congrès de chirurgie*, 1886, p. 143).

Cure radicale d'une grosse hernie de l'S iliaque irréductible chez un tuberculeux (*Ibid.*, p. 186).

Du traitement des tumeurs érectiles par l'électrolyse (*Ibid.* p. 428).

Adénite cervicale avec symptômes d'œdème de la glotte (*Bulletins de la Société clinique de Paris*, 1881, p. 44).

Epulis de la mâchoire inférieure. Ablation : résection de l'alvéole. Réimplantation de deux dents : reprise (*Ibid.*, p. 271).

SÉE (M.), Chirurgien de la Maison Municipale de santé. — (Voir l'*Index* de 1878.)

ANATOMIE ET PHYSIOLOGIE.

ARTICLES : Aponévrose. — Artères. — Auriculaires. — Astragale, — Autopsie. — Avant-bras. — Azygos. — Bronches. *Plèvres. — Poumons (*Dictionnaire encyclopédique des sciences médicales*, de Dechambre).

Recherches sur l'anatomie et la physiologie du cœur, spécialement au point de vue du fonctionnement des valvules auriculo-ventriculaires. 2ᵉ édition, avec 4 planches de 26 figures (1883).

Sur le calibre relatif de la trachée et des bronches (*Bulletins de l'Académie de médecine*, 1878).

*Sur la communication des cavités ventriculaires de l'encéphale, avec les espaces sous-arachnoïdiens (*Revue mensuelle de médecine et de chirurgie*, 1878).

Contribution à l'étude des localisations cérébrales (*Bulletins et Mémoires de la Société de chirurgie*, 1878).

*Sur le liquide céphalo-rachidien et la locomotion du cerveau (*Bulletin de l'Académie de médecine*, 1884).

Évaluation de la surface respiratoire du poumon (*Ibid.*, 1886).

CHIRURGIE.

Plaie de l'artère axillaire par coup de feu : guérison par la simple compression (*Bulletins et Mémoires de la Société de chirurgie*, 1878).

*Double fongus syphilitique des testicules (Oservations. — Réflexions) (*Gazette hebdomadaire de médecine et de chirurgie*, 1879).

Sur le traitement de l'entorse (*Revue mensuelle de chirurgie*, 1884).

Sur le traitement de l'hydarthrose (*Bulletin de l'Académie de médecine*, 1884).

Pansement permanent des plaies (*Ibid.*, 1885).

Sur la périnéorraphie (*Bulletins et Mémoires de la Société de chirurgie*, 1885).

Traitement de certaines fractures par la compression élastique (*Ibid.*, 1886).

*Étude sur la taille hypogastrique (*Revue de chirurgie*, 1887).

Sur le traitement du furoncle et de l'anthrax (*Bulletin de l'Académie de médecine*, 1888).

SEGOND (PAUL), **Chirurgien des Hôpitaux.** — Recherches cliniques et expérimentales sur les épanchements sanguins du genou par entorse (Brochure in-8°. — Paris, 1879).

Note sur une observation de kyste hydatique développé dans l'épaisseur du muscle grand pectoral (*Progrès médical*, 1879, p. 497. — Tirage à part).

Note sur un cas d'arrachement du point d'insertion des deux languettes phalangettiennes de l'extenseur du petit doigt par flexion forcée de la phalangette sur la phalangine (*Bulletins de la Société anatomique*, 1879, 4° série, t. IV, p. 724).

Étude sur l'anatomie pathologique des rétrécissements de l'urèthre. En collaboration avec le docteur E. Brissaud (*Gazette hebdomadaire de médecine et de chirurgie*, 1881, p. 625).

Étude sur les modifications du calibre des vaisseaux dans les membres amputés (*Revue de chirurgie*, 1882, t. I, p. 621 et 746. — Tirage à part).

Des abcès chauds de la prostate et du phlegmon périprostatique. — *Thèse de doctorat*, 1880 (ouvrage couronné par la *Société de chirurgie* et l'*Académie des sciences*).

Cure radicale des hernies (*Thèse d'agrégation en chirurgie*. — Paris, 1883).

Du varicocèle (article du *Nouveau Dictionnaire de médecine et de chirurgie pratiques*, t. XXXVIII, p. 234. — Paris, 1885. — Tirage à part).

Des avantages de l'incision périnéale dans le traitement des suppurations prostatiques et périprostatiques (*Bulletins et mémoires de la Société de chirurgie*, t. XI, p. 532. — Paris, 1885. — Tirage à part).

Note sur un cas d'imperforation congénitale de l'hymen (*Ibid.*, p. 840).

Gastrotomie pour rétrécissement infranchissable de l'œsophage (*Comptes rendus du Congrès français de chirurgie*, 1re session. Paris, 1886, p. 547. — Tirage à part).

Deux néphrectomies. Guérison des opérées (*Ibid.*, 2e session. Paris, 1887, p. 189. — Tirage à part).

Kyste hydatique de la face convexe du foie, traité et guéri par l'ouverture large avec excision partielle de ses parois (*Bulletins et mémoires de la Société de chirurgie*, t. XIII, p. 226. Paris, 1887. — Tirage à part).

Tumeurs de l'ovaire (Article de l'*Encyclopédie internationale de chirurgie*, t. VII, p. 612. — Paris, 1888. — Tirage à part).

Du traitement des fibromes utérins par la castration ovarienne (*Annales de gynécologie*, juin 1888, t. XXIX, p. 416. — Tirage à part).

De la valeur de la cure radicale des hernies au point de vue du résultat définitif (*Comptes rendus du Congrès français de chirurgie*, 3e session. Paris, 1888, p. 169. — Tirage à part).

Du traitement chirurgical des kystes du foie (*Ibid.*, p. 529).

TARNIER, Chirurgien de la Maternité. — (Voir l'*Index* de 1878).

Traité d'accouchements. — 2 vol. grand-in-8°.

Allaitement et hygiène des enfants nouveau-nés. Couveuses et gavage. — 1 vol. petit in-8°.

TERRIER (J.), **Chirurgien de l'Hôpital Bichat.** (Voir l'*Index* de 1878).

PUBLICATIONS.

Manuel de petite chirurgie. — Jamain et Terrier, 6e édition, 1880.

Manuel de pathologie chirurgicale. — Jamain et Terrier, 1er, 2e, 3e et 4e volumes, 1877-1889.

Éléments de pathologie chirurgicale générale. — 1er et 2e fascicules, 1885, 1887.

ARTICLES DE JOURNAUX.

Note sur un épanchement d'huile à la suite d'une fracture de jambe, par action traumatique directe (*Revue mensuelle de médecine et de chirurgie*, 1878, t. II, p. 489).

Quelques remarques à propos de deux observations de brûlure de la cornée (*Ibid.*, 1879, t. IV, p. 400.)

Note sur un cas d'exagération et d'apparition brusque d'accidents de contracture chez une hémiplégique, à la suite d'un traumatisme (*Ibid.*, t. IV, p. 969).

Contribution à l'étude des manifestations tardives de la syphilis chez les vieillards. En collaboration avec Luc (*Revue de chirurgie*, 1881, n° 2, p. 88).

Contribution à l'étude des résultats fournis par l'ablation incomplète des kystes de l'ovaire (*Ibid.*, n° 8, p. 625).

Hystérectomie pour une tumeur fibro-sarcomateuse de l'utérus. Observation lue à l'Académie de médecine (*Ibid.*, n° 5, p. 402).

Remarques sur les accidents déterminés par les fractures chez des femmes épileptiques. En collaboration avec Luc (*Ibid.*, 1882, n° 2, p. 93).

Remarques cliniques sur une première série de 25 ovariotomies (*Ibid.*, n° 5, p. 349).

De la synovite tendineuse tuberculeuse, et en particulier de la synovite tuberculeuse des gaines du poignet, de la main et des doigts. En collaboration avec M. Verchère (*Ibid.*, n° 7, p. 543).

Inoculation purulente dans le traitement des granulations de la conjonctive et de la cornée. Observation nouvelle (*Ibid.*, 1883, n° 2, p. 81).

Remarques cliniques sur une deuxième série de 25 ovariotomies (*Ibid.*, 1884, n° 1, p. 1).

Tumeur hypertrophique de la rate. — Splénotomie. — Mort par hémorrhagie (*Ibid.*, n° 10, p. 812).

Remarques cliniques sur un cas d'ophtalmie survenue dans le cours d'un rhumatisme articulaire aigu (*Archives d'ophtalmologie*, 1884, t. IV, p. 65).

Remarques cliniques sur une troisième série de 25 ovariotomies (*Revue de chirurgie*, 1885, n° 1, p. 12).

Remarques cliniques à propos de l'influence des ovariotomies doubles sur la menstruation (*Ibid.*, n° 12, p. 953).

Remarques cliniques sur une quatrième série de 25 ovariotomies (*Ibid.*, 1886, n° 3, p. 169).

Remarques cliniques sur l'intervention chirurgicale dans les hernies épigastriques et ad-ombilicales non étranglées. Communication au 1er Congrès français de chirurgie (*Ibid.*, n° 2, p. 985).

Pyosalpingite gauche. — Abcès rétro-utérin. — Extirpation de la trompe gauche dilatée et kystique. — Guérison. Avec M. le professeur Trélat (*Ibid.*, n° 8, p. 656).

Remarques sur un nouveau procédé de néphrectomie transpéritonéale (*Ibid.*, 1887, n° 5, p. 342).

Remarques cliniques sur une cinquième série de 25 ovariotomies (*Ibid.*, 1887, n° 9, p. 677).

De l'ophtalmie électrique (*Archives d'ophtalm.* 1888, t. VIII, p. 1).

Des résultats immédiats et éloignés de l'hystérectomie vaginale dans le cancer de l'utérus. (Communication au 2° Congrès français de chirurgie, 1888).

Des résultats immédiats et éloignés de l'hystérectomie vaginale dans le cancer de l'utérus (*Revue de chirurgie*, 1888, n°˙ 5 et 6, p. 349 et 459).

Remarques cliniques sur une sixième série de 25 ovariotomies (*Ibid.*, n° 12, p. 965).

Fixation de la paroi antérieure de l'utérus à la face postérieure de la paroi abdominale antérieure dans le traitement du prolapsus utérin. (Hystérorraphie, hystéropexie) (*Ibid.*, 1889, n° 3, p. 185).

COMMUNICATIONS A LA SOCIÉTÉ DE CHIRURGIE.

Hernie ventrale interstitielle étranglée. — Laparotomie, méthode de Lister. — Guérison (*Bulletin de la Société de chirurgie*, 1878, t. IV, p. 361).

Épithéliome myxoïde des deux ovaires. — Ovariotomie double. — Guérison (*Ibid.*, p. 282).

Étranglement interne par bride. — Laparotomie. — Guérison (*Ibid.* 1879, t. V. p. 564).

Remarques sur la ligature et sur l'abandon du pédicule des kystes de l'ovaire dans la cavité abdominale (*Ibid.*, p. 752 et 782).

Ligature de l'artère linguale en arrière du tendon du digastrique (*Ibid.*, p. 808).

Sur la rétention de la salive parotidienne (*Ibid.*, t. VI, 1880, p. 271).

Observations cliniques sur les hernies ombilicales étranglées (*Ibid.*, 1881, p. 17).

Note sur la tuberculisation des synoviales tendineuses (*Ibid.*, 1882, t. VIII. p. 710).

Considérations sur le traitement de la fistule anale (*Ibid.*, p. 629).

Note sur l'emploi du jéquirity. Deux observations (*Ibid.*, 1883, t. IX, p. 527).

Note sur l'opération de l'ovariotomie lorsque le ou les kystes sont inclus en partie ou en totalité dans les ligaments larges (*Ibid.*, p. 557).

A propos de l'hystérectomie (*Ibid.*, p. 861).

Statistique des opérations pratiquées à l'hôpital Bichat en 1883 (*Ibid.*, 1884, t. X, p. 285).

Opération d'hystérectomie (*Bulletin de la Société de chirurgie*, 1884. t. X, p. 609).

Tumeur fibro-cystique de l'utérus. — Hystérectomie (*Ibid.*, p. 770).

Note sur l'emploi du chlorhydrate de cocaïne dans les opérations qui se pratiquent sur le globe oculaire (*Ibid.*, p. 825).

Sur le traitement du trichiasis et de l'ectropion par la cautérisation des paupières avec le thermo-cautère (*Ibid.*, p. 839).

Observation d'ostéomyélite aiguë (*Ibid.*, p. 878).

Note sur la présence de l'albumine dans les urines émises avant et après l'administration du chloroforme. En collaboration avec M. Patein, pharmacien de l'hôpital Bichat (*Ibid.*, p. 929).

Statistique des opérations faites à l'hôpital Bichat en 1884 (*Ibid.*, 1885, t. XI, p. 73).

Seconde note relative à la présence de l'albumine dans les urines émises avant et après l'anesthésie chloroformique. En collaboration avec M. Patein (*Ibid.*, p. 221).

Note sur l'emploi du chlorhydrate de caféine comme anesthésique de la cornée (*Ibid.*, p. 226).

Kyste hydatique de la face inférieure du foie. — Laparotomie ; extirpation incomplète du kyste. — Guérison (*Ibid.*, p. 364).

Épithélioma du col utérin. — Hystérectomie vaginale. — Guérison (*Ibid.*, p. 433).

Douleurs ovariennes. — Crises d'hystérie. — Opération de Battey. — Guérison (*Ibid.*, p. 489).

Deuxième observation d'hystérectomie vaginale (*Ibid.*, p. 567).

Traitement des kystes du foie (*Ibid.*, p. 801).

De la greffe oculaire (*Ibid.*, p. 811).

Observation de tumeur polykystique de l'ovaire, récidivée et généralisée (*Ibid.*, p. 872).

Troisième observation d'hystérectomie vaginale. — Guérison (1886, t. XII, p. 10).

Observations de kyste hydatique du foie. Laparotomie. — Guérison (*Ibid.*, p. 111).

Statistique des opérations faites à l'hôpital Bichat pendant l'année 1885 (*Ibid.*, p. 212).

Quatrième observation d'hystérectomie vaginale. — Guérison (*Ibid.*, p. 467).

Sur l'emploi du borate de soude comme antiseptique dans les opérations sur les voies urinaires (*Ibid.*, p. 519).

Corps étranger de l'urèthre. — Boutonnière périnéale. — Suture de l'urèthre (*Ibid.*, p. 762).

Opération de Battey. — Guérison des douleurs et de l'hystérie (*Ibid.*, p. 875).

Sur la préparation des éponges pour les opérations intéressant la cavité abdominale (*Ibid.*, p. 929).

Statistique des opérations faites à l'hôpital Bichat pendant l'année 1886 (*Ibid.*, 1887, t. XIII, p. 70).

Note sur le traitement de l'orteil dit en marteau (*Ibid.*, p. 210 et 328).

De l'anesthésie dans la trachéotomie (*Ibid.*, p. 223).

À propos de l'obstruction intestinale (*Ibid.*, p. 350).

Cure radicale des hernies congénitales (*Ibid.*, p. 77).

Du coup de soleil électrique (*Ibid.*, p. 790).

Du drainage dans les laparotomies (*Ibid.*, 1888, t. XIV, p. 216).

Statistique des opérations faites à l'hôpital Bichat pendant l'année 1887 (*Progrès médical*, 1888, n° 10, p. 188, et *Bulletin et Mémoires de la Société de chirurgie*, 1888, p. 228).

Remarques sur sept opérations de Battey, faites pour fibromes utérins (*Ibid.*, 1888, t. XIV, p. 429-469).

Observations d'orteils en marteau, traités par la résection, à propos d'un rapport sur deux observations analogues de MM. Brun et Charles (*Ibid.*, p. 614).

De l'ascite dite chyliforme (*Ibid.*, p. 644).

Traitement du cancer de l'utérus (*Ibid.*, p. 798).

Hystérorraphie pour prolapsus utérin (*Ibid.*, p. 889).

Pathogénie et traitement des salpingites (*Ibid.*, p. 1004).

Trois observations de ventro-fixation (hystéropexie) pour rétro-version utérine douloureuse, avec ou sans ablation des annexes (trompes et ovaires) (*Ibid.*, 1889, t. XV, p. 46).

Statistique des opérations faites à l'hôpital Bichat pendant l'année 1888 (*Ibid.*, p. 157, et *Progrès médical*, 1889, n° 8, p. 137).

Collaboration aux journaux suivants : *Revue mensuelle de médecine et de chirurgie* ; *Archives d'ophtalmologie* ; *Revue des sciences médicales* ; *Union médicale* ; *Archives générales de médecine*.

Rédacteur en chef de la *Revue de chirurgie*.

TERRILLON, Chirurgien de l'Hospice de la Salpêtrière. — (Voir l'*Index* de 1878).

Cliniques externes de l'Hôpital de la Pitié, recueillies par Leroux et Collin (*Journal des connaissances médicales*, 1881). — Doin, éditeur.

Leçons de clinique chirurgicale, recueillies par le docteur Routier (Publication du *Progrès médical* 1887).

Leçons de clinique chirurgicale, professées à la Salpêtrière. — Nouvelles applications de la chirurgie aux affections de l'abdomen et des organes génitaux de la femme. — Doin, éditeur, 1889.

Traité des maladies du testicule et de ses annexes, par Terrillon et Monod. — Masson. éditeur, 1889.

De l'incision exploratrice dans les tumeurs abdominales vraies ou simulées (*Extrait des Annales de gynécologie*, 1885).

Du rapport qui existe entre les kystes de l'ovaire et le ligament large ; — conséquences pour l'ovariotomie (1883).

Ectropion du col de l'utérus. Opération d'Emmet. En collaboration avec Lermoyez (*Bulletin général de thérapeutique*).

Fibrome kystique volumineux de l'utérus. — Extirpation. — Guérison (*Archives de médecine*, 1886).

Sarcome de la muqueuse utérine. — Hématométrie (*Extrait des Bulletins de la Société de chirurgie.* 3 mars 1886).

Traitement chirurgical de la névralgie du nerf dentaire inférieur. — Méthode de Michel, de Nancy (*Bulletin de thérapeutique*).

Résection du nerf sous-orbitaire pour névralgies rebelles (*Bulletin général de thérapeutique*, janvier 1881).

Étude expérimentale sur la contusion du foie (*Archives de physiologie*. 1887).

Frottement sous-scapulaire. — Bourse séreuse accidentelle sous l'omoplate (*Archives générales de médecine*, juillet 1877). — Traitement du frottement sous-scapulaire par un appareil orthopédique (*Bulletin général de thérapeutique*, janvier 1879).

Note sur la claudication intermittente (*Société de chirurgie*, mai 1886).

Mélanose généralisée ayant débuté par la vulve (*Annales de gynécologie*, juillet 1886).

Éruptions cutanées dans le cours des affections septicémiques chirurgicales (*France médicale*).

Origine de quelques tumeurs du maxillaire (*Revue de chirurgie*).

Lipomes du mésentère (*Archives générales de médecine*, 1886).

Calculs de l'amygdale (*Ibid.*).

Essai sur les fistules congénitales de la région lombo-sacrée (*Société de chirurgie*, 1882).

Restauration du bec-de-lièvre unilatéral, compliqué de fissure osseuse avec saillie de l'os incisif (*Archives générales de médecine*, novembre 1878).

Périnéorraphie pour rupture complète du périnée (*Bulletin général de thérapeutique*, juillet 1884).

Excroissances de l'urèthre symptomatiques de la tuberculisation de la vessie chez la femme (*Association pour l'avancement des sciences. — Progrès médical*, septembre 1879).

Traitement de la syphilis par les injections de peptone mercuriel (*Bulletin général de thérapeutique*).

Gommes syphilitiques du testicule et sarcocèle gommeuse (*Progrès médical*, 1878),

Orchite par effort ; terminaison par atrophie du testicule (*Annales des maladies des organes génito-urinaires*, 1888).

Recherches expérimentales sur l'épydidymite blennorrhagique (*Annales de dermatologie*).

Pathogénie de la vaginalite. Avec le docteur Schwartz (*Gazette médicale*, 1879).

Lymphadénome du testicule. Avec le docteur Monod (*Archives générales de médecine*, juillet et septembre 1879).

Castration dans l'ectopie inguinale. Avec le docteur Monod (*Ibid.*, juillet et septembre 1880).

Faux kystes de l'ovaire (*Annales de gynécologie*, 1886).

Récidives cancéreuses après l'ovariotomie (*Société de chirurgie*, 1885).

Kystes paraovariens; leur traitement (*Annales de gynécologie*, 1885).

Première série de trente-cinq ovariotomies (*Bulletin général de thérapeutique*, 30 octobre 1884).

Deuxième série de trente-cinq ovariotomies (*Ibid.*, janvier 1889).

Trois cas de salpingo-ovarite opérés par la laparotomie et suivis de guérison (1888).

Trois nouvelles observations d'hémato-salpingite et ovarite: leur traitement chirurgical.

Inflammation de la trompe et de l'ovaire. — Laparotomie. — Ablation des annexes de l'utérus.

Traitement chirurgical des blessés à l'Institut Pasteur.

Traitement des goitres parenchymateux et fibreux par les injections interstitielles de teinture d'iode. Avec le docteur Sebileau.

Kystes paraovariens. — Structure et pronostic. — Kystes inclus dans le ligament large. — Traitement consécutif après leur ablation.

Goitre plongeant avec accès de suffocation. — Trachéotomie. — Guérison.

Sur quelques formes rares de tétanos. Avec le docteur Schwartz.

Seize hystérectomies abdominales.

De la torsion du pédicule des kystes de l'ovaire.

Ouverture des abcès intra-péritonéaux et profonds du bassin par la laparotomie.

Troisième série de trente-cinq ovariotomies.

Parallèle entre les organes génitaux internes de l'homme et de la femme (*Progrès médical*, 1888).

Traitement des fibromes de la paroi abdominale.

De la conduite à tenir en présence d'une grossesse compliquée de kyste ovarique. Avec le docteur Vallat.

TILLAUX. — *Traité de chirurgie clinique* en 3 vol. : Tome Ier, 1er fascicule (*Affections chirurgicales de la tête*. — Tome Ier, 2e fascicule (*Colonne vertebrale*. — *Cou*. — *Membres supérieurs*. — *Poitrine*. — Tome IIe, 1er fascicule (*Affections chirurgicales de l'abdomen et des voies urinaires*).

TUFFIER, Chirurgien du Bureau Central.

APPAREIL GÉNITO-URINAIRE.

Du rôle de la congestion dans les maladies des voies urinaires (*Thèse de Paris*, 1885, n° 130).

Des tumeurs malignes du rein (*Annales des maladies des organes génito-urinaires*, février 1888).

De la contusion rénale (*Archives générales de médecine*, octobre et novembre 1888).

Des plaies du rein (*Ibid.*, février-mars 1889).

De la taille hypogastrique (*Annales des maladies des organes génito-urinaires*, 1884, p. 360).

Calcul vésical consécutif à un abcès de l'os iliaque (*Progrès médical*, 1884, p. 27).

Phlegmon de la cavité de Retzius (*Ibid.*, 1885, p. 441).

Polyurie et hemianopsie d'origine traumatique (*Revue de chirurgie*, 1887, p. 827).

De l'indication des corps caverneux (*Annales des maladies des organes génito-urinaires*, 1885, p. 401).

Ectopie testiculaire et son traitement (*Mémoire lu à la Société de chirurgie*, 1888).

CHIRURGIE GÉNÉRALE.

Des labialites tertiaires (syphilis tertiaire des lèvres) (*Revue de chirurgie*, 1884, p. 777).

Hernie du cœcum (*Archives générales de médecine*, 1887, 7ᵉ série, t. XIX, p. 641, et 7ᵉ série, t. XX, 1884, p. 52).

Sarcome mélanique du rectum (*Ibid.*, 1887).

Digestion de la paroi abdominale après la gastrostomie. Rapport de M. Terrillon (*Société de chirurgie*, décembre 1888).

Diabète et néoplasmes (*Archives générales de médecine*, octobre 1888).

Des suites éloignées des fractures de la colonne vertébrale. En collaboration avec M. Hallion (*Iconographie de la Salpêtrière*, 1888).

MÉMOIRES DE CHIRURGIE EXPÉRIMENTALE.

Des réflexes de la vessie sur le rein (*Thèse sur la congestion des voies urinaires*, 1885).

Études expérimentales sur la chirurgie rénale : néphrectomies ; néphrotomies ; néphrorraphies ; urétérotomies (*Société anatomique*, 1888-1889. — Steinheil, éditeur, 1889)

De la greffe des uretères dans l'intestin (*Annales des maladies des organes génito-urinaires*, 1888).

De la tolérance du rein pour les corps étrangers (*Société anatomique*, 1888).

De la réparation dans les plaies et les contusions rénales (*Ibid.*).

Expériences sur les piqûres aseptiques du testicule, à propos de la célorrhaphie (*Société de chirurgie*, 1888).

ÉTUDES ANATOMIQUES ET PHYSIOLOGIQUES.

Anatomie et physiologie du cœcum (*Archives de médecine*, 1887).

Du point mort des phalangettes. — Étude sur les mouvements des doigts (*Archives générales de médecine*, 1887, p. 513).

Des gaines de la gouttière calcanéenne (*Progrès médical*, 1886, n°ˢ 121 et 743).

Canaux inguinaux accessoires (*Société anatomique*, 1888).

Anomalies vasculaires autour de la hernie crurale (*Ibid.*).

Physiologie chirurgicale du rein. En collaboration avec M. Guyon (*Annales des maladies des organes génito-urinaires*, 1888).

OBSERVATIONS ET BIBLIOGRAPHIE.

Fracture du crâne par balle. Méningo-encéphalite et abcès de la troisième circonvolution frontale gauche. — Fractures du crâne par armes à feu ; fissure osseuse sans communication avec les orifices faits par la balle (*Société anatomique*, 1881, p. 165).

Luxation sus-glénoïdienne (*Progrès médical*, 1886, p. 721 et 743).

Tube digestif. — Épithélioma de la langue. Ablation. Récidive. Asphyxie par un fragment de la tumeur (*Société anatomique*, 1884, p. 31).

De la névralgie des édentés (*Société clinique*, 1881).

Invagination de l'S iliaque dans le rectum. Lipome de l'intestin. Laparotomie latérale (*Société anatomique*, 1881, p. 541).

Plaie pénétrante de poitrine et de l'abdomen. En collaboration avec Ricard (*Ibid.*, p. 326).

Appareil respiratoire. — Kyste hydatique des poumons. Cloisonnement du poumon (*Ibid.*, 1886, p. 729).

Kyste de l'ovaire inclus dans le petit bassin (*Ibid.*).

Anomalie des artères rénales (*Ibid.*, p. 651).

Membres. — Désarticulation de l'épaule (*Union médicale*, 1884).

Kyste du poignet engainant la radiale (1886, p. 475).

Fibromyxome de la bourse séreuse ischiatique (*Société anatomique*, 1884, p. 27).

Sarcome du creux poplité siégeant dans le nerf sciatique (*Ibid.*, p. 89).

Tumeur veineuse du creux poplité (*Ibid.*, p. 31).

Tumeur à myéloplaxes siégeant dans l'extrémité du fémur.

Pathologie générale. — Un cas de pyohémie sporadique (*Revue de chirurgie*, 1884).

Un cas d'inoculation tuberculeuse probable chez l'homme. — Recherches sur la tuberculose, 1888.

Note sur l'herpès phlycténoïde de la face et du pharynx. En collaboration avec M. Hallopeau (*Union médicale*, 1882, t. XXXIII, p. 965).

Note sur l'eczéma rubrum. En collaboration avec M. Hallopeau (*Société médicale des hôpitaux*, 1882).

Un cas d'érysipèle de la trachée et du poumon (*Revue mensuelle*, 1879).

VERNEUIL. Chirurgien de l'hôpital de la Pitié. — (Voir l'*Index* de 1878).

Rupture par écrasement de l'artère et de la veine poplitées ; anévrysme faux primitif ; gangrène du pied ; amputation de la cuisse. Guérison (*Gazette des hôpitaux*, 1878, p. 938, 954).

Du manuel opératoire de certaines résections (*Bulletin de la Société de chirurgie*, 1878, page 694).

Discussion sur l'hémostase dans la désarticulation de la hanche (*Bulletin de l'Académie de médecine*, 1878).

Sur une observation de M. J. Bœckel, de Strasbourg (*Bulletins et Mémoires de la Société de chirurgie*, 1878, p. 303).

Tumeur salivaire consécutive à l'extirpation d'une tumeur parotidienne et communiquant avec la cavité buccale par le canal de Sténon. — Guérison (*Bulletin de la Société de chirurgie*, 1879, p. 11. *Rapport* sur une observation de M. le docteur Martinet),

Sur les fibromes siégeant au niveau de l'ischion (*Bulletin de la Société de chirurgie*, 1879, p. 958).

De la phosphaturie dans ses rapports avec les affections chirurgicales (*Bulletin de l'Académie de médecine*, 1879, p. 342).

Note sur la fièvre symptomatique des néoplasmes (*Revue mensuelle de médecine et de chirurgie*, 1878, p. 94).

Sur une série de vingt-sept grandes amputations, avec des remarques sur le pronostic actuel de ces opérations et les meilleurs pansements qui leur conviennent (*Archives générales de médecine*, mars 1878, etc.).

Faits pour servir à l'histoire du phlegmon bronzé (*Revue mensuelle de médecine et de chirurgie*, 1878, p. 481.

Opérations chez des sujets atteints de néoplasmes profonds (*Congrès de l'Association française à Paris*. p. 924).

De l'inoculation de l'érysipèle comme moyen curatif des tumeurs (*Mémoires de chirurgie*, t. IV p. 754).

De l'arthrite et de l'hydarthrose du genou consécutives à la lymphangite du membre inférieur (*Revue mensuelle de médecine et de chirurgie*, 1878, p. 816)

Des vomissements opiniâtres à la suite des opérations chirurgicales (*Bulletin de la Société de chirurgie*, 1878).

Des lésions rénales consécutives aux fistules vésico-vaginales et de leur influence sur le résultat de l'opération (*Bulletins et Mémoires de la Société de chirurgie*, 1878, p. 264).

De l'influence des maladies intercurrentes sur le traumatisme (*Thèse* de M. Dunoyer, 1879 et *Mémoires de chirurgie*, t. IV, p. 306).

Pathologie de la moelle des os (ARTICLE *Moelle*, du *Dictionnaire encyclopédique des sciences médicales*).

Sur l'ostéopériostite et l'ostéomyélite (*Bulletin de la Société de chirurgie*, 1879, p. 367 et 369).

Des arthrites du genou consécutives à la phlébite de la veine poplitée (*Gazette médicale de Paris*, 1879, p. 178).

Du pronostic des fractures compliquées traitées par la méthode antiseptique (*Thèse* de M. Vêtu, 1879).

De l'hystérectomie appliquée au traitement des tumeurs fibreuses (*Bulletin de l'Académie de médecine*, 1879, p. 1099).

Extirpation des ganglions de l'aisselle dans les tumeurs du sein (*Bulletins de la Société de chirurgie*, 1879, p. 955).

Discussion sur les pansements antiseptiques (*Bulletin de la Société de chirurgie*, 1879, p. 179).

Du bain antiseptique prolongé ou permanent, avec quelques considérations sur les allures du poison septique (*Archives générales de médecine*, juillet et août 1879).

Arthritisme et traumatisme (*Revue mensuelle de médecine et de chirurgie*, 1879, p. 529).

De la gravité des lésions traumatiques et des lésions chirurgicales chez les alcooliques (*Bulletin de l'Académie de médecine*, 1870-1871. *Thèses* de MM. Péronne, 1870; Salvan, 1879; Jalaguier, 1880).

Sur le traitement de certaines épistaxis liées au maladies de foie (*Communication au Congrès de Reims*, 1880, et *Bulletin de l'Académie de médecine*, 1887).

De la suppuration orangée (*Archives générales de médecine*, 1880, t. VI, p. 641).

Absconditos morbos vulnera detegunt (*Gazette médicale de Paris*, 1880, p. 675).

De la fièvre consécutive aux plaies cavitaires et de l'application de la méthode antiseptique au traitement des plaies des cavités muqueuses (Mémoire de M. Jeannel, *Revue mensuelle de médecine et de chirurgie*, 1880, t. IV, p. 825 et 953).

De la congestion pulmonaire comme cause de mort dans la hernie étranglée (*Thèse* de M. Ledoux 1873. — *Bulletin de la Société de chirurgie*, 1881, p. 523).

Des causes qui contre-indiquent la réunion immédiate (*Congrès international des sciences médicales à Londres*, 1881).

Du traumatisme considéré comme agent pathogénique (*Revue de chirurgie*, 1881, p. 1).

De l'auto-inoculation traumatique (*Revue de chirurgie*, 1881).

Aggravation des lésions rénales antérieures aux opérations (*Bulletins et Mémoires de la Société de chirurgie*, 1883, p. 150 et suivantes).

Influence des diathèses tuberculeuse, goutteuse ou autres sur la syphilis (*Congrès international des sciences médicales à Londres*, 1881, t. II, p. 383, et *thèses* de MM. Ramonat, 1883, et Ozenne, 1884).

Scorbut compliquant les plaies (*Thèse* de Ferra, 1881).

Le paludisme considéré au point de vue chirurgical (*Revue de chirurgie*, 1881 et 1882).

Affections chirurgicales chez des sujets paludo-diabétiques. Rapports du diabète avec le paludisme (*Bulletin de l'Académie de médecine*, 1881, p. 1461).

Traitement de la pustule maligne (*Bulletin de l'Académie de médecine*, 1881, p. 182).

Des récidives apparentes de la coxalgie causées par certaines atrophies musculaires (*Bulletins et Mémoires de la Société de chirurgie*, 1881, p. 744).

Du pseudo-lipome sus-claviculaire chez les arthrithitiques (*Gazette hebdomadaire de médecine et de chirurgie*, 1882, p. 762, etc.).

De l'influence des érysipèles antérieurs sur le traumatisme (*Bulletin de la Société de chirurgie*, 1882, p. 77).

De la cure des fistules recto-vulvaires (*Bulletin de la Société de chirurgie*, 1882).

Des accidents de la chloroformisation (*Bulletin de l'Académie de médecine*, 1882, p. 112, 193).

Des manifestations cutanées du paludisme (Avec le docteur Merklen. *Annales de dermatologie et de syphiligraphie*, 1882, 2e série, t. III, p. 625, et 1883, t. IV, p. 4).

Sur l'origine de certaines tuberculoses génitales dans les deux sexes (*Gazette hebdomadaire*, 1883, p. 225, 246).

De la consolidation des fractures chez les diabétiques (*Bulletin de l'Académie de médecine*, 1883, p. 934).

États généraux et traumatisme (*Encyclopédie internationale de chirurgie*, t. I, p. 133, 1883).

Influence du traumatisme sur les états pathologiques antérieurs (*Bulletins et Mémoires de la Société de chirurgie*, 1883).

De la généralisation tuberculeuse à la suite de l'ablation d'un tubercule initial local (*Bulletin de la Société de chirurgie*, 1883, p. 586).

Des rapports du cancer avec le traumatisme (Voir les travaux suivants : *De locis minoris resistentiæ*. En collaboration avec M. L.-H. Petit (*Gazette hebdomadaire*, 1875, p. 706. — Des opérations palliatives chez les cancéreux (*Bulletin de thérapeutique*, 1878, t. XCV, p. 298).

Asphyxie locale et gangrène palustres. En collaboration avec L.-H. Petit (*Revue de chirurgie*, 1882 et 1883).

De la pyohémie sans plaies exposées (*Mémoires de chirurgie*, t. II, p. 190).

Note sur un cas de pyohémie sporadique. En collaboration avec Tuffier (*Revue de chirurgie*, 1883, p. 287).

Suites éloignées des fractures. — De l'atrophie musculaire consécutive aux fractures de la rotule (*Union médicale*, 1883, t. XXXVI, p. 929 et 941).

Luxations subites dans le cours du rhumatisme articulaire ou des arthrites aiguës et de leur réduction immédiate (*Bulletin de la Société de chirurgie*, 1883, p. 784).

De la pulvérisation prolongée ou continue, comme procédé de la méthode antiseptique (*Congrès médical de Séville* et *Archives générales de médecine*, 1883, 7° série, t. XI, p. 6).

Du traitement des anévrysmes artério-veineux par les opérations sanglantes (*Bulletin de la Société de chirurgie*, 1883), p. 264. Rapport sur un *Mémoire* de M. Reclus.

Des périostites rhumatismales éphémères (*Communication au Congrès de Blois*, 1884.—*Bulletin*, p. 232. *Mémoires*, p. 461).

Diabète et traumatisme. Gravité des opérations chez les diabétiques (*Bulletin de la Société de chirurgie*, 1884, p. 378).

Rupture de l'artère axillaire dans la luxation de l'épaule (*Ibid.*, p. 760).

La diathèse néoplasique (*Conférence au Congrès international des sciences médicales à Copenhague*, 1884).

Étude critique sur quelques points de l'histoire des néoplasmes. Définition; caractères généraux; constitution en famille naturelle; étiologie, curabilité. En collaboration avec M. Kirmisson (*Revue de chirurgie*, 1884, p. 766).

Suites éloignées de l'ostéo-périostite des adolescents; amputation sus-trochantérienne du fémur (*Bulletin de la Société de chirurgie*, 1884, p. 585).

De l'aggravation des propathies par le traumatisme, à propos d'une cirrhose du foie (*Revue de chirurgie*, 1884, p. 35).

De la fièvre traumatique et des fièvres épitraumatiques (*Gazette hebdomadaire*, 1884, p. 2, 22, 35).

Des épanchements pleuraux consécutifs à l'ablation des tumeurs du sein (*Bulletin de l'Académie de médecine*, 1884).

Polype naso-pharyngien récidivé sous une forme très vasculaire (*Bulletin de la Société de chirurgie*, 1884, p. 248).

Conicité physiologique du moignon. En collaboration avec Kirmisson (*Ibid.*, 1884, p. 521).

Leçons cliniques sur le traitement du tétanos (*Semaine médicale*, 1884, p. 413).

Polype naso-pharyngien. Ligature de la carotide, gangrène artérielle. Mort (*Bulletin de la Société de chirurgie*, 1884, p. 634).

Existence d'un troisième fragment situé entre le tibia et le péroné dans les fractures mal consolidées du cou-de-pied (*Bulletin de la Société de chirurgie*, 1884, p. 211).

Amputation du col de l'utérus avec l'écraseur linéaire. Remarques sur l'emploi de cet instrument (*Archives générales de médecine*, 1884, 7° série, t. XIII, p. 5 et 145).

Traitement palliatif du cancer du rectum par la rectotomie linéaire (*Gazette hebdomadaire*, 1874, p. 196. — de Tison, 1870, et *Communication au Congrès de Copenhague*, 1884).

Des effets différents de la contusion suivant l'état constitutionnel des blessés (*Mémoires de chirurgie*, t. V, p. 136).

De la gangrène chez les alcooliques (*Ibid.*, t. III, p. 332).

Alcoolisme et maladies virulentes (*Ibid.*, p. 344).

Les tendances de la chirurgie contemporaine (*Discours d'ouverture du Congrès de l'Association française pour l'avancement des sciences*, à Grenoble. août 1885).

De quelques variétés rares de tumeurs malignes (*Gazette médicale de Paris*, 1885, p. 49 et 61).

Des urines rosaciques; de leurs rapports avec les affections du foie, les hémorrhagies et la **gangrène** traumatique (*Comptes rendus du premier Congrès français de chirurgie en* 1885, p. 111).

Des anus iliaque et lombaire. En collaboration avec Reclus (*Gazette hebdomadaire*, 1885, p. 497 et 514).

Injections d'éther iodoformé dans les abcès froids (*Revue de chirurgie*, 1885, p. 428).

Colotomie par la méthode de Littre. Description d'un nouveau procédé (*Semaine médicale*, 1885. p. 99).

Association des procédés antiseptiques dans le polytraumatisme et dans les plaies cavitaires (*Mémoires de chirurgie*, t. IV, p. 223).

Emploi de la pulvérisation antiseptique dans le traitement de l'érysipèle et des brûlures étendues (*Bulletin général de thérapeutique*, 1885, p. 145).

Pathogénie des érysipèles à répétition (*Ibid.*, 1885, p. 231).

L'érysipèle et la méthode antiseptique (*Bulletin de l'Académie de médecine*, 1885. p. 231).

De la forme hémorrhagique de l'érysipèle (*Mémoires de chirurgie*, t. IV, p. 689).

Relation de deux épidémies d'érysipèle à la clinique chirurgicale de la Pitié (*Revue de chirurgie*. 1885, p. 529).

De l'érysipèle en province (*Union médicale*, 15 mars 1885 et suivants).

Indolence et douleur dans les néoplasmes (*Compte rendu du Congrès de Nancy*, 1886).

Épidémie de fièvre puerpérale. Transmission des germes infectieux d'une malade à d'autres (*Bulletin de l'Académie de médecine*, 1886, t. XV, p. 231 et 514).

Parasitisme microbique latent. Son influence sur la genèse des maladies infectieuses (*Ibid.*, 1886. t. XV, p. 282 et 514, et t. XVI, p. 105).

Cyphose cervico-dorsale des adolescents (*Gazette médicale de Paris*, 1886).

Les petits prophètes de la chirurgie (*Revue scientifique*, 1886).

Sur le mal de Pott, son étiologie et son traitement (*Communication à l'Académie de médecine de Bruxelles*, 1886).

Peut-on avoir deux fois le tétanos? (*Gazette hebdomadaire de médecine et de chirurgie*, 1886, p. 426).

De l'origine équine du tétanos (*Communication au deuxième Congrès français de chirurgie*).

Coexistence de l'arthritisme et de la tuberculose chez le même sujet (*Études expérimentales et cliniques sur la tuberculose*, 1887, p. 229).

ACCOUCHEURS

AUVARD, Accoucheur du Bureau Central. — *Travaux d'obstétrique, en 3 vol. in-8° de 550 pages chacun environ. — Paris, 1889, chez MM. Lecrosnier et Babé, 23, place de l'École-de-Médecine.

* Traitement de l'éclampsie, 1887.

BAR (Paul), **Accoucheur de l'Hôpital Tenon.** — Effacement du col pendant la grossesse (*Société anatomique*, 1879).

Tracés pour servir à l'histoire clinique de l'attaque d'éclampsie (*Annales de gynécologie*, 1880, t. XIV, p. 115).

Recherches sur le rhythme de la respiration pendant la grossesse et l'accouchement (*Ibid.*, t. XV, p. 410).

Recherches pour servir à l'histoire de l'hydramnios. — Pathogénie (*Prix de thèse*, médaille d'argent, 1881).

Observations pour servir à l'histoire de l'évolution des tumeurs pendant la grossesse (*Annales de gynécologie*, août 1881).

Note sur un cas d'amputation congénitale (*Ibid.*, janvier 1882).

Dans l'hydramnios faut-il songer à l'existence probable d'uu monstre, plus particulièrement à un fœtus monstrueux par hydropisie de la cavité cérébro-spinale? (*Archives de tocologie*, septembre 1882).

Des méthodes antiseptiques en obstétrique (*Thèse d'agrégation*, 1883). — The principles of antiseptic méthods applied to obstetric practice (*Traduction anglaise* par le docteur Henry-D. Fry. Philadelphie, 1887).

Le basiotribe Tarnier, son mode d'emploi, les résultats qu'il permet d'obtenir (*Progrès médical*, décembre 1884. — *Traduction anglaise. New-Yorck, Méd. obstr.*, janvier 1885).

Sur un cas d'éclampsie traité avec succès par les bains prolongés (*Annales de gynécologie*, 1885).

Sur un point du manuel opératoire de la basiotripsie (*Ibid.*).

Sur le gavage des enfants nouveau-nés après l'opération du bec-de-lievre (*Revue mensuelle des maladies de l'enfance*, 1885).

Du cancer utérin pendant la grossesse et l'accouchement (*Thèse d'agrégation*, **1886**).

De l'opération césarienne (*Semaine médicale*, **1887**).

Des lésions de la vulve et du périnée pendant l'accouchement (*Société de médecine pratique*, mai **1888**).

Fractures de la base du crâne produites en dehors de toute intervention (*Journal de médecine de Paris*, novembre 1888).

Sur un cas rare d'auscultation obstétricale (*Ibid.*, novembre 1888).

Hydamnios des premières semaines de la grossesse (*Société de médecine pratique*, décembre 1888).

A quel moment doit-on pratiquer l'opération césarienne? (*Ibid.*).

Sur un nouveau cas de tubulhématie rénale chez le nouveau-né. En collaboration avec M. Grand-homme (*Ibid.*, janvier 1889).

Recherches expérimentales et cliniques pour servir à l'histoire de l'embryotomie céphalique. — (Paris, 1889).

Traité de gynécologie opératoire, avec l'exposé des procédés d'exploration en gynécologie, par Hegar et Kaltenbach (*Traduction française*, avec une préface de M. le professeur Tarnier).

BUDIN (P.), **Accoucheur de la Charité**. — *Sur le mécanisme de l'accouchement normal et pathologique, par Matthews Duncan (traduit par P. Budin. 1 vol. de 500 pages, 1876).

Des lésions traumatiques chez la femme dans les accouchements artificiels (*Thèse d'agrégation*. 1 vol. de 174 pages. 1878).

Des varices chez la femme enceinte (*Ibid.*, 1 vol. de 164 pages. Paris 1880).

Traité de l'art des accouchements, par S. Tarnier et P. Budin, t. II : Pathologie de la grossesse. 1 vol. de 586 pages, avec 66 figures, 1886).

*Obstétrique et gynécologie. Recherches cliniques et expérimentales. 1 vol. de 722 pages, avec 101 figures dans le texte et 13 planches hors texte, 1886.

Allaitement et hygiène du nouveau-né. Couveuse et gavage, par S. Tarnier, Chantreuil et P. Budin 1 vol. de 286 pages, avec 9 figures dans le texte et 5 planches, 1888).

Des soins à donner aux femmes en couches et aux enfants nouveau-nés. In-12 de 30 pages (*Extrait du Manuel pratique de la garde-malade et de l'infirmière*, publié par le docteur Bourneville, 4ᵉ édition, 1889).

*Leçons de clinique obstétricale, 1 vol. de 475 pages, avec 116 figures dans le texte, dont 31 tirées en couleur, 1889).

CHAMPETIER DE RIBES, Accoucheur du Bureau Central. — *Du passage de la tête fœtale à travers le détroit supérieur rétréci du bassin dans les présentations du siège (1879).

*De l'accouchement provoqué. Dilatation du canal génital (col de l'utérus, vagin et vulve) à l'aide de ballons introduits dans la cavité utérine pendant la grossesse (*Annales de gynécologie*, 1888).

DOLÉRIS, Accoucheur du Bureau Central.

PUBLICATIONS.

Hémorrhagie surabondante pendant la grossesse par rupture d'une varice du clitoris (*Archives de tocologie*, février 1874, p. 123).

Atrésie vaginale par une bride circulaire. — Présentation du siège avec procidence d'une main. — Libération chirurgicale du rétrécissement. — Crâniotomie. — Mort. — Autopsie. — Description anatomique détaillée des lésions qui ont constitué l'obstacle (*Ibid.*, mai 1874, p. 313).

Rougeole chez une femme enceinte de six mois. — Accouchement prématuré (*Ibid.*, juin 1874, p. 375).

Présentation de l'épaule. — Embryotomie. — Guérison (Professeur Depaul, p. 378).

Grossesse gémellaire. — Espace de trois jours entre l'expulsion du premier enfant et l'extraction du second. — Détroncation pour le second enfant (*Ibid.*, p. 379).

Éclampsie à six mois de grossesse. — Albuminurie sans œdème — Seize attaques. — Traitement par la saignée. — Guérison (*Ibid.*, juillet 1874, p. 438).

Note sur un cas singulier d'enroulement du cordon ombilical (nœuds et circulaires) (*Ibid.*, 1880, p. 107, avec figure).

Pneumonie chez une femme enceinte de six mois; accouchement spontané avant terme après une demi-heure de travail. — Mort de la mère huit heures après la délivrance (enfant vivant). — Autopsie. — Lésions valvulaires (*Ibid.*, p. 442).

Cancer de l'utérus. — Grossesse de six mois environ. — Accouchement spontané avant terme, (*Ibid.*, p. 443).

Présentation de l'épaule. — Embryotomie. — Éviscération partielle. — Guérison (*Ibid.*, octobre 1874, p. 632).

Recherches sur la tuberculose du larynx (*Archives de physiologie*, 1878).

Contribution à l'étude des myomes utérins, dans leurs rapports avec la grossesse et l'accouchement (*Archives de tocologie*, 1883, figure).

Endométrite gravidique desquamative. Caduque expulsée pendant la grossesse sans avortement consécutif (*Société de biologie*, 17 mars 1883).

Considérations sur la rigidité de l'orifice utérin pendant le travail. — Rigidité syphilitique du col (*Archives de tocologie*, 1885).

Ferments digestifs solubles de l'estomac et du pancréas d'un fœtus humain à terme (Doléris et Butte. — *Nouvelles archives*, 1888, p. 378).

Recherches cliniques et expérimentales sur l'éclampsie. — Découverte d'une substance cristalline toxique dans le sang des éclamptiques (*Société de biologie*, 20 février 1886).

Recherches expérimentales sur l'intoxication par le sublimé corrosif, employé sur les muqueuses saines et les plaies (Doléris et Butte. — *Nouvelles archives d'obstétrique et de gynécologie*, 1886).

Superfétation (*Nouveau Dictionnaire de médecine et de chirurgie pratiques*, 1882).

Éventration du fœtus au point de vue obstétrical (*Archives de tocologie*, 1882).

Albuminurie des femmes grosses (*Société de biologie*, 21 juillet 1883).

Observation de rupture utérine suivie de guérison. (Figure) (*Annales de gynécologie*, 1884).

Les lochies et les organismes inférieurs (*Annales de gynécologie*, 1884).

Périnéorraphie immédiatement après l'accouchement au moyen de sutures continues avec le fil de catgut résorbable (*Communication à la Société obstétricale et gynécologique*, 1885. — *Archives de tocologie*, 1885).

Analgésie des voies génitales obtenue par l'application locale de la cocaïne pendant l'accouchement (*Archives de tocologie*, 1885).

De la version podalique partielle (*Annales de gynécologie*, mai 1885).

Divers procédés d'embryotomie. — Décollation avec la ficelle, procédé du professeur Pajot (*Annales de gynécologie*, 1885).

Fausse rigidité du col utérin (*Nouvelles Archives*, p. 495).

Le forceps Tarnier (*Nouvelles Archives d'obstétrique et de gynécologie*, 1886).

Conduite à tenir dans l'avortement. Curage et écouvillonnage de l'utérus pour l'extraction du placenta retenu dans la matrice (*Nouvelles Archives d'obstétrique et de gynécologie*, 1886).

Traité d'accouchements de Lusk (New-York) (Traduction et annotations. — Steinheil, 1886).

Recherches anatomiques et opérations à propos du raccourcissement des ligaments ronds, ou opération dite d'Alexander-Adams (*Union médicale*, 24 novembre 1885).

Nouvelles études sur l'opération d'Alexander, par MM. Doléris et Ricard (*Union médicale*, 29 décembre 1885).

Étude générale sur la statique normale du bassin. Opérations combinées pour la cure des déviations et des déplacements de l'utérus.

De l'endométrite et de son traitement (*Société obstétricale*, juin 1886. — *Nouvelle: Archives d'obstétrique et de gynécologie*, 1887).

Clinique sur la thérapeutique intra-utérine. Ses indications, ses avantages, ses difficultés, les dangers qu'on lui attribue (*Ibid.*, 1888, p. 301).

De l'opération du raccourcissement des ligaments ronds (*Nouvelles Archives de gynécologie*, 1886).

Traitement opératoire du prolapsus utérin par la colpopérinéorraphie et le raccourcissement des ligaments ronds combinés (*Nouvelles Archives d'obstétrique et de gynécologie*, 1886).

Statique utérine normale. Traitement des déviations utérines par diverses combinaisons opératoires (*Mémoire du Congrès de New-York*, 1887. — Avec 21 cas).

Dilatation utérine employée comme traitement curatif dans l'endométrite légère et dans les névralgies pelviennes (*Nouvelles Archives d'obstétrique et de gynécologie*, 1887).

Traitement et restauration du col de l'utérus pendant la grossesse (*Nouvelles Archives*, 1887, p. 427).

Utérus double. Considérations opératoires liées à l'existence de cette malformation (*Nouvelles Archives d'obstétrique et de gynécologie*, 1886).

Sarcome diffus de la muqueuse utérine. — Hystérectomie vaginale. — Guérison (*Nouvelles Archives d'obstétrique et de gynécologie*, 1887).

Cancer de l'utérus. — Hystérectomie totale. — Guérison (*Ibid.*).

Préface du livre de Brissay. — Fragments de chirurgie et gynécologie modernes.

Rapport sur le Congrès de Washington.

Thrombus en général. (*Thrombus chirurgical et obstétrical*). — Thrombus de la vulve et du vagin (*Dictionnaire de médecine et de chirurgie pratiques*, 1882).

Suette miliaire. — (*Dictionnaire de médecine et de chirurgie*, 1882).

Hémostase dans l'hystérectomie vaginale (*Nouvelles Archives d'obstétrique et de gynécologie*, 1887).

Pince-clamp démontante pour l'hystérectomie vaginale.

La fièvre puerpérale et les organismes inférieurs (*Thèse*, 1880).

Rage humaine (*Dictionnaire de médecine et de chirurgie pratiques*, 1881).

Accouchement chez une primipare de 28 ans. — Obésité exagérée. — Écoulement prématuré des eaux. — Inertie utérine. — Mutation de position dans le cours du travail. — Lenteur excessive de la dilatation du col. — Durée de l'accouchement, 60 heures. — Forceps. — Déchirure des parties molles. — Escharres. — Rétention d'urine pendant 32 jours. — Élimination par le lait de l'acide phénique et du chloral. — Action sur l'enfant. (*Archives de tocologie*, 1882, p. 417).

Action de la température sur la marche de la gestation et la vitalité du fœtus (*Société de biologie*, 21 juillet 1883. — Doléris et Doré).

MAYGRIER, Accoucheur de l'Hôpital de la Pitié. — Étude sur l'opération de Porro. — In-8º, Delahaye et Lecrosnier, Paris, 1888.

Des diverses formes d'épidémies puerpérales. — In-8º, O. Doin, Paris, 1883.

Terminaisons et traitement de la grossesse extra-utérine. — In-8º, O. Doin, Paris, 1886.

Version : (ARTICLE extrait du *Dictionnaire encyclopédique des sciences médicales*). — Masson, Paris, 1888.

PINARD (A), Accoucheur de l'Hôpital Lariboisière. — 'Les vices de conformation du bassin, étudiés au point de vue de la forme et du diamètre antéro-postérieur. — Recherches nouvelles de pelvimétrie et de pelvigraphie, accompagnées de 100 planches représentant 100 bassins de grandeur naturelle, appartenant au musée Depaul, au musée des Hôpitaux, au musée de la Maternité et à la galerie d'anthropologie du Muséum d'histoire naturelle. — Paris, J.-B. Baillière, in-4º, 1874.

˙ Des contre-indications de la version dans la présentation de l'épaule, et des moyens qui peuvent remplacer cette opération. — Paris, J.-B. Baillière, in-8º, 1875.

˙ De la gingivite des femmes enceintes et de son traitement. En collaboration avec M. Désiré Pinard. — Paris, O. Doin, in-8º, 1877.

˙ De l'action comparée du chloroforme, du chloral, de l'opium et de la morphine chez la femme en travail. — Paris, O. Doin, in-8º, 1878.

˙ Traité du palper abdominal au point de vue obstétrical et de la version par manœuvres externes. — Paris, Lauwereyns, in-8º, 1878 ; 2ᵉ édition, Paris, Steinheil, 1889.

˙ Le basiotribe Tarnier. — Paris, G. Steinheil, 1885.

˙ De l'irrigation continue comme traitement prophylactique et curatif des infections puerpérales. En collaboration avec M. H. Varnier. — G. Steinheil, in-8º, 1886.

˙ Contribution à l'étude de la rétroversion de l'utérus gravide. — Cystite gangréneuse et rétroversion. En collaboration avec M. H. Varnier. — G. Steinheil, in-8º, 1886.

˙ Projet de Maternités. Avec MM. A. et P. Lafollye, architectes. — G. Steinheil, in-4º, 1886.

˙ De la rupture prématurée, dite spontanée, des membranes de l'œuf humain. — G. Steinheil, in-fº, 1886.

˙ Du fonctionnement de la Maternité de Lariboisière et des résultats obtenus de 1882 à 1887. — G. Steinheil, in-8º, 1887.

* Grossesse (Extrait du *Dictionnaire encyclopédique*. — Paris, H. Masson, in-8° de 229 pages, 1887.

* A propos de la manœuvre de Ribemont-Dessaignes. — (G. Steinheil, in-8°, 1888).

* Basiotripsie : parallèle entre cette opération et la laparotomie *Union médicale*, 1887).

PORAK, Accoucheur de l'Hôpital Saint-Louis. — Considérations sur l'ictère des nouveau-nés et sur le moment où il faut pratiquer la ligature du cordon ombilical (*Médaille d'argent au concours des thèses de la Faculté de médecine*, 1878).

De l'absorption des médicaments par le placenta et de leur élimination par l'urine des nouveau-nés (*Journal de thérapeutique*, 1877-1878. — *Mention au concours Monthyon de l'Académie des sciences*, 1878 .

De l'influence réciproque de la grossesse et des maladies du cœur (*Thèse d'agrégation*. 1880 .

Des lésions hépatiques consécutives à l'oblitération congénitale des voies biliaires (*Mémoire insère dans le Bulletin de la Société anatomique*, 1879 .

Anus contre nature congénitaux par défaut d'occlusion de l'intestin primitif (*Archives de tocologie*, 1881).

Des sutures de l'utérus pendant l'opération césarienne (*Gazette hebdomadaire de médecine et de chirurgie*. 1884).

Des kystes du petit bassin au point de vue de la dystocie (*Ibid.* .

Considérations cliniques sur l'emploi du forceps Tarnier et du forceps Poullet (*Nouvelles archives d'obstétrique et de gynecologie*. 1886).

Statistique des présentations de siège, à propos du pronostic et du traitement de ces présentations (*Ibid.*. 1887).

Considérations sur les tentes aseptiques et sur leur emploi dans le traitement de l'endométrite (*Ibid.*).

De l'ascite congénitale *Bulletins de la Société anatomique*, 1876, et *Thèse* de Van-Gelder, 1879 .

Complications de l'insertion vicieuse du placenta par la multiplicité du délivre et par la providence du cordon (*Nouvelles archives d'obstétrique et de gynecologie*, 1888, et *Thèse* de Miramon-Nougué, Paris, 1888).

De l'emploi des suppositoires antiseptiques après l'accouchement *Thèse* d'Amblard, Montpellier. 1884, et de Bodgar, Paris, 1885).

Communications diverses à la *Société anatomique*, 1872 à 1879, et à la *Société obstétricale*, depuis 1885.

Collaboration à la *Revue des sciences médicales*, à la *Gazette hebdomadaire de médecine et de chirurgie*, aux *Nouvelles archives d'obstétrique et de gynécologie*.

RIBEMONT-DESSAIGNES, Accoucheur de l'Hôpital Beaujon. — Le pansement ouaté. Résultats obtenus par M. Alphonse Guérin à l'Hôtel-Dieu pendant l'année 1876.

Recherches sur l'insufflation des nouveau-nés et description d'un nouvel insufflateur. — In-8°, Paris, 1878).

Anatomie topographique du fœtus : applications à l'obstétrique — In-folio. 1878.

Contribution à l'étude de cette question : A quel moment doit-on opérer la ligature du cordon ombilical? — In-8°, 1879.

Recherches sur les dimensions de la tête du fœtus. En collaboration avec le docteur Budin.—In-8°, 1879.

Recherches sur la tension du sang dans les vaisseaux du fœtus et du nouveau-né.—Grand in-8°,1879.

Recherches expérimentales sur la résistance et le mode de déchirure des membranes de l'œuf humain. — In-8°, 1879.

Des hémorrhagies chez le nouveau-né. — Paris, 1880, in-8.

De la délivrance par tractions et par expression. — Paris, 1883, in-8°.

Sur un nouvel embryotome rachidien (in-8°) et note sur un cas de contracture chez un enfant nouveau-né (1887).

Des placentas multiples dans les grossesses simples. — In-8°, 1887.

Note sur une manœuvre destinée à favoriser l'extraction du fœtus dans la basiotripsie (*Annales de gynecologie*. 1887).

De l'abaissement d'un bras ou de deux bras comme méthode applicable à l'extraction du tronc, après la basiotripsie, dans les bassins rétrécis. — (*Annales de gynécologie* 1887).

MÉDECINS DES ÉTABLISSEMENTS SITUÉS HORS PARIS

CAZIN (H.), Médecin-Chirurgien de l'Hôpital maritime de Berck-sur-Mer. — * Étude anatomique et
pathologique sur les diverticules de l'intestin (*Thèse de Paris*, 1862, in-4° et grand in-8°, 111 pages.
une planche lithographiée par l'auteur, avec 14 figures). — Travail couronné par la *Faculté de
médecine* (Commission des *Thèses*) et la *Société de chirurgie* (Mention honorable, prix Duval).

* Rapport sur les opérations de la 4me section du Jury de l'exposition de pêche de Boulogne-sur-Mer
(Grand in-8° de 94 pages, 1866). — Ce qui a trait à l'étude de l'huile de foie de morue a été
reproduit par le *Bulletin de thérapeutique* en 1867.

* Traité pratique et raisonné des plantes médicinales indigènes, de J. Cazin père (3e édition, revue,
corrigée et augmentée par H. Cazin, grand in-8° de plus 1100 pages, avec atlas de 40 planches.
Paris, Asselin, 1868. — 4e édition de 1252 pages, 1876. — 5e édition de 1400 pages, 1885).

* Fistule vésico-vaginale (*Société de chirurgie*, 19 janvier 1870).

Des lipomes de l'intestin (*Ibid.*, 1er juin 1870).

Fistule vésico-vaginale avec atrésie extrême du vagin (*Ibid.*, 19 juillet 1871).

Ablation sous-périostée d'une portion d'humérus ostéophytique et nécrosé à son centre dans un
moignon d'amputation ; reprodution de l'os (*Ibid.*, 19 juillet 1871).

Énorme enchondrome de la main et de l'avant-bras (*Ibid.*, octobre 1871).

Fistule vésico-vaginale chez une enfant de neuf ans, suite de calcul vésical (*Ibid.*, octobre 1872).

Des kéloïdes cicatricielles du col de l'utérus (*Ibid.*).

Varice artérielle de la temporale. — Suture entortillée. — Guérison (*Ibid.*, 1873).

Cure radicale de l'exstrophie de la vessie (*Ibid.*).

Hernie crurale étranglée. — Opération *in extremis*. — Guérison. — Curieux phénomènes consécutifs
à l'algidité (*Ibid.*, 21 octobre 1874).

* Secours aux noyés. — Instructions nouvelles. — Postes de secours mobiles. En collaboration avec
M. Ch. Delahodde.

Luxation graduelle de l'extrémité sternale de la clavicule (*Ibid.*, 29 avril 1874).

Anus contre nature avec invagination (*Ibid.*, 12 mai 1875).

Cure radicale des varices (*Ibid.*, 15 décembre 1875).

* De l'opération césarienne en cas de tumeurs fibreuses utérines remplissant l'excavation pelvienne (*Bulletins de l'Académie de médecine*, 4 mai 1875 ; — *Archives de tocologie*, novembre et décembre 1875. Tirage à part. — Delahaye, in-8° de 30 pages).

De l'association des narcotiques aux anesthésiques (*Congrès international des sciences médicales de Bruxelles*, séance de la 2ᵉ section du 21 septembre 1875).

· Statistique des coxalgies suppurées traitées à l'hôpital de Berck. En collaboration avec le docteur P. Perrochaud (*Société de chirurgie*, 1876. Tirage à part).

Influence réciproque de la grossesse et des traumatismes (*Ibid.*, 24 mai 1876.

* Opération césarienne rendue nécessaire par un myome incarcéré dans le petit bassin, par W. Netzel, mémoire traduit du suédois et annoté ; 9 figures dans le texte (*Archives de tocologie*, avril 1876 et suiv. Tirage à part, in-8° de 24 pages).

OEsophagotomie externe pour corps étranger. — Suture à deux plans. — Guérison (*Bulletins de l'Académie de médecine*, octobre 1876).

Opération de fistule vésico-vaginale, avec énorme perte de substance par mobilisation de la paroi postérieure du vagin (*Ibid.*, avril 1876.).

Occlusion intestinale par diverticule. — Gastrotomie. — Guérison (*Ibid.*, 11 décembre 1877.).

Opération d'Esmarch pour constriction permanente des mâchoires (*Société de chirurgie*, 1877)

Anévrysme faux primitif du pli du coude. — Opération par la méthode ancienne modifiée. — Guérison (*Ibid.*.

Inversion utérine totale. — Ablation de l'utérus. — Guérison (*Ibid.* Tirage à part, in-8° de 8 pages et une gravure).

Anévrysme spontané de la carotide interne dans le sinus caverneux. — Nouveau compresseur (*Ibid.*, 1878).

Lupus du voile du palais et de l'isthme du gosier. — Scrofulides de la face, guéris par un érysipèle (*Annales des maladies de l'oreille et du larynx*, mars 1880, p. 33).

* Des varices pendant la grossesse et l'accouchement. — Mémoire couronné par l'*Académie de médecine* (Prix Capuron 1879) (*Archives de tocologie*, 1880. Tirage à part, in-8°, de 151 pages, 1881).

* Contribution à la thérapeutique chirurgicale des fistules vésico-vaginales (In-8° de 32 pages. Asselin. *Extrait des Archives générales de médecine*, mars et avril 1881).

* Contribution à l'étude des tuberculisations viscérales. — Des tubercules de l'estomac, spécialement chez les enfants (Paris, Asselin 1881, in-8° de 23 pages, une gravure dans le texte. *Extrait de l'Union médicale*, 1881).

Contribution à l'étude des ovariotomies incomplètes. — Mémoire lu à l'*Académie de médecine*, 15 juin 1880 (*Archives de tocologie*, 1881).

* De la coexistence des kystes ovariens et de la hernie ombilicale, au point de vue de l'ovariotomie (*Bulletin de thérapeutique*, 30 mai 1881. Tirage à part, in-8° de 11 pages).

* Du toucher rectal dans la coxalgie (Grand in-8° de 23 pages, trois gravures, 1882. *Extrait de la Revue chirurgie*.

Mort subite dans la coqueluche. — Hémorrhagie considérable entre la dure-mère et le crâne (*Gazette des hôpitaux*, 1882).

Rachitisme et syphilis (*Société de chirurgie*, 11 avril 1883).

Ablation des ganglions strumeux (*Ibid.*, 1884).

* De l'influence des bains de mer sur la scrofule des enfants. — Ouvrage couronné par l'*Académie de médecine de Paris* (Prix Capuron 1883, et par l'*Institut de France*, mention très honorable, prix Montyon; statistique, nombreuses gravures dans le texte et hors texte (appareils, vues, cartes, plans). — Grand in-8° de 587 pages. — Asselin et Houzeau, 1885).

* Les établissements hospitaliers à Berck-sur-Mer (Grand in-8° de 112 pages, figures. — Asselin et Houzeau, 1885. Extrait du précédent).

* Traitement des abcès froids par l'ablation totale après solidification (*Extrait des Mémoires du Congrès français de chirurgie*, 1re session, avril 1885).

* Des rapports du rachitisme avec la syphilis. — Mémoire couronné par l'*Académie de médecine*, prix de l'hygiène de l'enfance. En collaboration avec M. Iscovesco, interne des hôpitaux (publié partiellement dans les *Archives générales de médecine*. 1887 ; publié en totalité chez Asselin et Houzeau, grand in-8° de 82 pages).

* De la récidive des néoplasmes opérés; recherches des causes de la prophylaxie. — Statistique (*Congrès français de chirurgie*, 1888. Tirage à part).

De l'intoxication par l'iodoforme employé à l'extérieur. En collaboration avec M. Iscovesco, interne des hôpitaux (*France médicale*, novembre 1888).

FIN

Paris. — Imp. Grandremy et Henon, 28, quai de la Rapée.